Das Leben läuft gut, findet Keira – ihr kleiner Keramikladen floriert, sie hat ein glückliches Familienleben und gute Freundinnen –, bis die Diagnose Brustkrebs ihr den Boden unter den Füßen wegzieht. Obendrein will ihre Geschäftspartnerin sie über den Tisch ziehen, und die ältere Tochter steckt mitten in der Pubertät. Die Therapie mit den Herausforderungen des Alltags in Einklang zu bringen ist nicht einfach, doch Keira möchte ihr Leben nicht von der Krankheit bestimmen lassen.

Und so rennt sie dagegen an, im wahrsten Sinne des Wortes – mit drei anderen Frauen gründet sie den »Bright-Side-Running-Club«. Voller Zuversicht nehmen sie den Kampf gegen den Krebs auf, unterstützen einander, machen sich gegenseitig Mut. Und immer mehr Frauen schließen sich ihnen an …

Ein lebensbejahender und herzerwärmender Roman – über Liebe und Zusammenhalt und die Kraft der Freundschaft.

Josie Lloyd ist eine internationale Bestsellerautorin. Ihre Romane wurden in 27 Sprachen übersetzt. Aufgewachsen in Essex, hat sie in London Englisch und Theaterwissenschaften studiert. 2017 wurde bei ihr Brustkrebs diagnostiziert. Während der Chemotherapie hat sie das Laufen für sich entdeckt. Heute ist sie Vorsitzende der Lobular Breast Cancer Society UK. Sie hat drei Töchter und lebt mit ihrem Mann, Emlyn Rees, und ihrem Hund Ziggy in Brighton.
www.josielloyd.com/

Christel Dormagen studierte Anglistik und Germanistik. Sie ist als Übersetzerin und als Journalistin tätig und lebt in Berlin.

Im Insel Verlag ist von Josie Lloyd außerdem erschienen:
Der Brighton-Schwimmclub (it 5051)

JOSIE LLOYD

DER BRIGHT SIDE RUNNING CLUB

Roman

Aus dem Englischen von
Christel Dormagen

Insel Verlag

Die englische Originalausgabe erschien 2021 unter dem Titel
The Cancer Ladys' Running Club bei HQ.
Die amerikanische Ausgabe erschien 2023 unter dem Titel
The Bright Side Running Club bei Crooked Lane Books.

Erste Auflage 2025
Deutsche Erstausgabe

Umschlaggestaltung: Zero Media, München,
unter Verwendung des Originalumschlags von Alcove Press
Satz: Greiner & Reichel, Köln
Druck: GGP Media GmbH, Pößneck
Printed in Germany
ISBN 978-3-458-64484-2

Insel Verlag Anton Kippenberg GmbH & Co. KG
Torstraße 44, 10119 Berlin
info@insel-verlag.de
www.insel-verlag.de

Liebe Leserin, lieber Leser,

es ist mir eine Herzensangelegenheit, Ihnen diesen Roman persönlich vorzustellen. Zwar ist alles darin fiktiv, aber Keiras Brustkrebsdiagnose und die anschließende Behandlung beruhen auf meiner eigenen Geschichte. Als ich die Diagnose Brustkrebs erhalten hatte, riet mir eine Mutter am Schultor, ich müsse mich fit halten. Dabei wäre ich am liebsten unter die Bettdecke gekrochen und nie wieder aufgetaucht; doch dann habe ich mich überreden lassen, an den Strand zu gehen – ich lebe in Brighton –, und dort lernte ich die Laufgruppe kennen, die mich zu diesem Roman inspirierte. Ihr ist dieses Buch gewidmet.

Mit einem bisschen Training und entschiedener Unterstützung durch diese erstaunlichen, tapferen, höchst unterschiedlichen Frauen nahm ich dann gemeinsam mit ihnen am Brighton-10-Kilometer-Lauf teil. Das war unmittelbar vor meiner dritten Chemo, und ich hatte einen kahlen Schädel; doch genau wie im Buch beschrieben, erhielt ich sehr bald eine überwältigende Menge liebevoller, Mut machender Nachrichten von den anderen Läuferinnen.

Besonders eine Frau blieb fast die ganze Strecke in meiner Nähe. Sie strotzte vor Gesundheit und erzählte mir, sie sei während der gesamten Dauer ihrer Therapie gelaufen; sie legte mir nahe, unbedingt dranzubleiben. Und für den letzten Teil der Laufstrecke hat sie auf mich gewartet. Sie erzählte mir, wie sie am Tiefpunkt ihrer Behandlung einmal in einem Café von einer Fremden angesprochen worden sei. Diese Frau habe ihr einen kleinen silbernen Schmetterlingsanhänger geschenkt: »Einen Hoffnungsschmetterling«, habe sie ihn genannt.

Und dann löste die Läuferin ihre Kette mit dem Anhänger, legte sie mir um den Hals und sagte, sie habe sie drei Jahre lang getragen, jetzt sei es an der Zeit, sie weiterzureichen. Der Anhänger sei nun *mein* kleiner Hoffnungsschmetterling. Ich müsse Vertrauen haben und daran glauben, dass mein Leben nach dem Krebs ein besseres sein werde. Nachdem wir uns umarmt und ein paar Tränen vergossen hatten, entfernte sie sich. Bis heute weiß ich nicht einmal ihren Namen. Doch meine kleine Schmetterlingskette trage ich jeden Tag – sie ist ein Talisman, der mich an jenen außerordentlichen Moment des Glaubens an das Leben erinnert. Er erinnert mich daran, immer nach vorn und nie zurückzuschauen. Und nun, da es mir besser geht, werde auch ich ihn bald weiterreichen.

Damals empfand ich das dringende Bedürfnis, diese Erfahrung zu teilen, einen ehrlichen Roman über Krebs zu schreiben, darüber, wie er einen Menschen, ebenso wie Freundinnen und Freunde, die Familie und die Kolleginnen und Kollegen auf die verschiedensten Weisen treffen kann. Einen Roman nicht nur für solche, die selbst Erfahrung mit Krebs haben, sondern auch für alle anderen. Alle, die (genau wie ich früher) schon bei dem Wort »Krebs« in Panik geraten. Doch da jeder Zweite von uns im Lauf seines Lebens an Krebs erkranken wird und jede achte Frau im Vereinigten Königreich an Brustkrebs, ist dies ein Thema, das uns alle betrifft und das offengelegt gehört. Wir müssen darüber reden, unsere Erfahrungen teilen, es weniger bedrohlich machen.

Denn es handelt sich eben nicht um eine ausschließlich schlechte Nachricht. Bei unserem hervorragenden Gesundheitssystem und dank erstaunlicher Behandlungsmethoden überleben nicht nur sehr viele Menschen den Krebs, sondern gehen aus dieser Erfahrung auch mit einem positiveren Lebensgefühl hervor. Und diese meine Geschichte verdanke ich einigen von ihnen. Es ist eine Geschichte von Freundschaft und Hoffnung. Ich wünsche mir sehr, dass sie Ihnen gefällt.

In Zuneigung
Josie x

Für Birgit, Jane, Hannah,
Maddie und Paula

Silvester

»Schnell! Es ist gleich so weit«, rufe ich, und wir stellen den Fernseher genau in dem Moment an, als Jools Holland auf Mitternacht runterzählt. Die Kids kommen aus dem Wohnzimmer gerannt, und ich lege die Arme um Tilly, meine Älteste, und um Jacob, meinen 13-jährigen Sohn, während wir die letzten drei Sekunden aus vollem Hals mitbrüllen.

Mit vielen Umarmungen und Küssen wünschen wir – insgesamt zwanzig an der Zahl – einander ein gutes neues Jahr und bilden rasch einen lockeren Kreis zwischen dem langen Holztisch und dem Herd mit dem Holzfeuer in der Küche des Scout'schen Bauernhauses in Suffolk. Wir verschränken die Hände, um »Auld Lang Syne« zu schmettern, gleichzeitig singen und lachen wir, als Pooch, unser Hund, mit dem Schwanz wedelt, als wolle er mit dem Hintern einen Shimmy hinlegen.

»We'll take a cup of kindness yet, for auld lang syne«, gröle ich mit heißen Wangen und Schulter an Schulter mit meinen Kindern. Weiß der Himmel, was die Worte bedeuten. Es fühlt sich jedenfalls gut an, sie zu singen.

Danach lösen wir uns voneinander, und ich falle in Toms Arme. In all dem Durcheinander bin ich noch gar nicht dazu gekommen, ihm ein gutes neues Jahr zu wünschen.

»Immer schön sachte«, lacht mein Mann und stützt mich. »Hast du etwa mit Joss um die Wette Champagner getrunken?« Wir wissen beide, dass Joss uns alle unter den Tisch trinken kann.

»Ja, aber ich liebe dich«, murmele ich mit schwerer Zunge und blicke in sein vertrautes Gesicht. Er trägt eine breit gerahmte Brille, was ihn irgendwie vornehm und auch etwas schräg erscheinen lässt. Sein früher dichtes Haar ist so dünn geworden, dass er sich jetzt den Schädel rasiert, aber für mich sieht er besser denn je aus – er wird definitiv mit dem Alter attraktiver.

»Ich liebe dich auch, meine Keira.« Er streicht mir übers Haar und blickt mir in die Augen, dann küsst er mich zärtlich, und mein Herz schmilzt, so wie immer.

»Okay, okay, ihr zwei Turteltäubchen, auseinander mit euch«, sagt Joss. »Es sind Kinder anwesend. Ehrlich, ihr seid noch genauso verknallt wie vor zwanzig Jahren. Kommst du mit nach draußen?«, fragt sie mich mit einem gewissen Unterton. Ein Unterton, der Tom nicht entgeht.

»Gute Idee, ein bisschen frische Luft zu schnappen. Ich bringe Bea zu Bett«, sagt er, lässt mich los und nickt unserer Jüngsten zu, die gerade mit Pooch zu dem gemütlichen Fenstersitz zockelt. Joss schnappt sich drei Gläser Champagner und meinen Arm, und wir machen uns auf zur Hintertür. »Viel Spaß. Ich werde derweil die Teenager unterhalten«, ruft Tom uns hinterher und zwinkert mir zu.

Draußen setzen wir uns auf die Steinmauer vor der Küche, Scout gesellt sich zu uns. Der riesige Garten ist in silbrige Schatten getaucht, und die Sterne funkeln am schwarzen Himmel. Durch das beschlagene Fenster können wir sehen, wie Scouts Ehemann Mart drinnen Schnapsgläser mit Tequila nebeneinander aufreiht. Es wird eine lange Nacht werden.

»Also, ein neues Jahr«, sagt Joss und zündet sich eine ihrer dünnen Mentholzigaretten an. »Was werden wir ändern? Abgesehen vom Nicht-mehr-Rauchen – damit wird morgen bei Tagesanbruch begonnen.«

Scout und ich lachen. Wir kennen uns schon seit der Schulzeit, aber richtige Freundinnen wurden wir erst, als wir beide auf derselben Uni landeten und sie, Joss und ich im selben Studentenheim wohnten. Wir drei wurden unzertrennlich, mieteten nach dem Examen gemeinsam eine Wohnung in der Ladbroke Grove und verbrachten die Mittneunziger hauptsächlich auf Partys. Mit dem Feiern und Rauchen hörten Scout und ich dann auf, als wir heirateten und Babys bekamen – das ist lange her; aber Joss ist die ewige 25-Jährige geblieben. An jedem Silvester schwört sie, mit dem Rauchen aufzuhören, aber sie tut es nie. Ich habe nichts dagegen, denn so kann ich hin und wieder eine Partyzigarette von ihr schnorren. Ich schaue durchs Fenster, ob Tom wirklich die Teenager ablenkt. Ich kann nicht riskieren, von Tilly erwischt zu werden.

»Du kennst mich, ich hasse Veränderungen«, sage ich, als sie mir die Zigarette reicht. Ich nehme einen Zug, der Rauch brennt in den Augen. »Und außerdem läuft gerade alles total gut.«

»Jetzt wo du demnächst Einzelhändlerin des Jahres von Brightmouth wirst«, erklärt Joss begeistert. Sie spielt auf Toms Rede beim Essen an, er erzählte, wie stolz er sei, dass Wishwells, mein Geschäft, für diesen Preis nominiert wurde.

»Na ja«, erwidere ich und gebe Scout die Zigarette. »Noch habe ich nicht gewonnen, aber es tut gut, für das, was wir erreicht haben, Anerkennung zu erhalten.«

»Und ob du gewinnst«, sagt Joss mit Überzeugung, und ich muss lächeln über ihr unbeirrbares Vertrauen.

»Und du, Scouty? Lebst du glücklich deinen Traum?«, frage ich.

Scout hat vor fünf Jahren ihren lukrativen Job in der Londoner Finanzwelt gekündigt und ist in diesen wunderschönen Teil von Suffolk gezogen, um ein neues Leben als Bäuerin zu beginnen. Man käme nie auf diese Idee, wenn man sie sieht. Sie ist klein, hat kurzes blondes Haar und sieht heute Abend in ihrem alten Samtkleid von Karen Millen wunderschön aus. Nachdenklich stößt sie eine Rauchwolke aus.

»Ich denke schon, dass es gut so ist«, sagt sie. »Aber wenn ich ehrlich bin, ist es manchmal doch einsam, mit den Alpakas als einziger Gesellschaft. Ich habe einfach keine Gelegenheit, neue Leute kennenzulernen.« Es stimmt, sie ist ziemlich isoliert hier oben, und ich mache mir Sorgen um sie. Mart pendelt immer noch nach London, ist deshalb drei Nächte die Woche nicht zu Hause, und ihre Zwillingsjungen sind während des Schuljahrs im Internat.

»Oh, die werden überschätzt«, sagt Joss, und für einen Moment weiß ich nicht, ob sie Menschen oder die Alpakas meint. Sie arbeitet in einer Londoner PR-Agentur und verdient ihr Geld damit, Dinge schön zu quatschen. »Stimmt doch, K? Neue Freunde?« Sie verzieht das Gesicht. »Wer hat denn dafür Zeit?«

Ich nicke lachend. Ich habe schon jede Menge fantastischer Frauen in meinem Leben – Freundinnen, die ich seit zwanzig Jahren kenne oder sogar noch länger, so wie diese beiden. Und dann sind da noch die Angestellten in meinem Laden, von den Lieferanten und meinen vielen Stammkunden ganz zu schweigen. Meine Tage sind voll mit Menschen. Ich habe keinen Platz für irgendwelche neuen.

»Ich habe viel Zeit für mich allein, um nachzudenken«, sagt Scout, nimmt noch einen Zug und bläst Rauchringe in Richtung der Sterne. Sie ist die Einzige von uns, die das kann.

»Oje«, meint Joss spöttisch, sieht mich an und verzieht das Gesicht. »Worüber denn?«

»Na ja … fragt ihr euch denn nie, ob es das jetzt ist? Der Höhepunkt unseres Lebens?«

»Und von nun an geht es abwärts?«, rufe ich. »Sag das nicht!«

»Aber wir sind doch alle so ziemlich halbwegs durch.«

»Wir sind nicht mal fünfzig. Wir werden noch mit neunzig Berge besteigen«, erinnere ich sie. »Jetzt rede nicht so, als sei dies der Anfang vom Ende.«

»Ganz genau. Wir haben es noch drauf, oder?«, sagt Joss. Sie zieht eine Flunsch, betrachtet ihr Spiegelbild im Fenster und beugt sich vor, um ihr Dekolleté in dem tief ausgeschnittenen Lederkleid hochzuschieben.

»Habt ihr denn nie das Bedürfnis, etwas Großes zu vollbringen – etwas Einzigartiges?«, fragt Scout und gibt Joss die Zigarette zurück. »Ihr wisst schon … denkt ihr nie an euer Vermächtnis?«

»Dein Vermächtnis, Joss, wird eine Reihe von Lustknaben mit gebrochenen Herzen sein«, stichele ich.

»Wie aufregend«, erwidert sie. Sie ist seit Kurzem Single, nachdem sie endlich ihren nutzlosen Langzeitpartner abserviert und Tinder entdeckt hat. Scouts Miene verdüstert sich. Sie neigt dazu, existenziell zu werden, wenn sie beschwipst ist, und Joss und ich machen uns dann immer lustig über sie. Doch jetzt sind wir zu weit gegangen, und das tut mir leid.

»Ich weiß, was du meinst, Scout, aber ich persönlich bin glücklich und möchte auf keinen Fall, dass sich irgendetwas ändert«, erkläre ich, greife nach ihrer und nach Joss' Hand und küsse beide. Sie lachen, denn sie wissen, wie sentimental ich bin.

Und das stimmt. So wie jetzt in diesem Augenblick. Umgeben von meinen besten Freundinnen, fühle ich mich betrunken und zufrieden. Und ja, natürlich gibt es Dinge, die ich verbessern *könnte*, doch im Großen und Ganzen habe ich die richtigen Entscheidungen getroffen, finde ich. Ich möchte, dass mein Leben genauso bleibt, wie es ist.

1

3. Januar

In dem Zimmer im vierten Stock der Brustklinik scrolle ich gerade durch Pinterest, auf der Suche nach neuen Ideen für den Laden, als auf dem Handy eine WhatsApp-Nachricht von Lisa, meiner Keramikerin, aufploppt. *Sieh dir die an*, steht da. Ich schaue mir das Foto an, das sie geschickt hat.

»Oh, sind die hübsch«, seufze ich laut beim Anblick der reizenden Espressotassen mit unserem neuesten Blumenmuster, die sie selbst hergestellt hat. Ich kann es gar nicht abwarten, wieder in den Laden zurückzukehren und sie meinen Kolleginnen zu zeigen.

Ich fühle einen gewissen Stolz, als ich Lisa zurückschreibe und sie überschwänglich lobe. Wieder einmal danke ich meinem Glücksstern dafür, dass ich auf sie gestoßen bin, als ich vor vielen Jahren meine gesamte Keramikproduktion auslagern musste. Sie hat endlos viele Teekannen für mich gemacht, und ich freue mich so, dass sie nach unseren fantastischen Weihnachtsverkäufen sofort wieder mit frischem Schwung ins neue Jahr gestartet ist.

Doch während ich die Nachricht wegschicke, bin ich kurz abgelenkt durch die Vase mit den gelben Plastikdahlien auf dem Tisch, die im Sonnenstrahl, der durch die Lamellenjalousie fällt, zu pulsieren scheinen.

»Also echt«, seufze ich und klopfe mit dem Fuß auf den Boden. Ich habe wirklich keine Zeit, hier lange rumzusitzen. Meine Geschäftspartnerin Lorna hat für heute Vormittag ein Meeting mit unserem Buchhalter Miles angesetzt. Miles ist ein trockener alter Kerl, aber anders als Lorna kann ich ganz gut mit ihm, deshalb muss ich unbedingt dabei sein, um die Wogen zu glätten. Er ist schon ewig bei uns. Er hat sogar schon die Bücher geführt, als Wishwells noch Dads Bilderrahmengeschäft war.

Deshalb möchte ich nicht, dass Lorna – oder, schlimmer noch, Pierre – sich ohne mich mit Miles trifft. Obwohl Pierre, Lornas Ehemann, in den vergangenen Monaten sehr hilfreich war; er hat den Bürocomputer mit einem dringend fälligen Upgrade nachgerüstet, was ich selbst nie hingekriegt hätte. Das Problem ist allerdings, dass ich mir nicht sicher bin, wie lange er nur »helfen« will.

Im Grunde hatte ich nur Lorna zuliebe zugesagt, er könne vorbeikommen. Seit er Ende letzten Sommers seinen Job in der Finanzwelt (offenbar ungerechterweise) verloren hatte, saß er nur zu Hause und drehte Däumchen. Und Lorna hatte recht, dass es lächerlich war, jemanden mit dem fachlichen Wissen von Pierre in Reichweite zu haben, ohne sich das zunutze zu machen. Aber langsam habe ich das Gefühl, dass er sich schon viel zu häuslich eingerichtet hat und alles ändern möchte. Und Lorna scheint buchstäblich jedes Wort von ihm toll zu finden.

Die Tür geht auf, und die Schwester kommt herein. Sie trägt einen blauen Kittel und sieht kurz auf die Uhr, die auf ihrer Brust baumelt, bevor sie mir zulächelt und sich mit einem Seufzer auf den Stuhl sinken lässt, sichtlich froh, mal nicht stehen zu müssen. »Also, Mrs Beck …«

»Oh, bitte. Nennen Sie mich einfach Keira«, sage ich. Ich bin nicht gern Mrs Beck. Über den Namen habe ich zu viel mit dem Schlachtross von Schwiegermutter gemeinsam. Im Geschäft benutze ich meinen Mädchennamen und bin es gewohnt, Keira Wishwells zu sein.

»Keira«, lächelt sie erneut, »danke, dass Sie gewartet haben.«

»Wissen Sie, wie lang das hier noch dauern wird?«, frage ich und blicke auf mein Handy, während ich es in meine Handtasche gleiten lasse. Die große Uhr auf dem Bildschirmschoner zeigt 10.08 Uhr, was bedeutet, dass Lorna höchstwahrscheinlich mit Miles allein sein wird. *Mist.*

»Nun, das kommt darauf an …«

»Worauf?«

Sie rutscht unruhig auf dem Stuhl herum. »Nun, nach Ihrer ersten Mammografie vor Weihnachten haben wir Sie noch einmal hergebeten, weil …«

Etwas in ihrer Stimme lässt mich die Ohren spitzen wie ein Präriehund. Ich war davon ausgegangen, sie hätten mich routinemäßig wieder in die Klinik beordert. Darauf hatten sie damals als Möglichkeit hingewiesen. Man wird doch *immerzu* aufgefordert, noch mal wiederzukommen.

Sie lässt mich nicht aus den Augen. »… weil wir ungewöhnliches Brustgewebe festgestellt haben.«

Brustgewebe?

RUMMS!

Ich bin im Ruheraum.

Erst jetzt dämmert mir, dass sie mich in diesen Raum mit den Plastikdahlien gebracht hat, um *schlechte Nachrichten zu überbringen.* Sind das schlechte Nachrichten?

»Inwiefern ungewöhnlich?« Meine Stimme zittert piepsig und klingt überhaupt nicht wie meine Stimme.

Zehn Minuten später werde ich, ohne dass mir irgendetwas Eindeutiges mitgeteilt worden wäre, in den Mammografie-Raum gebracht, wo eine andere Dame sich mir als Sinitta vorstellt, so dass ich schon fast »So Macho« lossingen möchte, diesen Hit der Sängerin Sinitta aus den Achtzigern, für den *diese* Sinitta hier garantiert viel zu jung ist, um sich daran zu erinnern beziehungsweise zu erfreuen. Sie trägt ebenfalls einen Laborkittel und starrt konzentriert auf mein Datenblatt.

Ich bin von der Taille aufwärts nackt, friere und fühle mich in ihrem bedrohlichen Schweigen gefangen, während mir die Songzeilen »He's got to be so macho, he's got to be big and strong enough to turn me on« im Kopf herumspuken. Wieso um Himmels willen hat dieser Song mit seinem albernen Text sich in meinem Gehirn festsetzen können?

Als sie mit einem Stift Linien auf meine Brust malt und die Maschine ausrichtet, ist sie derart konzentriert, dass ich das Gefühl habe, nicht sprechen zu dürfen. Ich muss unbedingt die Sinitta in meinem Kopf zum Schweigen bringen.

Emotionslos und geschickt manövriert sie meine Brust auf eine kalte Platte vor einer riesigen weißen Maschine, die andere Platte sinkt hinab, meine Brust steckt dazwischen. Ein Tittensandwich sozusagen. Es tut weh. Mehr als beim letzten Mal im Dezember, als ich bis zu den Haarspitzen in Arbeit steckte und mein Kliniktermin eine schnelle Angelegenheit war, ganz und gar nicht wie jetzt.

Nachdem sie einige Aufnahmen gemacht hat und auf den Bildschirm starrt, melde ich mich zu Wort. »Kann ich auch mal gucken?«

»Oh, sind Sie medizinisch bewandert?«, fragt sie.

»Nein … ähm … nur neugierig.« Sie schwenkt den Bildschirm herum.

Da ist meine linke Brust als dunkler Umriss und sieht aus wie ein ferner Planet im Weltraum. Es könnte auch eine Szene aus der *Planet Earth*-Reihe über die tiefste Stelle in den Weltmeeren sein. Seltsame rankenartige weiße Dinger treiben darin. Gruselig, wie sie sich, spinnenartig und spindeldürr, bewegen. Sind das Milchkanäle oder was?

Zu keinem Zeitpunkt meines Lebens habe ich mich gefragt, wie genau mein Inneres funktioniert. Meine Zellen, mein Blut, die Organe, *das Gewebe*. Es ist ein Schock, einen Blick in diese innere Welt zu werfen, die sich von ganz allein verändert, lebt und alles Mögliche tut. Es ist, als sähe man Fotos von Moos im Zeitraffer. Es ist eine Welt, die mir gehört. Doch eigentlich gehört sie der Maschine.

»Können Sie irgendetwas erkennen? An den Bildern?«, frage ich Sinitta, aber sie senkt den Blick.

»Es ist leider nicht meine Aufgabe, die Daten zu interpretieren«, sagt sie.

Daten? Bin ich jetzt zu *Daten* geworden?

2

Mir wird mitgeteilt, dass es wahrscheinlich mindestens eine halbe Stunde dauert, bis man mich zum Ultraschall ruft, aber ich muss unbedingt hier raus. Ich kann nicht zusehen, wie Frauen mit Klemmbrettern Zimmer betreten und verlassen, während ich immer panischer werde. Ich brauche frische Luft und einen anständigen Kaffee, und außerdem hat man hier keinen Handy-Empfang, dabei müsste ich Lorna anrufen und wegen meiner Verspätung zu Kreuze kriechen. Ich hole mir beim Hospi-Coff-Kiosk einen faden Americano und gehe über die Straße in den Park. Ich bin völlig durcheinander, es ist, als sei ich gerade aus meinem Leben gehoben worden.

Während ich auf die kahlen Bäume starre, geht mir durch den Kopf, dass ich tatsächlich zuletzt als Teenager allein und ohne Hund auf einer Parkbank gesessen habe. Und meine erste Knutscherei mit Gary Stubbs fand auf einer Parkbank genau wie dieser hier statt. Wie lang das her zu sein scheint. Als Sinitta in den Charts war. So lange genau.

So macho …

Hör verdammt noch mal auf, Sinitta! Nicht jetzt, kapiert?

Pling! Eine SMS von Lorna.

Ähm … Erde an Keira? Bitte kommen …

Ich schreibe eine Nachricht an Lorna, lösche sie aber wieder. Ich kann mich nicht konzentrieren. Alles, woran ich denke, sind diese Ranken und was sie bedeuten. Bevor der Ultraschall nicht gemacht worden ist, fände ich es ein wenig dramatisch, ihr irgendetwas zu erzählen – nicht einmal, wo ich bin. Ich stecke das Handy in die Tasche und umfasse den Kaffeebecher mit beiden Händen, um mich zu wärmen, doch mir klappern die Zähne. Am Himmel sind ein paar Wolken, und ich beobachte, wie ihr Schatten das Gras verschluckt.

»Verdammte Hölle, Dad«, sagte ich laut und stelle fest, dass mein Atem Wölkchen bildet.

Dad starb vor fünfzehn Jahren, als sein Campingmobil mit einem Sattelschlepper zusammenstieß. Angeblich war er auf der Stelle tot und hat nicht gelitten; doch der Schock und der Kummer, ihn so plötzlich zu verlieren, halten bis heute an. Ich spreche häufig mit ihm – meistens, wenn ich mich über die Kids und ihre maßlose Unordentlichkeit ärgere und jemanden brauche, der auf meiner Seite steht, und das tat er ausnahmslos. Oder wenn ich im Laden bin und ganz dringend etwas suche – eine Schere zum Beispiel oder den Schlüssel zum Stromzählerkasten. Oft bitte ich ihn, besagten Gegenstand für mich zu orten, und gewöhnlich findet sich der Gegenstand direkt vor meiner Nase in seinem alten Schrank.

»Kannst du bitte dafür sorgen, dass das in Ordnung kommt? Ich kann das nicht. Ganz bestimmt nicht.«

Ich bin viel zu beschäftigt, um ein medizinisches Problem zu haben. Medizinische Probleme sind überhaupt nicht mein Ding. Ich bin robust. Gesund. Lieber Himmel, ich habe kaum Zahnfüllungen!

Das kann ja wohl nichts Ernstes sein, oder? Ich bin erst 47. In der Blüte meiner Jahre. Die meisten Frauen werden erst ab 50 zur Mammografie aufgefordert; ich hatte nur ein Schreiben erhalten, dass man stichprobenartig nun auch unter Fünfzigjährige zum Screening einlade.

Ich hätte das Schreiben ja ignoriert, aber Tom fand es und meinte, ich könne doch einfach mal hingehen. Wegen des Grübchens. Des winzigen kleinen Grübchens an der Unterseite meiner Brust, das ich entdeckt hatte … vor wie langer Zeit? Vor einem Jahr? Nichts, weswegen ich mir große Sorgen gemacht hätte.

Denn *mein Hausarzt sagte, es sei in Ordnung.*

Aber was, wenn es nicht in Ordnung ist?

3

Ich warte auf irgendein Zeichen, aber da ist nur der Wind in den kahlen Bäumen. Doch dann sehe ich eine Frau, die mir auf dem Weg langsam entgegengelaufen kommt. Sie ist eine schreckliche Joggerin, da kann sie ja gleich gehen. So würde *ich* beim Joggen aussehen. Allerdings jogge ich derzeit gar nicht, trotz all meiner guten Vorsätze. Ich glaube, das letzte Mal war ich vor etwa sechs Monaten laufen, und das war so hart, dass ich mich danach nicht mehr überwinden konnte, meine Turnschuhe wieder anzuziehen. Tom gegenüber witzele ich immer, ich sei für Bequemlichkeit gemacht, nicht für Tempo.

Außerdem habe ich ein Problem mit dem Laufen – und zwar seit dem Schulsporttag 1984, der sich mir als die demütigendste Erfahrung meines Lebens unauslöschlich eingeprägt hat. Nach einem langen, engagierten Feldzug, der mir die Aufmerksamkeit von Ollie Redfern, dem Schwarm aller Mädchen (und Doppelgänger von Danny aus *Grease*), sichern sollte, hatte ich ordentlich abgenommen und mit Fitness-Training begonnen und fand mich – die Brüste mit Socken im BH aufgepolstert – ziemlich unwiderstehlich, während ich mich für die 800 Meter aufwärmte.

Alles lief gut, ich näherte mich schon der Ziellinie und konnte Ollie erkennen, der anfeuernd auf der Tribüne stand, doch was ich nicht bemerkte, war, dass meine linke Brust aus meinem tief ausgeschnittenen BH hüpfte, als ich zum Endspurt ansetzte. Das registrierte ich erst, als ich triumphierend die Ziellinie überquerte und mir das laute Gelächter der gesamten Schule in den Ohren dröhnte. Halb tot vor Scham sah ich, dass Ollie Redfern am lautesten klatschte und pfiff – aber aus den falschen Gründen. Würg. Wenn ich nur daran denke, fange ich wieder an zu zittern.

Als die Läuferin näher kommt, sehe ich, wie ihre Brust sich hebt und senkt. Beim angestrengten Einatmen produziert sie ein krächzendes Geräusch. Sie ist komplett in Markenlaufkleidung verpackt, und an ihrem Hals kann ich unter dem langen pechschwarzen Haar Tattoos erkennen. Ich weiß, dass heutzutage alle welche haben, aber was daran so toll sein soll, ist mir bisher entgangen, und sofort bin ich etwas voreingenommen. *Vielleicht ist sie auf Drogen.*

Um Gottes willen! Ich klinge ja wie meine Schwiegermutter …

Kurz vor meiner Bank bleibt sie stehen, beugt sich vor, stützt die Hände auf die Knie und holt gierig Luft. Ich kann sehen, dass lauter klotzige Silberringe ihre Finger zieren. Sie wirkt schlank und ziemlich fit, deshalb überrascht es mich, dass sie offenbar Probleme hat. Ihre Augen sind geschlossen – als tue ihr etwas weh. Sie wird doch wohl keinen Herzstillstand haben?

Schon werde ich aus meiner potenziellen medizinischen Krise in ihre höchst reale katapultiert. Ich stehe auf.

»Ist alles in Ordnung mit Ihnen?«, frage ich ziemlich panisch, weil ich keine Ahnung von Erster Hilfe habe. »Möchten Sie sich kurz setzen?«

Sie nickt, und ich führe sie zur Bank. Sie setzt sich, die Augen immer noch geschlossen. Sie scheint sich sehr zu konzentrieren – fast als meditiere sie. Ihre Haut ist totenblass, doch dann sehe ich, dass es weißes Make-up ist, dazu schwarzer Eyeliner, verwegen dick aufgetragen und leicht verschmiert. Ihre Lippen sind nicht, wie ich dachte, blau aus Mangel an Sauerstoff, sondern von einem metallisch glänzenden Lippenstift. Ihr schwarzes Haar, das unter ihrem Nike-Cap hervorguckt, ist ganz offensichtlich gefärbt und lässt sie noch blasser erscheinen. In den Ohren hat sie jede Menge Piercings.

Am meisten jedoch überrascht mich, dass sie in meinem Alter sein muss, *mindestens*. Ich tadele mich, weil ich sie für eine Junkie gehalten habe. Aber eine joggende ältere Gothic-Frau in voller Montur ist schon einigermaßen ungewöhnlich.

»Danke«, sagt sie, als sie schließlich die Augen öffnet. Sie sind tiefblau. Ihre Stimme ist sanft und leise. »Sie sind sehr freundlich.«

»Möchten Sie etwas zu trinken?«, frage ich, obwohl ich gar kein Wasser dabeihabe, weshalb es ein ziemlich unsinniges Angebot ist. Ich mustere den Plastikdeckel meines Kaffeebechers. Das kleine Loch ist mit pinkfarbenem Lippenstift umrandet. Das wird sie bestimmt nicht wollen.

»*Himmel!* … Es ist einfach schrecklich hart«, sagt sie kopfschüttelnd.

Sie meint das Laufen.

»Neujahrsvorsatz?« Das frage ich, weil ich mir ihre Geschichte schon zurechtgebastelt habe. Sie ist ein reuiger Punk. Jahrelang hat sie sich zugedröhnt (und/oder gespritzt) und dabei düstere Musik gehört (natürlich *im* Düstern – oder im matten Schein einer Totenkopfkerze), aber nun, mit Beginn des neuen Jahres, hat sie ein neues Kapitel aufgeschlagen. Dies ist seit Jahren ihr erstes Training bei Tageslicht …

»Nein. Ich bin Langstreckenläuferin.«

Oh.

Das schließt dann wohl all das aus. Ist sie also gerade eben eine wirklich sehr, sehr lange Strecke gelaufen? Ich wäre schon außer Atem, wenn ich nur vom Parktor bis hierher gerannt wäre.

»Beziehungsweise ich war es«, sagt sie, und in ihrem Lachen liegt Bitterkeit. Sie atmet einmal tief und entschieden ein, schlägt sich dann mit ihren schwer beringten Händen auf die Knie und erhebt sich. »Bleiben Sie dran. Das ist die einzige Möglichkeit«, sagt sie wie zu sich selbst.

»Ist wirklich alles in Ordnung mit Ihnen?«

»Noch bin ich nicht tot«, sagt sie und lächelt mich an. Es ist ein breites Lächeln – ein echtes freches Cheshirekatzen-Grinsen. In ihrem Blick liegt etwas beeindruckend Trotziges, und ich nehme alle meine Vorurteile sofort zurück. Das ist eine Frau mit »Grips und Courage«, wie meine Mutter sagen würde. Irgendwie mag ich sie.

»Warten Sie gerade? Müssen Sie da wieder reingehen?«, fragt sie, bevor sie geht. Sie weist mit den Augen zur Brustklinik auf der anderen Straßenseite. Ist das so offensichtlich? Ist dies hier die Bank, auf der von Panik geschüttelte Frauen mittleren Alters sitzen? Es macht mir Angst, dass ich offensichtlich nicht die Erste bin.

»Woher wussten Sie das?«

»Kein Mensch mit klarem Verstand würde sich von dem Kiosk da drin einen Kaffee holen, außer er befände sich zwischen zwei Terminen. Welcher Werbefuzzi hat sich bloß Hospi-Coff ausgedacht? Das klingt doch nach heißgemachtem Auswurf«, sagt sie und nickt in Richtung meines Pappbechers mit dem Logo des Kiosks, und ich muss lachen. »Viel Glück«, sagt sie, dann geht sie davon.

Ich nippe an meinem Kaffee, und bei der Vorstellung, es sei erhitzter Schleim, schaudert es mich. Ich sehe ihr nach, wie sie aus dem Schatten ins Sonnenlicht stapft.

4

Meine Begegnung mit der zähen Punk-Läuferin hat mich ein wenig aufgeheitert, und ich versuche, mich kampfeslustig zu geben, als man mich in den Ultraschallraum führt. Er ist dunkel und uterusartig und erinnert mich an meine Ultraschalluntersuchungen während der Schwangerschaften. Ich weiß noch, wie ich die kleinen Schwarz-Weiß-Umrisse meiner Kinder zum ersten Mal sah – ihre schlagenden Herzen, ihre spitzen Fingerchen – und wie überwältigt, wie erleichtert und glücklich ich mich fühlte. Jacob schenkte uns damals sein berühmt gewordenes doppeltes Daumen-hoch. Irgendwie weiß ich, dass dies hier nicht dasselbe sein wird.

Eine neue Schwester bettet mich auf die Liege und legt einen kratzigen Bogen Papier auf meine nackten Brüste, während die Radiologin auf den Bildschirm blickt und verschiedene Knöpfe drückt.

Es wird gut ausgehen. Ich weiß, dass es gut ausgehen wird. In zehn Minuten bin ich wieder draußen, werde ins Büro eilen, mich bei Lorna entschuldigen. Vielleicht süße Teilchen für alle mitbringen. Scheiß auf die Neujahrsvorsätze. Gönnen wir uns etwas. Ich werde diese kleinen Donuts aus Jennifer's Café besorgen …

Die Radiologin hat dunkle Ringe unter den intelligenten Augen, aber sie schenkt mir einen freundlichen Blick, als sie mit dem Ultraschall beginnt. Das Gel ist warm und nicht kalt, wie ich erwartet habe. Sie kippt den Bildschirm, und ich kann eine andere Sorte Weltraum sehen, während sie mit dem Ultraschallkopf immer wieder meine Brüste abfährt. Ich versuche, ihn mit meinem Willen zum Zaubern zu zwingen, ihn zu zwingen, dass alles gut wird.

Doch dann sehe ich, wie ihr Gesichtsausdruck sich verändert, und ich weiß Bescheid, *ich weiß es einfach*. Sie hat etwas gefunden.

Einen Knoten.

Ich starre angestrengt auf die dunkle graue Masse, die deutlich auf dem Schirm zu erkennen ist, doch ich kann mir keinen Reim darauf machen. Ist das ein Knoten?

Ich höre kaum, was sie sagt, als sie mir erklärt, sie werde eine Biopsie machen müssen, und der Schwester zunickt. Mit stählerner innerer Stimme versuche ich mich zu beruhigen, dass da nichts ist. *Es ist eine Zyste. Ein Knötchen aus Nichts, richtig?*

Die Schwester streicht Narkosegel auf die Stelle, und ich zucke zusammen, als ich auf dem Bildschirm verfolge, wie die Nadel meine Haut durchsticht. Von wegen: Ein Pieks ins Gewebe! Ich war gewarnt worden, die Nadel werde ein Geräusch machen, aber sie klingt beängstigend, genau wie ein Tacker. Ich muss an Moira, unsere Geschäftsführerin, denken, wenn sie im Büro Dienstpläne an die Pinnwand tackert.

Die Radiologin wiederholt den Einstich, und jedes Mal sehe ich zu, wie die Nadel auf dem Bildschirm in die dunkle Materie fährt. Dann werden kleine Proben von meinem außerirdischen Gewächs in ein Glas gepackt, und die Schwester hilft mir, mich aufzusetzen.

»Können Sie mir einfach sagen, was das ist?«, frage ich souverän und mit Nachdruck. Die Radiologin sieht mich an.

»Ich kann es erst mit Sicherheit sagen, wenn die Testergebnisse zurückkommen«, antwortet sie.

»Aber Sie müssen es doch wissen?«, bohre ich nach. »Sie müssen bei mir kein Süßholz raspeln. Ich möchte lieber Bescheid wissen.«

Sie schaut kurz zur Schwester, und ich bekomme ihren stummen Blickwechsel mit. Das hier entspricht ganz offensichtlich nicht dem Protokoll.

»Bitte«, dränge ich. »Sagen Sie es mir einfach. Ich kann es ertragen.«

Die Schwester greift nach der Schachtel mit den Kleenex auf dem Tisch neben sich.

»Also, es ist nur eine Meinung, aufgrund jahrelanger Erfahrung, aber ich fürchte, für mich sieht es sehr nach Krebs aus.«

5

Ich weiß nicht, wie ich es ins Auto geschafft habe, ich komme erst wieder zu mir, als ich auf dem kleinen Parkplatz hinter der Hauptstraße neben Lornas Mini halte. Meine Hände umkrallen das Lenkrad so angestrengt, dass die Knöchel weiß hervortreten. Ich blicke an der Rückseite von Wishwells hoch, auf das verschachtelte Fachwerkgebäude, das für mich wie ein zweites Zuhause ist, und entspanne mich langsam.

Das Haus hat sich kaum verändert. Zu meinen Kinderzeiten war hier Großvaters Tischlerei, und ich kann mich noch an den Geruch von Kitt und Sägespänen erinnern und daran, wie Großpapa immer vor sich hin pfiff. Später dann, als Dad daraus ein Bilderrahmengeschäft machte, roch es immer noch nach Sägespänen, und auf dem Plattenteller lag Crosby, Stills und Nash, während Dad, stets einen Bleistift hinters Ohr geklemmt und ein Lächeln im Gesicht, mit den Kunden plauderte.

Genau das brauche ich jetzt. Ich muss in dieses Haus und vergessen, was gerade passiert ist. Ich muss Moira sehen. Die liebe, wunderbare Moira, die zehn Jahre lang für Dad arbeitete und dann blieb, um mir zu helfen, was allerdings so klingt, als sei sie eine Angestellte, dabei ist sie in Wirklichkeit eher eine zweite Mutter. Es war Moira, die mich dazu ermutigte, überhaupt mit Keramik anzufangen; es war Moira, die wusste, dass Tom »Der Richtige« war, und die kurz nach der Geburt meine Babys hütete und die den Laden am Laufen hielt, als Dad starb.

Sie ist mein Fels in der Brandung, und genau jetzt möchte ich nichts anderes, als in ihrer weichen, parfümierten, armreifenklingelnden Umarmung zu versinken. Ich brauche dringend das Gefühl, dass alles normal ist.

Aber Moira ist nicht im Laden. An ihrer Stelle ist Ruby da und faltet gerade die karierten Kaschmirdecken, die in den Januarausverkauf sollen. Wir haben Ruby direkt nach dem Collegeabschluss eingestellt, und sie ist ein liebes Mädchen, auch wenn sie ausnahmslos formlose schwarze Sachen trägt. Lorna versucht dauernd, ihr – sehr undiplomatisch – eine Diät vorzuschlagen. Bei ihrem Anblick fällt mir wieder ein, dass ich unterwegs Donuts besorgen wollte. Doch das war vorher.

Ich fühle mich, als würde ich alles durch einen verrückten Instagram-Filter erleben. Alles ist anders. Es gibt ein *Vor* diesem Morgen und ein *Danach*. Zwei separate Teile meines Lebens. Die Person von heute Morgen gehört der Vergangenheit an. Dem alten Ich. Dies hier ist neues Territorium.

»Hey«, ruft Ruby, als sie mich im Treppenhaus an der Hintertür sieht. Ihrer Miene entnehme ich sofort, dass etwas nicht stimmt.

»Hi, Süße«, sage ich, mit einer Stimme, die jedoch komisch klingt. »Alles in Ordnung?« Sie zuckt die Achseln, aber mir fehlt die Zeit, ihr die Details ihres neuesten Problems aus der Nase zu ziehen. »Wo ist Lorna?«

Ruby blickt kurz zur Treppe, und ich steige die wackeligen Holzstufen hinauf, berühre dabei die gerahmte Zeitungsdoppelseite an der Wand, eine Homestory über Wishwells in der Lokalpresse, als ich Lorna zu meiner Geschäftspartnerin machte.

Damals war sie die Freundin meines Bruders Billy, und ich überschrieb ihr die Hälfte der Anteile, weil ich dachte, sie würde vielleicht Billy heiraten und Familie und Unternehmen könnten eine schöne Symmetrie ergeben. Aber dann trennte sie sich von Billy, der für uns alle überraschend nach Australien auswanderte, und Lorna heiratete Pierre, der in jeder Hinsicht das genaue Gegenteil von Billy ist.

Das kann ich ihr aber nicht vorwerfen. Genau wie ich hat sie für Wishwells gelebt, und wenn sie nicht gewesen wäre, würde ich immer noch ausschließlich in Keramik machen, anstatt in die weite Welt der Geschenkartikel zu expandieren. Sie hat mich auch ermutigt, uns auf risikofreudige Investoren einzulassen, so dass wir das Geschäft ausweiten und online gehen konnten – wobei ich sagen muss, dass diese letzte Geschichte mit Jackson ein bisschen nervig wurde.

Jackson ist Lornas Mopsmischling, ein Hund, der, soweit ich beurteilen kann, keine einzige Gehirnzelle im Kopf hat. Lorna machte jedenfalls ein flottes Doodle von ihm, und angefeuert von den Mädels im Büro, klebte sie das Bild auf unsere verschiedenen Handy- und iPhone-Hüllen. Dann erschien dieser YouTuber, von dem ich noch nie gehört hatte – der aber bei den jungen Leuten eine Riesennummer ist –, in unserem Laden, kaufte eine Handyhülle und erklärte sie auf seinem Kanal zum »Must-have« für Weihnachten, worauf die Nachfrage prompt durch die Decke ging.

Lornas Hund kann ich trotzdem nicht ausstehen – jetzt hat er auch noch Celebrity-Status und sogar seinen eigenen Instagram-Account. Was für ein Quatsch!

Doch dann, rumms! Es trifft mich wie ein Ziegelstein – Jackson, die Arbeit, vielleicht alles, worum sich mein gesamtes Leben bis zu diesem Zeitpunkt gedreht hat, ist eigentlich überhaupt nicht mehr wichtig.

Nein. Nicht. Ich kann nicht einfach so aufgeben. Das Leben muss weitergehen, stimmt doch? Sagen sie das nicht immer? Denk an die Kinder. An Tom. Nach der Klinik habe ich bestimmt zehnmal zum Handy gegriffen, um ihn anzurufen, aber ich konnte nicht … ich fand einfach keine Worte.

Okay, also tief durchatmen. Dann mal los. *Setz dein Pokerface auf, Keira.* Es wird Zeit, sich Lorna zu stellen.

6

Ich schiebe mich durch die Treppenhaustür und betrete das Büro, in dem mehrere Schreibtische und überall jede Menge Kartons mit sortierter, noch zu etikettierender Ware herumstehen. Becca, unsere Online-Chefin, sitzt mit Kopfhörern am Schreibtisch und starrt auf den riesigen Mac-Bildschirm vor sich. Sie bemerkt mich gar nicht.

Lorna steht mit dicken Auftragsordnern im Arm am Fenster. Sie trägt orangefarbene Hosen und einen schwarzen Rollkragenpullover, was ihren schlanken, straffen Körper betont. Wie üblich sieht sie unangestrengt stylish aus. Dagegen fühle ich mich in meinem grünen Tweedmantel einfach schäbig.

»Schönen Nachmittag! Wo warst *du* denn?«, sagt Lorna und versucht vergeblich, es komisch klingen zu lassen. Ihr muss aber meine gequälte Miene aufgefallen sein, denn sie hört damit auf. »Ah ja. Stimmt. Du möchtest einen schwarzen Kaffee?«

Das ist unser Code für ein »internes Blitzgespräch« in der Büro-Teeküche. Sie marschiert hinter mir her und schließt die Tür.

Sie weiß, dass bei mir etwas Ernsthaftes passiert sein muss, weil ich heute Morgen nicht an der Besprechung teilgenommen und auch ihre SMS ignoriert habe. Ich merke, wie sie mein Gesicht nach Hinweisen absucht. Ich muss mir etwas einfallen lassen. Jetzt auf der Stelle. Ich kann ihr jetzt nicht die Wahrheit sagen.

»Sind es die Kids? Ist es Tom? Tilly? Sag nicht, du hast sie mit Drogen erwischt?«, fragt sie mit leiser, besorgter Stimme.

O Gott. Das ist es also, was sie über mein Leben denkt.

Ich schüttele den Kopf.

»Was dann?«

Und in dem Moment wird mir klar, dass ich nicht lügen kann. Es ist einfach zu groß … zu bedeutsam … Ich muss es ausspucken: Die K-Bombe.

»Ich habe Brustkrebs.«

Es ist das erste Mal, dass ich es laut ausgesprochen habe, und die Worte fallen wie eine Guillotine zwischen uns. Ausnahmsweise sagt Lorna nichts.

Und plötzlich sind da die Tränen, die sich auf dem Weg hierher angesammelt haben. Dicke, fette Tropfen stürzen wie aus einer geplatzten Wasserleitung. »Ich ko-ko-komme ge-ra-ra-rade von-n der Kl-kl-klinik.«

Lorna nimmt mich in die Arme. Sie duftet nach einem teuren Diptyque-Parfüm.

»Oh, Keira. Es tut mir so leid.«

»Ich kann es einfach nicht glauben. Was, wenn ich total verkrebst bin.« Ich schluchze. »Was, wenn ich sterbe?«

So wie jetzt habe ich seit … eigentlich seit Ewigkeiten nicht mehr geweint. Ich keuche, kriege keine Luft. Es ist echt beängstigend.

Lorna packt mich bei den Schultern und beugt sich zu mir, ihre Augen blicken finster unter dem wilden Pony. »Hör auf«, sagt sie in so scharfem Ton, dass meine Tränen versiegen. »Du wirst nicht sterben. Das ist nur ein Ausreißer. Eine Bremsschwelle.«

Sie hilft mir, einige tiefe, langsame Atemzüge zu machen, greift dann nach dem Geschirrtuch neben der Mikrowelle und tupft mir das Gesicht ab. Es riecht, aber das macht mir nichts aus.

»Es ist eine ganz schön hol-hol-holprige Bremsschwelle«, bringe ich schließlich heraus. Der heftige Heulanfall vor Lorna ist mir peinlich. Ich atme noch einmal tief und laut aus, froh, dass die Tränen jetzt erst einmal gestoppt sind, aber da sind noch mehr. Jede Menge mehr.

»Hast du es schon Tom gesagt?«, fragt sie.

»Das kann ich nicht. Er ist bei Gericht. Und es geht um diesen großen Fall. Es ist … es ist einfach der denkbar schlechteste Zeitpunkt.«

»Ich glaube nicht, dass es irgendjemanden gibt, bei dem es der passende Zeitpunkt ist für … du weißt schon …« Sie kann das Wort nicht aussprechen.

»Ich werde es ihm später sagen müssen. Ich kann ihm keine Sprachnachricht schicken.«

Ich erzähle ihr, was in der Klinik und bei der Biopsie passiert ist und dass ich erst in einer Woche die endgültigen Resultate erfahre. Ich habe diesen plötzlichen Heul-Schluckauf, wie meine Kleinen früher, wenn sie geweint hatten.

»Also bist du gar nicht sicher, ob es … du weißt schon … ist?«

Oh, Mann, sie kann das Wort wirklich nicht aussprechen.

»Die Radiologin kam mir sehr erfahren vor. Sie hätte mir doch nicht gesagt, es sei wohl … du weißt schon … Krebs …, wenn es keiner gewesen wäre.«

»Aber sie könnte sich irren?«

»Theoretisch, ja.«

»Okay, also gibt es keinen Grund, die ganze nächste Woche Panik zu schieben.«

Sie terminiert also ihre Panik. Oder, genauer, meine Panik. Sie erklärt mir, ich soll mich zusammenreißen. Vielleicht hat sie ja recht? Es würde uns auch nicht weiterhelfen, wenn wir jetzt beide durchdrehten.

Ich muss noch mal hicksen und lege die Hand auf meine Brust. Nach meinem Tränenschwall fühle ich mich irgendwie überschwemmt, so wie wenn man im Schwimmbecken einen Purzelbaum macht und einem das Wasser in die Nase steigt.

Sie lächelt mich an, aber ihr Gesicht drückt etwas aus, das ich noch nie an ihr beobachtet habe – eine Art erniedrigenden Mitleids. Ich versuche es zu ignorieren. »Lorna, bitte sag es niemandem. Noch nicht.«

»Okay.« Sie nickt, dann plingt ihr Handy, und sie zieht es aus der Tasche.

»Wo ist eigentlich Moira?«, frage ich, weil ich nicht möchte, dass sie sich ablenken lässt.

»Oh … ähm«, meint sie zerstreut. »Ich wollte es dir längst sagen. Sie kommt heute nicht. Sie … ähm … es ist … also, sie hat Urlaub«, erklärt Lorna, blickt auf ihr Handy und bewegt sich Richtung Tür. »Ich habe gesagt, das sei in Ordnung.«

»*Urlaub*?«

»Sie bekam die Chance, eine Kreuzfahrt zu machen.«

Das sind wahrlich Neuigkeiten. Moira war, solange ich denken kann, noch nie auch nur einen Tag nicht im Geschäft.

»Das kam ganz plötzlich«, sagt Lorna und hält mir die Küchentür auf, aber ich bin immer noch verwirrt. Moira hätte mir so etwas Aufregendes sicher erzählt oder mindestens eine SMS geschrieben.

»Und wie lange wird sie weg sein?«

»Ich weiß nicht – einen Monat vielleicht?«, erwidert Lorna. »Aber das ist doch in Ordnung, oder? Wir brauchen sie nicht.«

Darum geht es nicht. *Ich* brauche sie.

7

Ohne Moira fühlt sich die ganze Atmosphäre in Wishwells anders an. Vielleicht bin ich ja paranoid, aber ich spüre, dass etwas Unausgesprochenes in der Luft liegt … nicht nur meine Krebs-Neuigkeit. Ich habe den Verdacht, dass mit Miles heute Vormittag etwas Wichtiges passiert ist, aber Lorna darüber nicht sprechen möchte.

Stattdessen beschäftigt sie sich mit den Vorbereitungen für die Messe in Birmingham Ende des Monats – obwohl das eigentlich in meinen Aufgabenbereich fällt. Plötzlich behandelt sie mich, als wäre ich zerbrechlich wie eine unserer Teekannen und könnte in tausend Stücke zerspringen.

Inzwischen wünschte ich, ich hätte nie etwas gesagt. Ich wünschte, ich hätte alles, was heute früh geschehen ist, für mich behalten.

Becca bemerkt nicht, wie Lorna mich behandelt. Sie ist eine kleinere Ausgabe von Lorna und mit ihrem Nasenring und dem halb rasierten Schädel geradezu wehtuend hip. Sie staunt geräuschvoll über den Erfolg des neuesten Videos mit Jackson, wie er eine Socke kaut, und Lorna schaut ihr nachsichtig lächelnd über die Schulter, während beide auf den Bildschirm starren. Ich kann ihre Begeisterung nicht teilen. Eigentlich möchte ich über die ganze nichtssagende Dümmlichkeit am liebsten schreien, während das Wort »Krebs« sich in jeden einzelnen meiner Gedanken drängt.

Ich gehe nach unten in den Laden, aber Ruby schmollt

noch immer. Offenbar mache ich sie nervös, und erst als ich in Jennifer's Café auf der anderen Straßenseite für jede von uns einen Mochaccino gekauft habe, erfahre ich schließlich, was eigentlich los ist.

»Natürlich verstehe ich die Firmenpolitik«, sagt sie, als sei das etwas, worüber sie viel nachgedacht habe. Sie hat ihr dunkles Haar mit einem Gummi oben auf dem Kopf zusammengefasst, und trotz der dicken Schicht Make-up auf ihrer blassen Haut wirkt sie sehr jung.

»Firmenpolitik? Wovon redest du?«

»Ich habe Weihnachten zu viel ausgegeben, und bis zum Zahltag ist es noch ewig hin, und jetzt habe ich nicht mehr genug für die Miete.« Sie sieht aus, als würde sie gleich in Tränen ausbrechen. »Ich habe um einen Vorschuss gebeten.«

»Nun, das geht doch sicher in Ordnung?«, sage ich verwirrt. Ich hatte noch nie ein Problem damit, den Mädels einen Vorschuss auf ihren Lohn zu geben. Ich weiß, wie eng es immer im Januar für alle ist. Außerdem hat Ruby sich vor Weihnachten schwer ins Zeug gelegt. Da ist es doch das Mindeste, dass wir ihr helfen.

»Lorna hat nein gesagt«, erklärt Ruby.

»Ähm, Ruby ... Ich hoffe, du belästigst Keira nicht mit deinen Problemen.« Beide fahren wir herum. Pierre, Lornas Ehemann, steht in seiner Designerlederjacke an der Kasse, als gehöre ihm der Laden. Offenbar hat er sich durch die Hintertür hereingeschlichen. Jackson hält er unter dem Arm geklemmt.

Ruby wird knallrot, und ich bedeute ihm, in den Flur zu treten, raus aus dem Ladenbereich. Automatisch will ich Jacksons Kopf streicheln, doch der kleine Hund gibt ein leises, warnendes Knurren von sich. Seine braunen Glubschaugen funkeln mich finster an.

Ich möchte Pierre zur Rede stellen, weil er sich in mein Gespräch mit Ruby eingemischt hat, doch er bückt sich, lässt Jackson mit einem »*Allez, allez*. Geh, such *Maman*« frei und sieht ihm zärtlich hinterher, wie er die Hintertreppe zu Lorna hinaufschnuffelt.

Pierre ist hochgewachsen und hat schwarzes, auffällig gestyltes Haar, das ihn wie ein Frisurenmodel aussehen lässt. Es ist etwas leicht Unnahbares, Hochnäsiges an ihm, was dazu führt, dass ich in seiner Nähe nie ganz ich selbst bin. Er ist nicht »Familie«, wie Joss sagen würde. Vielleicht liegt es auch einfach nur daran, dass er Franzose ist.

»Oh, Keira, ich habe gehört, was mit dir ist«, sagt er, indem seine dichten Augenbrauen aneinanderstoßen und sein Gesicht sich zu einer Miene verzieht, die er offenbar für mitfühlend hält. So wie er es sagt, klingt es aber, als hätte ich die Neuigkeit von den Dächern gebrüllt, und ich bin auf der Stelle sauer, dass Lorna ihr Versprechen so schnell gebrochen hat.

Es folgt eine Pause. Offenbar wartet er auf meine Reaktion. Ich sehe kurz zum Laden, um mich zu vergewissern, dass Ruby nicht mithört.

»Ich … ähm … ich möchte lieber nicht darüber sprechen.«

»Also, ich bin für dich da«, sagt er und drückt ernst meinen Arm. Ich habe sofort das Bedürfnis, ihn abzuschütteln. »Was immer du brauchst. Egal was.«

»Ähm … danke«, sage ich verlegen. Es ist wirklich eine sehr unangenehme Situation. Ich will nichts von Pierre, außer dass er sich um seine eigenen Sachen kümmert.

»Weißt du, warum Lorna Ruby einen Vorschuss verweigert hat?«, frage ich, um das Thema zu wechseln.

»Tatsächlich war *ich* es, der nein gesagt hat«, erklärt er, und als er meinen Blick sieht, fährt er fort: »Das hatten wir doch diskutiert, oder? Wir hatten beschlossen, dass ich die Finanzen saniere.«

Hatten wir das? Ich erinnere mich an eine hastige Diskussion mit Lorna im Laden kurz vor Weihnachten, und mit einem leichten Schock fällt mir ein, dass ich tatsächlich irgendwie bereit war, Pierre die Buchprüfung zu überlassen, aber *das hier* … das ist einfach zu viel. Ich habe mir Wishwells immer gern als Erweiterung meiner Familie vorgestellt. Und in der Familie hilft man einander, nicht wahr?

»Wir müssen einfach eine gewisse Professionalität einführen, Keira. Das ist alles. Ich schätze deinen sanften Führungsstil, aber das ist nicht gesund. Jedenfalls nicht für die Bilanzen. Wir versuchen aus Wishwells ein richtiges Unternehmen zu machen.«

Ich schlucke diese bissige Kritik und meinen Schock über seinen beiläufigen Gebrauch von »Wir« hinunter.

»Weißt du was«, sagt er. Dabei sieht er mir direkt in die Augen, und ich empfinde seinen Blick als äußerst einschüchternd. »Ich möchte dir nicht zu nahetreten, aber du wirkst sehr müde und angestrengt. Wie wäre es, wenn du heute früh nach Hause gingst? Niemand hätte etwas dagegen, wenn du dir eine Auszeit nähmst.«

8

Fast auf die Sekunde genau bin ich unten in der Diele, um Tom zu begrüßen, als er durch die Tür tritt. Ich hatte ihm eine SMS geschickt, er möge nach dem Gericht direkt nach Hause kommen und nicht erst zu Bryant & Woodruff fahren, der Anwaltskanzlei, in der er arbeitet. Es ist wichtig, hatte ich getippt. Ich muss es dir PERSÖNLICH sagen. In Großbuchstaben.

Das klingt nach etwas Dramatischem, und er weiß es. Dabei hätte das neue Jahr eigentlich nicht dramatisch beginnen sollen. Der Januar hätte ein Monat des Schotten-dicht-Machens sein sollen, ein Monat der gesunden Vorsätze nach den anarchischen Trink- und üppigen Fressorgien des Dezembers. Von Silvester und dem kolossalen Kater, den wir beide hatten, gar nicht zu reden.

Er weiß auch, dass ich ihm ein Geheimnis noch nie länger als eine Nanosekunde lang habe vorenthalten können. Er sieht gerädert aus, schleudert seinen Schlüsselbund auf den Dielentisch. Er arbeitet gerade unentgeltlich an einem grässlichen Fall um einen korrupten Bauunternehmer mit, und alles ist ziemlich garstig. Heute war der erste Verhandlungstag, und seinem Verhalten entnehme ich, dass es nicht gut gelaufen ist.

»Erzähl's mir«, sagt er. Er macht sein Pokerface. *Lad es bei mir ab*, bedeutet das. *Ich kann mit allem fertigwerden.*

Das ist mein Mann, mein Fels, mein Liebster. Der Gedanke an das, was ich ihm gleich sagen werde, und daran, wie sehr es ihn treffen wird, kommt mir so gewaltig vor, dass ich kurz überlege, ob ich lügen soll. Ich könnte ihm vielleicht erzählen, mir sei der Führerschein entzogen worden oder wir müssten das Geschäft schließen. Beides erscheint mir weniger dramatisch.

Die Kids sind in der Küche. Ich kann hören, wie Tilly Jacob und Bea piesackt, sie aufzuhetzen versucht. Es wird jede Minute zum Streit kommen. Diese Augenblicke sind kostbar.

Ich möchte ihm unbedingt berichten, wie schrecklich es mit Pierre war, aber wie furchtbar der Tag bisher war, kann ich ihm erst schildern, wenn er die Fakten kennt.

»Du erinnerst dich, ich habe dir erzählt, ich müsse noch einmal zur Brustklinik?«

Er nickt und runzelt die Stirn. »Du hattest gesagt, es sei keine große Sache ...«

»Das dachte ich auch, aber ...«

Er nimmt mich in die Arme. Seine Tasche rutscht ihm vom Arm und knallt auf die lackierten Bodendielen. »Ach, Baby«, sagt er. »Komm her.«

Ich berge mein Gesicht an seiner Brust, und zum ersten Mal an diesem Tag merke ich, wie meine Anspannung nachlässt, aber gleichzeitig wird die Sache dadurch, dass ich sie ihm anvertraut habe, umso realer.

Ich rekapituliere flüsternd, was in der Klinik vorgefallen ist.

»*Dann ist es also Krebs*?«, fragt er mit weit aufgerissenen Augen. Er wirkt schockiert, und allein dadurch wird meine Angst noch größer, als sie ohnehin schon ist.

»In einer Woche weiß ich endgültig Bescheid.«

»In einer Woche?« Sein Tonfall sagt alles. Im Augenblick fühlt sich das an wie ein Jahr.

»Bitte sag den Kindern nichts. Im Augenblick wissen wir noch nichts Genaues.«

Er nickt, und ich schlucke meine Tränen hinunter. Wie um Himmels willen soll ich ihnen jemals sagen, dass ich Krebs habe? Tilly hat *Das Schicksal ist ein mieser Verräter* – die *Love Story* ihrer Generation – an die hundert Mal gesehen. Sie wird in ein tiefes Loch fallen.

»Ich liebe dich«, sagt er und sieht mich an. »Was immer auch passieren wird, wir werden es gemeinsam meistern, einverstanden? Ich bin bei dir.« Er beugt sich zu mir herunter und küsst mich.

»Eklig. Sucht euch ein Zimmer, ihr zwei.« Das ist Jacob hinter uns.

Wir fahren auseinander und wechseln einen verzweifelten Blick.

»Wir brauchen kein Zimmer, schönen Dank, wir haben ein ganzes Haus«, sage ich und gehe an ihm vorbei in die Küche, während Tom und unser Sohn ihr übliches Schattenboxen-Hallo-Ding vollführen.

In letzter Zeit sind mir in den Wochenendbeilagen einige Artikel aufgefallen, in denen die Frage verhandelt wurde, ob es moralisch sei, seine Kinder anzulügen. Ich persönlich halte das für Schwachsinn. Ich habe meine Kinder angelogen, seit sie auf der Welt sind. Über das Christkind, die Zahnfee und später dann darüber … mit wie vielen Menschen ich Sex hatte und über allerlei sonstiges schlechtes Benehmen in meiner Jugend. Also sollte das Lügen mir jetzt leichtfallen, tut es aber nicht.

Ich komme mir vor wie ein davontreibender Heliumballon, als wir am Tisch sitzen und das Ragout essen, das ich aufgetaut habe. Von hoch oben schaue ich auf mich und meine kostbare kleine Sippe herab, ich selbst in der Mitte, wie in einem Familienporträt.

Neben mir Tilly, unsere brillante, stinkfreche 16-Jährige – ein Großmaul mit Zahnspange, voller Perlen der »Weisheit« aus Snapchat und YouTube, aber im Begriff, eine Schönheit zu werden. Dann Jacob, mein Sonnenschein, der hippe Haarschnitt plattgedrückt von der Baseball-Cap. Und schließlich mein Baby Bea, die gerade Tom anlächelt, als er ihr Wasser ins Glas gießt – Bea mit ihrem Herzen aus Gold und den blonden Wuschellocken, fest entschlossen, die Welt zu retten, obwohl sie erst neun ist.

Unter dem Tisch schiebt Pooch seine Schnauze in meinen Schoß. Er weiß, dass etwas in der Luft liegt. Ich blicke hinunter in seine trübseligen braunen Augen und streichele seine graumelierten Schlappohren.

Was, wenn ich all dies für zu selbstverständlich gehalten habe? Meine Kinder, mein Heim, meine glückliche Familie, und jetzt wird mir alles entrissen werden? Oder schlimmer noch, ich ihnen? Denn das ist eigentlich näher an der Wahrheit. Ich bin es, die möglicherweise verschwindet. Wie in *Zurück in die Zukunft* einfach ganz plötzlich aus dem Familienfoto gelöscht.

Sie merken nicht, wie still ich beim Essen bin – die Kids sind zu sehr damit beschäftigt, sich zu zanken; dann gibt es ein Gerangel, als ich sie zum Abdecken auffordere, und schließlich lässt Bea den grünen Teller auf den Boden fallen, und er zerspringt.

Eine tödliche Stille entsteht.

Die Kinder wissen, dass der Teller – das letzte Stück aus dem Essservice, das ich als Abschlussarbeit in meinem Keramikkurs gemacht habe – für mich von besonderem, sentimentalem Wert ist; wir starren alle auf den Boden, und Bea blickt mich mit angstvoll aufgerissenen Augen an.

»Es tut mir leid, Mum«, sagt sie.

Ich nicke, unterdrücke das Jammern, das sich in mir aufgestaut hat, und bücke mich, um die drei zerbrochenen Porzellanscherben aufzusammeln.

»Damit wäre es dann also vorbei«, sage ich, aber meine Stimme ist nur noch ein Flüstern.

9

Danach verdrücken sich die Kids, also räumen Tom und ich die Küche auf. Ich versuche ihm zu erklären, wie Lorna mit mir umgegangen ist, nachdem sie die Neuigkeit erfahren hat, und wie ihr Mitleid fast wie eine Kränkung klang, aber ich merke schnell, dass er es nicht richtig versteht.

»Und dass Moira nicht da ist, kommt mir höchst seltsam vor. Wieso hat sie mir nicht gesagt, dass sie verreisen will?« Ich schlage die Spülmaschinenklappe unnötig heftig zu.

»Sie hat es doch Lorna gesagt«, meint Tom vernünftig. »Und außerdem erklärst du ihr schon seit Jahren, sie soll mal Urlaub machen. Du kannst jetzt nicht sauer reagieren, wenn sie es tut.«

»Ja, wahrscheinlich.«

»Und Pierre will nur helfen. Jetzt hör mir mal zu«, sagt Tom und nimmt mich in die Arme. »Du hast im Moment andere Probleme. Ich möchte nicht, dass du dir zusätzlichen Stress wegen der Arbeit machst, verstanden?« Er drückt sein Gesicht in mein Haar.

»Verstanden«, lenke ich ein, froh, dass er mich umschlungen hält.

»Komm, wir gehen ins Bett«, flüstert er mir ins Ohr.

So normal ist es für uns nicht mehr, einfach an einem Dienstag miteinander zu vögeln, aber oben in unserem Zimmer fallen Tom und ich übereinander her und küssen uns mit geradezu trotziger Heftigkeit. Wahrscheinlich haben wir das Bedürfnis, uns lebendig und stabil und »eins« zu fühlen, aber mittendrin fangen wir beide an zu weinen. Ich sitze, das Federbett über dem Kopf, rittlings auf meinem Ehemann, fast als würden wir zelten.

»Es tut mir leid«, sagt er.

»Nein, nicht«, flüstere ich.

»Ich kann es nicht glauben.«

»Ich auch nicht.«

Er umfängt meine linke Brust mit beiden Händen. »Tut es weh?«

»Ja.« Ich blicke auf das Pflaster über der Stelle, wo die Biopsie gemacht wurde, und entdecke einen getrockneten Blutfleck. *Sexy*! »Was, wenn ich sie mir abnehmen lassen muss?«, sage ich. »Und was, wenn beide weg müssen?«

Während ich auf mich hinunterschaue, überfällt mich Panik. Tom liebt meine Brüste. Er wirkt ebenfalls erschüttert.

»Lass uns nicht über das Was-wäre-wenn reden, sondern nur über die Fakten, einverstanden?«

Ich nicke, er richtet sich auf, und ich drücke sein Gesicht an meine Brust. Und während ich seinen Kopf halte, spüre ich eine Feuchtigkeit, die wohl von seinen Tränen stammt.

Schließlich schläft er ein – jedenfalls glaube ich, dass er schläft, während ich hellwach daliege, an die Schlafzimmerdecke starre und mich mit einem Mal völlig verloren fühle, als triebe ich einsam im Weltraum.

Mein Kopf ist ein Flipperautomat, der ständig Gedanken abfeuert, die innen gegen meine Schädeldecke krachen. *Ich werde sterben. Vielleicht schon in den nächsten zwei Wochen.* Die Enge in meiner Brust zeigt eindeutig, dass ich auch Lungenkrebs habe. Ich hätte Silvester niemals mit Joss und Scout diese Zigarette rauchen sollen.

Herr des Himmels, ich muss noch so viel in Ordnung bringen, bevor ich sterbe! Ich kann nicht sterben und den Hauswirtschaftsraum in seinem momentanen Zustand hinterlassen. Und meine Schränke und Schubladen … und ich muss noch die Tiefkühltruhe abtauen. Und ich muss meine Teenagertagebücher auf dem Dachboden finden und verbrennen, ehe jemand sie entdeckt.

Und ich muss den Kindern Abschiedsbriefe schreiben und Jacob Ratschläge geben, die er in ein paar Jahren brauchen wird – darüber, dass er Frauen zu respektieren und sich von Internetpornos fernzuhalten hat. Und Klein-Bea. Sie wird sich nicht einmal mehr an mich erinnern, wenn sie erwachsen ist. Ich muss in den Drogeriemarkt gehen und sämtliche Fotos auf meinem Handy ausdrucken. Warum habe ich bloß keine jährlichen Fotoalben gemacht, wie ich es eigentlich vorhatte? Warum habe ich mir nicht die Zeit genommen? Und was ist mit Australien? Ich wollte doch Billy und seine Kinder sehen. Was, wenn diese Reise, über die wir ewig gesprochen haben, niemals stattfinden wird? Was, wenn ich meinen kleinen Bruder nie mehr wiedersehe?

Und meine wunderschöne Tilly. Mein Teenagermädchen, die mich jetzt mehr denn je braucht. Wer wird für sie da sein, wenn ihr zum ersten Mal das Herz gebrochen wird? Wer wird an ihrem Hochzeitstag den schönsten Wirbel um sie machen?

Innerlich laufe ich buchstäblich über. Ich atme einmal gequält ein und langsam wieder aus. Heiße Tränen rollen mir übers Gesicht.

Ich versuche, mich zusammenzureißen, aber schon springt der Flipper wieder an und feuert weitere Horrorgedanken ab.

Die Angst vor einer Operation. Jeder Operation. Besonders vor einer, die mir einen Teil meines Körpers nehmen wird. Was, wenn ich durch Narben furchtbar entstellt werde? Was, wenn ich nie mehr nackt umherlaufen kann? Nie mehr zusammen mit Bea baden? Nie mehr nackt vögeln? *Das könnte das letzte Mal gewesen sein*, denke ich, als mir vor lauter Panik die Luft wegbleibt. Und ich werde nie mehr dieses wunderhübsche grüne Ballkleid mit dem tiefen Ausschnitt tragen (nicht, dass ich den Reißverschluss zukriegen würde). Es fühlt sich wie echte Trauer an.

Zum ersten Mal seit zehn Jahren ist mir danach, aufzustehen, eine Flasche Whisky zu holen und nach dem Päckchen Marlboro Light zu suchen, das in dem lustigen Toby-Krug versteckt sein muss, den Tom von Großonkel Jim geerbt hat und der auf dem obersten Bord in der Garage steht. Ich bin durchaus versucht, doch dann hält mich die Furcht, dass Pooch aufwachen und bellen könnte und dass es in der Garage eiskalt ist, davon ab. Auf was für Gedanken komme ich da bloß? Rauchen und trinken? Ich brauche das Gegenteil. Ich habe gesund zu sein. Es hat mir gutzugehen.

Und dann sehe ich sie vor mir, die Punk-Läuferin mit

ihrem Cheshirekatzen-Grinsen. Und ich frage mich, warum ihr das Laufen so schwerfiel und warum sie überhaupt joggte. Und warum hatte sie mir viel Glück gewünscht?

Ich bekomme ihr Gesicht nicht aus dem Kopf.

10

Ich bin noch nie so froh über den Anbruch der Morgendämmerung gewesen. Ungewohnt ruhig mache ich Kartoffelpuffer mit Spiegeleiern für die Kids und bringe sie zur Schule. Ich betrete das Gebäude mit Bea, stelle mich zu den anderen Eltern der Fünftklässler und komme mir wie eine Betrügerin vor. Alle plaudern wie immer, behandeln mich wie immer. *Können sie denn nicht den Neonpfeil sehen, der auf meinen Kopf zeigt?*

Ich rufe Wishwells an und sage Becca, ich käme später. Ich fühle mich zu wackelig, um ihnen allen jetzt gegenüberzutreten. Ich nehme ein Bad, aber weil die Schwester in der Klinik sagte, das Brustpflaster dürfe nicht nass werden, wird es ein bisschen kompliziert. Verärgert, weil ich mich nicht richtig hineinlegen kann, steige ich gleich wieder aus der Wanne und starre meinen Körper im Spiegel an.

Ich habe mich im Allgemeinen immer ziemlich wohlgefühlt in meiner Haut. Gut, im Lauf der Jahre hatte ich Probleme mit einzelnen Körperteilen – vor allem meinem Bauch. Und ja, ich gestehe, dass ich häufig auf der Waage stand und mir hoch und heilig schwor, eine Diät zu machen (ein Schwur, den ich gewöhnlich binnen einer Stunde breche), aber nackt fand ich mich in Ordnung. Und in letzter Zeit bin ich, auch wenn ich etwas zugenommen habe, so einverstanden wie noch nie mit meinem Körper. Ich bin kurvig und weiblich. Meine Brüste sind kess und schön geformt, obwohl ich drei Babys gestillt habe. Ich habe ziemlich straffe Schenkel (von vorn gesehen) und einen großen, prachtvollen Hintern. Okay, ein bisschen eingedellt (von der Seite gesehen), aber ich bin gut in Form. Für mich stimmen meine Proportionen. Ich kann mich eigentlich sehen lassen (fand ich jedenfalls), wenn man bedenkt, dass ich kaum Sport treibe, abgesehen von den Spaziergängen mit Pooch, was kaum zählt, da er in letzter Zeit so langsam ist.

Aber jetzt hat mein Körper von ganz allein Krebs produziert. *Unter meinen Augen.*

Das kommt mir wie ein ungeheurer Verrat vor.

Und irgendwie unfassbar ist es auch. Denn wenn ich wirklich Krebs hätte, würde ich mich doch krank fühlen? Oder ich hätte etwas spüren müssen? Etwas sehen? Wie kann ich den Krebs *nicht bemerkt haben*?

Ich mache mich mit Pooch zu unserem üblichen Spaziergang auf, laufe langsam durch den Park und versuche, einen klaren Kopf zu bekommen. Gerade nieselt es mit diesem feinen Januar-Nebelregen, der einen völlig durchweicht, und es ist kühl. Pooch sieht mich vorwurfsvoll an. Immerhin ist er über zehn, ein beachtliches Alter für einen Cockerspaniel, und läge viel lieber in seinem Korb in der warmen Küchenecke und hörte sich *Woman's Hour* an. Doch meiner Stimmung kommt das Wetter gerade sehr entgegen, und ich zerre ihn hinter mir her. Ich setze die Kapuze meines alten Parkas auf und rufe Scout an.

»Warte kurz.« Sie melke gerade eine Ziege, erklärt sie. »Was gibt's, Kumpel?«

Mit zischenden Spritzgeräuschen im Hintergrund erzähle ich ihr unter Tränen, was los ist.

»Es wird schon nicht so schlimm sein«, sagt sie. »Ich kenne jede Menge Frauen, die es gehabt haben. Schlimmstenfalls gibt es eine Lumpektomie, eine brusterhaltende OP, mit anschließender Bestrahlung. Bisschen unangenehm, laut meiner Freundin, aber damit ist die Sache erledigt. Gerade hat sie an einem Ironman-Wettbewerb teilgenommen … oder war es »woman«, was sich gehören würde, sonst wäre es nämlich doch ein wenig sexistisch, findest du nicht?«

Ich höre die Milch im Eimer schwappen. »Das hätten wir, altes Mädchen«, sagt sie – zur Ziege, nicht zu mir.

Ihre zuversichtliche Haltung habe ich dringend gebraucht, sie lässt auf der Stelle ein paar der Ängste verschwinden, die mich letzte Nacht wach gehalten haben.

»Die Sache ist nur die«, sage ich, »und ich gebe es nur ungern zu, aber …«

»Was? Los, komm. Raus damit.«

»Ach, Scouty … Ich *ertrage* es einfach nicht, dass ich krank bin.«

Genau deshalb sind wir dicke Freundinnen – ich kann diese unerfreulichen eitlen Gedanken aussprechen, ohne verurteilt zu werden. Es tut so gut, die nächtlichen Monster zu vertreiben, indem ich sie vorzeige, auf dass sie von der Weisheit meiner Freundin bezwungen werden.

»Jeder wird irgendwann mal krank. Du hattest bisher doch einen guten Lauf.«

Sie hat recht. Ich muss unbedingt aufhören, Nabelschau zu betreiben. Jeden trifft mal ein unerwarteter Schlag; und während ich Scout erzähle, was ich alles in der Klinik erlebt habe, verliert das Ganze etwas an Schrecken und scheint sich bewältigen zu lassen.

»Aber ich komme mir so abgestempelt vor. So verurteilt«, erkläre ich ihr, froh, mir alles von der Seele reden zu können.

»Inwiefern verurteilt?«

»Ich weiß nicht. Die Leute gucken einen anders an, wenn man krank ist.«

»Findest du? Ich urteile nicht, Süße. Du bist immer noch du«, sagt sie, worauf mir die Tränen in die Augen steigen.

Doch als ich das Gespräch beende, merke ich, dass ich nicht wie diese Leute sein möchte – ich will weder beurteilen noch beurteilt werden. Dabei weiß ich, dass ich auch nicht unschuldig bin. Ich war kranken Menschen gegenüber schon häufig etwas voreingenommen, habe gemurrt, wenn Ruby sich wegen Periodenschmerzen einen Tag freinahm oder wenn ich fand, Rob, der Lebensgefährte meiner Mutter, dramatisiere seinen Ischias, nur damit Mum ihn mehr betüdelt. Überhaupt bin ich, wenn ich darüber nachdenke, erschreckend intolerant. Und das sind erst die kleinen Dinge.

Krebs spielt in einer ganz anderen Liga. Nicht dass ich kein Mitgefühl empfinde (ich spende dauernd, wenn im Fernsehen dazu aufgerufen wird, und Tom hat einen Dauerauftrag für Oxfam), aber ich muss beschämt eingestehen, dass ich schon die Straßenseite gewechselt habe, um Leuten auszuweichen, die mit Sammelbüchsen für die Krebshilfe klapperten. Als wäre das *anderer Leute* Angelegenheit. Oder, und das ist wirklich ziemlich schräg – und wahrscheinlich ist es das erste Mal, dass ich es zugebe, auch mir selbst gegenüber –, als könnte es, wenn ich die Straßenseite wechsele, nicht mit ihnen ins Gespräch komme und das Wort erst gar nicht in den Mund nehme, so wie Lorna es nicht konnte, mich nie treffen.

Oh!

Oh … Jetzt verstehe ich …

Das ist das Universum, das mich in den Hintern beißt.

Ich grübele über diese Erleuchtung, während ich zurück zum Auto gehe. Von Weitem sehe ich jemanden auf dem hinteren Weg joggen, aber die Person ist zu weit entfernt, als dass ich sie deutlich erkennen könnte. Mein Herz macht einen erwartungsvollen Sprung. Ist es vielleicht meine Punk-Läuferin? Kurz bin ich versucht, selbst loszurennen, nur um mich zu vergewissern.

Aber die Furcht, nicht zu wissen, was ich sagen soll, hält mich zurück. Wahrscheinlich würde sie sich gar nicht mehr an mich erinnern. Warum sollte sie auch? Wozu möchte ich sie überhaupt ansprechen? Was möchte ich denn sagen? Warum geht sie mir im Kopf herum?

Wahrscheinlich möchte ich ihr sagen, dass ihre Entschiedenheit etwas Inspirierendes hatte. Und sie fragen, ob das, was ich vermute, stimmt: dass sie deswegen wusste, wie beschissen der Kaffee schmeckt, weil sie entweder selbst in irgendeiner Weise von Krebs betroffen ist oder weil sie jemanden kennt.

Ich sollte mich doch in Form bringen, war es nicht so? Also, *dieser* Plan hat sich eindeutig in Luft aufgelöst. Dass mein vager Entschluss – ohne eigenes Verschulden – von der Liste gestrichen ist, ärgert mich. Plötzlich habe ich das Gefühl, in einem verrückten Labyrinth zu stecken, in dem sich die Türen dauernd schließen und in dem die Wahlfreiheit, die ich bis jetzt für selbstverständlich hielt, im Handumdrehen für mich nicht mehr existiert.

Mit einem Klick öffne ich den Kofferraum und lasse Pooch auf sein verdrecktes Kissen springen. Als ich die Klappe schließe, fällt ein Flyer, der unter dem hinteren Scheibenwischer klemmte, auf den Boden. Ich hebe ihn auf. Es geht um den bevorstehenden 10-Kilometer-Wohltätigkeitslauf im April, an dem ich unbedingt TEILNEHMEN UND DAMIT GELD FÜR GUTE ZWECKE SAMMELN soll. Kurz regt sich Zorn in mir, weil ich weiß, dass jetzt *ich* das Objekt der Wohltätigkeit bin.

Und dann packt mich regelrechter Horror. Wo um Himmels willen werde ich im April sein? Werde ich überhaupt noch *da* sein? Ich schalte Heart FM ein und stelle das Radio sehr laut, damit Madonna meine Angst übertönt.

11

Im Café gegenüber von Wishwells streut Jennifer extra viel Kakao auf meinen Cappuccino und schiebt ihn über die Theke.

»Geht aufs Haus«, sagt sie.

»Sei nicht albern«, erkläre ich. »Im Januar stehen wir alle unter Druck.«

Ich reiche ihr einen Fünfer und werfe das Wechselgeld in die Trinkgelddose; Jennifer lächelt dankbar. Sie trägt eine Schürze aus Jeansstoff mit aufgestickten Blumen und hat rosige Wangen. Wie die anderen Ladenbesitzer in unserer Einkaufsstraße versuchen wir, einander zu unterstützen, und ich bin wirklich froh über ihre Freundschaft.

»Hattest du schon Besuch vom Amt wegen der Sanierung?«, fragt sie.

»Was für eine Sanierung?«, frage ich zurück. Doch in dem Moment klingelt mein Telefon, und ich sehe, dass es Joss ist. Ich hebe den Finger, um Jennifer zu signalisieren, dass wir das Gespräch fortführen werden, und eile mit entschuldigender Miene aus dem Café.

»Was zum Teufel, K? Also echt! Verdammt, verdammt, *verdammte Hölle*!«, stößt Joss hervor.

Scout muss es ihr erzählt haben, und ich bin etwas verstimmt, weil schon jetzt über mich getratscht wird. Trotzdem mache ich Scout keinen Vorwurf. Wir haben noch nie Neuigkeiten lange für uns behalten können, wir drei.

»Das ist nicht fair. Es hätte dir nicht passieren dürfen. Nicht ausgerechnet dir.«

Joss ist sonst so fröhlich, so gut drauf, dass es mir das Herz bricht, sie meinetwegen so außer sich zu erleben. Ich habe sie seit Jahren nicht weinen hören.

»Kein Mensch hat Krebs mehr verdient als ein anderer«, erkläre ich ihr, weil mir einfällt, was in der Broschüre stand, die die Krankenschwester mir überreichte. »Und wenn eine von acht Frauen Brustkrebs bekommt, dann sieh es einfach so: Ich habe es fürs Team übernommen. Ihr seid raus.«

Sie lacht unter Tränen. »Himmel, bist du tapfer! Ich wusste, dass du tapfer sein würdest. Ich selbst wäre jetzt ein brabbelndes Wrack.«

»Ich arbeite noch daran«, sage ich. »Ich bin sicher, dass solche Momente kommen werden.«

Ich spüre, wie sie gegen die Tränen kämpft. »Tut mir leid, aber ich bin einfach geschockt.«

»Ich weiß«, sage ich mitfühlend. *Sie* ist geschockt, genau wie Lorna. Genau wie Tom. Das ist komisch, aber auf seltsame Weise hilft es mir, dass nicht nur ich es bin.

»Es geht mir gut, wirklich. Ich verspreche es. Versuch, dir keine Sorgen zu machen.«

»Okay«, sagt sie, atmet tief aus und sammelt sich. »So kenne ich dich. Und jetzt. Eine wichtige Sache noch …«

»Was?«

»Wenn du stirbst, kann ich dann zur Beerdigung dein Vivienne-Westwood-Kleid tragen?«, fragt sie, todernst.

Trotz allem muss ich lachen. Eine ihrer tröstlichsten Eigenschaften war schon immer ihr schwarzer Humor.

»Na klar, aber nur, wenn du dafür sorgst, dass alle ›Bohemian Rhapsody‹ singen.«

»Die ganze?«

»Mit Scaramouche und allem.«

Ich blicke hoch zu dem vertrauten schwarz-goldenen Schild über dem Eingang von Wishwells, drücke die Tür auf und hole tief Luft. Mit den Reaktionen der anderen auf meine Krebsdiagnose umzugehen strengt mich sehr an. Doch als über mir die Glocke klingelt und der Geruch unserer Duftkerzen mich umhüllt, fühle ich mich wieder geborgen in meinem Laden und bin dankbar dafür.

Hier drinnen ist es leise und wunderschön und ruhig und voller herrlicher Dinge, die nichts mit Krankheit oder Tod zu tun haben. Die Wände sind lavendelfarben gestrichen, und Lichterketten beleuchten die Naturholzregale, auf denen die Waren liegen. Alles Mögliche ist ausgestellt: angefangen von unseren berühmten Teekannen und Bechern über Kaschmirtücher und hübsche Hausschuhe bis hin zu bedruckten Baumwollmorgenröcken, die wir aus Delhi beziehen.

Im Hintergrund höre ich Portishead, was bedeutet, dass »Keiras Old School Playlist« – eine meiner Lieblingszusammenstellungen – im iPad abgespielt wird. Ruby steht auf der niedrigen Trittleiter, staubt mit einem großen rosa Federwedel die Regale ab und summt mit. Wie ein erschrecktes Kaninchen dreht sie sich zu mir um.

»Was soll das?«, frage ich, als ich bemerke, dass der große Tisch in der Mitte turmhoch mit Jackson-Zeug beladen ist. Dort sollten die Artikel für den Ausverkauf ausliegen, die ich vorgeschlagen hatte. Moira würde einen Anfall kriegen, wenn sie das sähe.

»Lorna sagt, wir müssen die Sachen verkaufen, die im Netz am besten laufen.«

»Aber ich wollte Lisas neue Kaffeetassen-Serie präsentieren«, protestiere ich.

»Die gehen nach hinten«, erklärt Ruby und weist mit dem Kopf auf ein verstecktes Regal in der Ecke.

Mit aufgerissenen Augen verfolgt sie, wie ich durch den Laden laufe, und es sträuben sich mir die Nackenhaare.

»Ich mache dir einen Tee«, sagt sie, springt von der Leiter und eilt nach hinten, von wo es hoch zur Küche geht.

»Ich habe schon Kaffee«, sage ich und halte meinen Becher hoch.

Sie nickt panisch, weil ihr das nicht aufgefallen ist, und sieht zwischen dem Kaffee und mir hin und her, während sie den Holzgriff des Wedels mit der Hand zu zerquetschen droht. »Wie geht es dir?«

O Scheiße. Sie weiß Bescheid.

Ich ertrage ihren Gesichtsausdruck nicht. In dieser Woche steht ihre Bewertung an, und ich weiß schon, dass sie denkt, ich sei defekt. Verändert. Irgendwie nicht so fähig, wie ich noch gestern gewesen wäre.

»Es geht mir gut. Ehrlich.«

»Es ist nur … Meine Mum hatte nämlich Krebs«, sagt sie mit belegter Stimme. »Sie ist gestorben.«

Gestorben? Himmel. Denkt sie, das wird mir auch geschehen?

Ich versuche, nicht zu zeigen, wie schockiert ich bin, staune aber auch, weil mir diese wichtige Tatsache – dass sie ihre Mutter an Krebs verloren hat – offenbar entgangen ist, obwohl Ruby dauernd sämtliche Details ihres Lebens mit uns teilt. Genauso wie ich diese Leute mit ihren Sammelbüchsen in der Einkaufsstraße übersehen wollte, habe ich es die ganze Zeit vermieden, aber in Wirklichkeit ist es immer da gewesen, nur wenige Schritte entfernt.

»Ach, Ruby«, sage ich und umarme sie. »Das tut mir leid. Aber weißt du … also, mir geht es wirklich gut. Es ist einfach Pech und Statistik«, erkläre ich ihr. »Und außerdem steht es noch nicht einmal fest, ob ich *überhaupt* Krebs habe.«

Sie nickt und versucht sich zu fassen. »Ich dachte nur, du wärst so zäh wie ein alter Stiefel. Das ist alles.«

»Ich *bin* so zäh wie ein alter Stiefel«, erkläre ich ihr. »Jetzt mehr denn je.«

Sie nickt, sieht jedoch nicht so aus, als glaube sie mir.

»Mum hatte Darmkrebs«, sagt sie, tupft sich mit dem Bündchen ihrer Strickjacke den Augenwinkel und blinzelt. »Es ging so schnell. Sie hat es erfahren – und dann, zwei Monate später … bums! Einfach so … war sie tot.«

Das ist eine ziemlich ernüchternde Unterhaltung und eine, für die ich im Moment nicht gerüstet bin. Ich begreife, dass sie ihre eigene Erfahrung mit Krebs mit mir teilen möchte, weil sie glaubt, es könne mich beruhigen, doch das tut es *nun wirklich nicht*. Und was schlimmer ist, jetzt muss ich auch noch Mitgefühl für den Krebs von jemand anderem aufbringen, obwohl allein das Gespräch darüber dessen Krebs näher an mich heranrückt und ich doch Abstand brauche … riesigen Abstand von grässlichen Geschichten wie dieser. Ich schlucke schwer und zwinge mich, die Erwachsene, die Chefin zu sein.

»Es tut mir so leid. Es muss sehr schmerzlich gewesen sein.«

»Ich war drei. Eigentlich erinnere ich mich gar nicht an sie.«

»Oh. Aber trotzdem tut es mir leid.«

»Es heißt, heutzutage sei die Behandlung viel besser«, sagt sie und versucht, beruhigend zu klingen, doch wieder gelingt das nicht.

Mir fällt eine Geschichte aus der Zeit ein, als ich mit Baby Tilly in die Spielgruppe ging. Da sollten wir Eltern mal ein sehr großes seidenes Tuch hochhalten und ein albernes Lied singen, während die Babys darunter gluckssten und sabberten. Ich hasste es. Jede Minute davon. Ich beneidete die anderen Mütter, die es offenbar genossen, Teil dieser Gruppe zu sein; mich schreckte es nur ab. Es irritierte mich, dass Mutterschaft ein so großer Gleichmacher ist. Ich bin *nicht* wie ihr, hätte ich am liebsten gerufen. Ich bin *nicht wie ihr*, nur weil wir zufällig alle etwa zur selben Zeit ein Baby bekommen haben.

Jetzt werde ich schon wieder etikettiert. Aber diesmal nicht als Mummy, sondern als kranke Person. Und das ist *nicht* alles, was ich bin. *Nein*! Und das möchte ich hinausschreien, so laut ich kann. Doch irgendwie weiß ich, das wäre, als würde ich gegen schalldichtes Glas hämmern – weil alle anderen sich längst darüber einig sind, was ich bin.

»Übrigens, nur aus Neugier, woher wusstest du es? Hat Lorna es dir gesagt?«

»Nein, ich habe Beccas Post gesehen«, erwidert Ruby.

Ich nehme das iPad neben der Kasse hoch und frage mich, was um Himmels willen sie meinen könnte. Auf unserem Wishwells-Instagram-Account hat Becca unsere vielen verschiedenen Duftkerzen im Laden arrangiert, alle mit einem Link zum Bestellen. Darunter ihr Kommentar: *Entspannte Stimmung auf der Arbeit*, gefolgt von dem Hashtag #kolleginmitkrebs und ein paar Tränen-Emojis.

Ich spüre, dass meine Wangen brennen, und zwar von einem neuen Gefühl, das ich nicht benennen kann. Ein Emoji dafür gibt es mit Sicherheit nicht.

12

Obwohl ich mich sofort um ein Gespräch unter vier Augen mit Lorna über Beccas Instagram-Post bemüht hatte, sind wir erst gegen Ende des Tages endlich allein im Laden.

Ich warte, bis der letzte Kunde gegangen ist, schließe die Tür ab und drehe die »Geschlossen«-Seite des Schilds nach außen. Ein »Sale«-Plakat schmückt das Schaufenster. Gerade kommt ein Straßenreiniger vorbei und späht durchs Fenster. Auf der anderen Seite des Kopfsteinpflasters kann ich Jennifer in ihrem Café sehen, und mir fällt unsere unterbrochene Unterhaltung vom Morgen ein, aber es war einfach ein gnadenlos langer, nerviger Tag.

»Alles in Ordnung?«, fragt Lorna. Sie bläst die Duftkerzen aus. »Du siehst ein bisschen … na ja, du fühlst dich sicher …« Ich merke, wie sie nach den richtigen Worten sucht.

»Ehrlich gesagt bin ich stinkwütend über Beccas Post. Wusstest du davon?«

Ich hatte Becca den Post löschen lassen, und sie schien ernsthaft verblüfft über meinen Ärger, aber ich ließ es nicht zu einer Diskussion kommen, und für den Rest des Tages habe ich sie gezielt ignoriert. Offenbar hat sie aber nicht mit Lorna gesprochen, denn die wirkt jetzt überrascht.

»Ich war einverstanden. Aber du scheinst sauer zu sein?«

»Ich kann einfach nicht glauben, dass du das in Ordnung fandest. Es geht da um *mich*. Nicht um irgendjemand anderen. Außerdem lesen meine Kinder unsere Instagram-Beiträge, und ich habe es noch nicht einmal *ihnen* erzählt – und jetzt habt ihr es in die Welt hinausposaunt.«

»Oh«, sagt Lorna. »Tut mir leid, das war mir nicht klar.«

»Du hast gar nicht gefragt«, gebe ich scharf zurück.

»Niemand hat dich mit Namen erwähnt«, erwidert sie abwehrend. »Und es war keine böse Absicht. Wir wollen doch alle nur helfen, Keira. Du weißt, dass wir keine Geheimnisse voreinander haben.«

Ein wenig legt sich meine Empörung. Wahrscheinlich war das eine Art Entschuldigung. Und sie hat ja recht, es war noch nie möglich, bei Wishwells etwas für sich zu behalten.

»Schön. Jedenfalls habe ich Becca den Post rausnehmen lassen, aber es wäre mir lieb, wenn ihr meinen Krebs in Zukunft nicht mehr auf Social Media erwähnt.«

»Notiert«, sagt sie und lächelt, als sei ich irgendwie verrückt. »Aber …« Sie legt den Kopf schief. »Nur eine Vermutung, Keira: *Vielleicht* bist du im Moment doch ein bisschen überempfindlich?«

Ich stoße einen halb erstickten, frustrierten Seufzer aus. Sie kapiert es einfach nicht.

»Mag ja sein, aber es gibt kein Regelbuch dazu, wie man sich mit Krebs zu fühlen hat«, halte ich dagegen. Es liegt mir schon auf der Zunge hinterherzuschießen: … *und solltest du Krebs bekommen oder es passiert sonst was Schreckliches, kannst du sicher sein, dass ich dir deinen wertvollen Rat präsentiere, weil du ihn offensichtlich perfekt beherzigen wirst …*

Eine kurze Pause entsteht.

»Das war's also. Alles wieder gut?«, fragt sie.

»Nein, nicht ganz, da ist noch die Sache mit Ruby«, entgegne ich und zwinge mich, etwas sachlicher zu klingen. »Warum hast du ihr den Vorschuss verweigert? Es ist doch nicht so, dass wir uns das nicht leisten können.«

Ich erzähle Lorna nicht, dass ich Ruby Geld von meinem persönlichen Konto geliehen habe. Tom werde ich es auch nicht sagen, weil ich weiß, dass er es moralisch nicht korrekt finden wird. Ruby soll ihre Probleme gefälligst selbst lösen. Schon beim Überweisen der Summe wusste ich, dass es falsch ist, aber Ruby tut mir einfach leid. Wer sonst stärkt ihr den Rücken?

Lorna presst die Lippen zusammen und blickt zu Boden, als denke sie nach. Ich kenne sie gut genug, um zu wissen, dass noch etwas kommt, etwas Größeres als Rubys Vorschuss. Sie legt Daumen und Zeigefinger an die Stirn.

»Was ist? Sag einfach, was los ist.«

»Ich wollte nicht davon anfangen, und Pierre meinte auch, ich soll nichts sagen, es ist sowieso schon genug los, aber warum eigentlich nicht, wenn wir schon dieses Gespräch führen …«

Ich spüre, dass etwas Bedrohliches in der Luft liegt. Hat sie mich deshalb gemieden? Was will sie mir sagen, dass sie so viel Mut sammeln muss?

»Es ist nämlich so, dass es einen Fehler gegeben hat«, beginnt sie.

»Was für einen Fehler?«

»Die Jackson-Hüllen für Handy und iPad waren nicht korrekt ausgepreist. Der Aufschlag war komplett falsch.«

»Aber wir haben Hunderte verkauft«, erkläre ich ungläubig und gehe im Geist zurück zum November, als ich die Preisgestaltung abgezeichnet haben muss. Oder doch nicht? Ich kann mich nicht mehr genau erinnern.

»Ja, und wir haben bei jeder Handyhülle achtzig Pence verloren und noch mehr bei den iPad-Hüllen.«

Mein Herz pocht und meine Wangen beginnen zu glühen.

»Wenn du mir nicht glaubst, werde ich dir die Tabellen mailen, die Pierre korrigiert hat«, erklärt sie. »Jedenfalls, was die Rentabilität angeht …« Sie zuckt die Achseln und betastet den Stapel mit rosa Seidenpapier neben der Kasse. »Wenn ich ehrlich bin, ist es eine Riesenscheiße.«

Ich will etwas sagen … mich verteidigen … sie zumindest fragen, wie das passieren konnte – wie *mir* das passieren konnte –, schließlich hält sie es eindeutig für meinen Fehler. Doch stattdessen zieht sich mir die Brust zusammen, und meine Augen füllen sich mit Tränen.

»Du hättest es mir direkt sagen sollen.« Ich versuche, die Tränen zurückzudrängen … wütend, dass ich so reagiere. Immerhin geht es ums Geschäft. Solche Sachen regele ich doch *die ganze Zeit*. Warum bin ich gerade so nah am Wasser gebaut?

»Ich wollte es gar nicht erwähnen. Du hast genug auf dem Buckel. Und außerdem können wir es sowieso nicht rückgängig machen. Es ist passiert und nicht zu ändern.« Sie hält inne und presst erneut die Lippen zusammen.

»Was noch?«, frage ich, und sie seufzt.

»Wir müssen über Miles reden.«

»Über Miles? Was hat er damit zu tun?«

»Na ja, er hat es nicht bemerkt, im Gegensatz zu Pierre. Wir müssen unsere Abläufe dringend optimieren, unsere Fixkosten runterfahren, und da denke ich, es ist sinnvoll, Miles zu ersetzen und Pierre zum Finanzchef zu machen.«

»Aber – «

»Wir können uns keine weiteren Fehler leisten, Keira. Und Miles ist alt. Er ist Ballast. Das siehst du doch sicher genauso?«

Ballast? Das ist doch garantiert Pierre, der da spricht, und nicht Lorna.

»Aber er ist bei Wishwells seit – «

»Ich weiß, und ich weiß auch, wie sentimental du in diesen Dingen bist, es ist nur so ... wir müssen nach vorn schauen, Keira. Nicht an der Vergangenheit kleben. Außerdem haben wir es schon besprochen, und Miles ist bereit, darüber nachzudenken.«

»*Wie bitte*?«

»Er hat unsere Situation verstanden, nachdem Pierre und ich sie ihm dargelegt haben.«

»Ihr habt mit ihm geredet?«

»Ja, heute früh.« Sie sieht mir an, wie zornig es mich macht, dass sie ein solch entscheidendes Gespräch ohne mich geführt haben, und spricht hastig weiter. »Wenn du mir eine Nachricht geschickt hättest, hätte ich auf dich gewartet, aber es war genau der richtige Moment, also bin ich es angegangen und habe gehandelt.«

Lorna geht nach oben, und ich wische mir die Tränen weg. Hat sie sie gesehen? Hoffentlich nicht. Ich schäme mich. Nicht wegen des Fehlers, den ich ihrer Meinung nach angeblich gemacht habe, sondern wegen der Art, wie ich reagiert habe. Himmel Herrgott! Was zum Teufel ist bloß los? Ich habe das Gefühl auseinanderzufallen.

Wie in Trance mache ich Kassensturz und versuche dabei immer noch zu begreifen, was Lorna mir gerade berichtet hat.

»Verdammter Jackson«, murmele ich und weiß schon, was dieser Vorfall bedeutet: Ab jetzt stehen wir unter Druck. Das heißt *ich*. Genau dann, wenn mir am wenigsten Hirnkapazität zur Verfügung steht. Genau dann, wenn ich mich wie eine tickende Zeitbombe fühle – wie das Krokodil in *Peter Pan*, das die Uhr verschluckt hat.

Der arme Miles. Ich stelle mir sein liebes altes Gesicht vor und hole mein Handy heraus. Ich sollte ihn anrufen, doch stattdessen starre ich auf den Bildschirmschoner mit dem Foto meiner Kinder und bin sprachlos.

Vor langer Zeit – wir waren noch Studenten – landeten unser Freund Zippo, Tom und ich (nach fast einer ganzen Korbflasche mit besonders grässlichem Selbstgebrautem, der – wie ich später herausfand – vermutlich ein paar magische Pilze enthielt) in einer gewaltigen Bilderwelt, die uns damals vollkommen irre vorkam. Es war, als wären wir winzige Amöben, die im Universum trieben, und nichts Irdisches war mehr von Bedeutung. Es war ein kompletter Perspektivenwechsel – als könnten wir hinter die Fassade blicken und sähen die Konstruktion, die alles zusammenhält.

Und der Augenblick jetzt fühlt sich plötzlich ganz ähnlich an. Als würde diese Krebsdiagnose mich die Welt mit neuen Augen sehen lassen. Der Laden, Lorna, Miles … nichts und niemand von alledem ist im Ganzen gesehen so furchtbar wichtig. Strenggenommen. Mein Gehirn kommt mir vor wie eine Zugabfahrtstafel in einer riesigen Bahnhofshalle, auf der all meine belanglosen Sorgen nach kurzem Rattern bei CANCELLED stehen geblieben sind. Denn alles, was nun zählt, ist, dass es mir besser geht, dass ich am Leben bleibe und meine Kinder aufwachsen sehe.

13

Während der restlichen Woche gebe ich mir große Mühe, professionell zu bleiben. Ich möchte nicht, dass mir wieder »Überempfindlichkeit« vorgeworfen wird, und sehe zu, dass ich Gespräche über Krebs beende, noch ehe sie richtig begonnen haben – besonders bei Ruby, die mich neuerdings mit schiefgelegtem Kopf anschaut und sorgenvoll die Augen zusammenkneift. Das erinnert mich an Derek Zoolander, wenn er sein Gesicht zu seiner berühmten komischen »Stählernen Miene« verzieht, doch ihres sieht mehr nach »Erstickendem Mitleid« aus. Ich sage nichts, weil ich offenbar keine Witze mehr machen darf. Der unausgesprochene Subtext scheint zu lauten: Das Leben hat mir einen ernsthaften Schlag versetzt, und die einzige Antwort darauf ist, genauso ernst zu bleiben.

Außerdem sind alle anderen sich einig, dass ich auch meine sämtlichen körperlichen Fähigkeiten verloren habe, einfach so. Am Mittwoch sprintet Lorna durchs Büro und reißt mir einen Karton aus den Armen.

»Setz dich, setz dich«, keucht sie schockiert. »Du solltest keine schweren Sachen heben.«

»Mir geht's gut«, blaffe ich zurück, doch sie schüttelt den Kopf.

»Du musst es ruhig angehen, Keira. Wirklich, wir kommen gut zurecht.«

Ich habe meinen Arbeitsplatz immer als eine Art Zuflucht empfunden – als einen Ort voller Lachen und unbeschwertem Geplauder, doch ohne Moira ist alles anders. Erst seit sie fort ist, merke ich, wie sehr wir beide harmoniert haben, wie wir instinktiv stets wussten, was getan werden muss, damit der Laden läuft und kein Stress entsteht. Aber angesichts der omnipräsenten Lorna und der drohenden Ergebnisse meiner Biopsie fühle ich mich gegen Ende der Woche ausgeliefert und meiner selbst nicht mehr sicher. Ohne Moiras unverbrüchliche Rückendeckung fange ich an, Entscheidungen zu hinterfragen, die ich normalerweise automatisch treffe.

Wie mir dann bei der Durchsicht der Kalkulationstabellen klar wird, habe ich dermaßen unübersehbar Scheiße gebaut, dass ich am liebsten im Boden versinken möchte, und das hilft auch nicht gerade. Pierre ist die ganze Woche im Büro, bringt unser E-Mail-System auf Vordermann und ist der Charme in Person, sein aalglattes Getue zerrt allerdings an meinen Nerven.

Doch selbst Tom hält es geschäftlich gesehen für sinnvoll, wenn Pierre unser Finanzchef wird und Miles' Platz im Vorstand einnimmt. Kurz darauf reicht Miles tatsächlich seine Kündigung ein, mit einer extra Karte für mich, auf der er mir alles Gute wünscht und erklärt, Pierre sei bestimmt gut für Wishwells. Aber irgendetwas an alledem geht mir gewaltig gegen den Strich.

Mittwochmittag rufe ich vom Auto aus Scout an, um Dampf abzulassen. Es ist der einzige Ort, wo ich einigermaßen ungestört bin.

»Hast du eine Minute? Ich muss unbedingt etwas loswerden«, beginne ich, ohne überhaupt Hallo zu sagen. Sie hört mir ruhig zu, als ich mit meiner Angst herausplatze, wie es werden soll, wenn Pierre demnächst übernimmt.

»Wieso ist er so scharf darauf, Finanzchef von Wishwells zu werden?«, fragt Scout, »wo er doch in der City so ein Überflieger war?«

»Ja, genau!«, erwidere ich, erleichtert, dass sie versteht. »Offensichtlich arbeitet er gern mit Lorna zusammen, aber ich ertrage es nicht, dass er sich so dazwischendrängt.«

»Ich wüsste zu gern, wieso er gefeuert wurde«, sagt sie. »Soll ich mich mal bei meinen alten Kollegen umhören?«

Mir wird heiß, und ich bin hin- und hergerissen. Pierre hinter seinem Rücken nachzuschnüffeln ist nicht die feine Art, doch Scout hat recht. Wieso versteckt er sich in Wishwells, wenn er eine solche Kanone ist? Aber vielleicht bin ich auch nur paranoid. Ich mache einen Rückzieher und erkläre Scout, es sei nicht so wichtig. Ich kann nicht riskieren, dass Lorna oder Pierre herausfinden, wie wenig ich ihnen vertraue. Ich versuche ja, ihnen zu vertrauen. Das muss ich doch, oder?

Ich gebe mir große Mühe, vernünftig zu bleiben, als ich mich mit Tom zur Besprechung der Biopsieresultate in der Klinik treffe, aber irgendwie hat sich der hartnäckige Wunsch, alles zu verweigern, in mir festgesetzt. Immerhin ist es noch nicht sicher, dass ich Krebs habe. Was, wenn die Radiologin die Bilder auf dem Scan falsch interpretiert hat? Was, wenn ich gar keinen Krebs habe und nur ein verdammt riesiges Bohei wegen gar nichts mache?

Während Tom sich vor dem Hospi-Coff-Kiosk anstellt, blättere ich eine sehr alte Illustrierte durch, kann mich aber nicht konzentrieren. Dauernd blicke ich zu all den vorbeieilenden Schwestern und Ärzten mit ihren Klemmbrettern hoch.

Plötzlich sehe ich, wie am Ende des Flurs eine Tür aufgeht und ein gutaussehender Mann heraustritt, sandfarbenes Haar, Krawatte ins Hemd geschoben, gefolgt von einer Frau, die mir bekannt vorkommt. Die Punk-Joggerin! Jedenfalls *glaube* ich das.

Sie wickelt sich gerade ein Tuch um den Kopf, aber ich kann noch sehen, dass sie total kahl ist. Ohne Make-up und ohne die Haare unter ihrer Kappe – eine Perücke, wie ich jetzt begreife – sieht ihr Gesicht immer noch blass aus. Es wirkt schockierend nackt ohne die aufgemalten Augenbrauen und den dicken Lidstrich. Während sie das Tuch im Nacken knotet, blickt sie auf und bemerkt mein schockiertes Gesicht.

Denn ich *bin* schockiert. *Verdammte Scheiße! Die Punk-Joggerin hat Krebs.* Es ist also nicht so, dass jemand in ihrem Bekanntenkreis erkrankt ist – was ich irgendwie vermutete, als sie sagte, sie kenne die Klinik –, sondern sie hat tatsächlich selbst Krebs, hier und jetzt. Zumindest ist sie in Behandlung.

Sie sieht aus wie … nun ja, wie ein Krebsopfer eben aussieht. Nicht, dass mir jemals eines begegnet wäre, ich kenne nicht einmal Frauen, die in Behandlung waren. Sie sieht wirklich krank aus – wie die Menschen in der Fernsehwerbung. Die Menschen, deren Erscheinungsbild eine Mahnung an unsere eigene Sterblichkeit ist. Menschen, die uns – genau wie mir jetzt – Angst machen.

Ist es das, was mir bevorsteht? Werde ich demnächst so aussehen?

Sie hält meinem Blick stand, reckt das Kinn und signalisiert, dass sie mich wiedererkennt. Ich hasse mich dafür, so voreingenommen zu sein. Ich verhalte mich *exakt* so, wie ich es die ganze Woche lang an all den anderen Leuten gehasst habe. Ohne überhaupt nachzudenken, habe ich ihr das Etikett »Opfer« angeheftet.

Sie lässt den Arzt stehen und eilt auf mich zu. Ich erhebe mich, um sie zu begrüßen.

»Sie sind das«, sagt sie. Und da ist wieder das Cheshirekatzen-Grinsen.

»Aber Sie sind doch gelaufen«, stottere ich. »Ich dachte nicht, dass Sie krank sind.« Obwohl es jetzt natürlich offensichtlich ist. Ihr Keuchen, ihre Erschöpfung … alles. Deshalb hat sie mir also Glück gewünscht. Weil wir im selben Boot sitzen.

»Technisch gesprochen bin ich nicht krank … *nicht mehr,* heißt das«, sagt sie. »Sie haben den Scheißkerl von Krebs rausgeschnitten. Das ist jetzt nur die Behandlung. Es ist …« Sie unterbricht sich, merkt, dass sie möglicherweise zu viel sagt. Ich ziehe die Augenbrauen hoch, möchte, dass sie weiterredet, als sich zwei Schwestern an uns vorbeidrücken. »Er ist ein *Arschloch*«, sagt sie laut und nachdrücklich. Ich lache, weil die Art, wie sie es gesagt hat – so voller Zorn –, einfach, nun, einfach cool ist. Aber ich kann sehen, dass die Schwestern verärgert sind, weil die eine sich stirnrunzelnd zu uns umdreht. »Deswegen laufe ich. Trotz allem. *Deswegen.* Eins weiß ich nämlich, Laufen hilft.«

»Oh«, sage ich erstaunt. »Wie schön für Sie.«

»Ich schätze, Sie sind aus lauter falschen Gründen hier.« Sie nickt in Richtung des Wartezimmers, aus dem ich soeben gekommen bin.

Ich erröte, leugne eisern weiter. »Es ist noch gar nicht sicher.«

»Nun, wollen Sie meinen Rat? Halten Sie sich gesund.«

»Ich … also … ich bin nicht wie Sie. Ich kann nicht laufen. Das heißt, physisch schon. Aber ich meine, ich –« Ich weiß nicht weiter.

»Jeder kann laufen«, erklärt sie achselzuckend.

»Tamsin?« Das ist der Arzt, der nach ihr ruft.

Tamsin. Ich hätte sie nicht für eine Tamsin gehalten.

»Komme.« Sie wendet sich ab, dreht sich aber noch einmal um und lächelt mich an. »Sexy Phil. Er ist der beste Onkologe. Fragen Sie nach ihm, wenn Sie können.«

Ich öffne den Mund, bin mir nicht einmal sicher, was ein Onkologe ist. Werde ich einen brauchen?

»Sie sollten zum Laufen kommen«, erklärt sie und sieht mich mit ihren tiefblauen Augen herausfordernd an. »Warten Sie an jener Bank auf mich. Ich bin fast jeden Morgen um zehn vor neun dort.«

Ich lächele zurück, schüttele jedoch den Kopf.

»Ach, kommen Sie. Es tut Ihnen gut. Wir sehen uns also dort«, sagt sie und grinst mich an. Dann macht sie auf dem Absatz kehrt und geht.

14

»Wer war *das* denn?«, fragt Tom, aber eine Erklärung wird mir erspart durch das Erscheinen einer Frau mit hübschem, blondem Haar, das zu einem flotten Pferdeschwanz gebunden ist. Sie schüttelt mir die Hand und stellt sich vor. Sie sei Sam, meine Betreuungsschwester.

Nicht nötig, denke ich in inbrünstigster Verleugnung. *Ich brauche dich nicht. Ich habe keinen Krebs.* Denn niemand hat es mir bisher eindeutig bestätigt. Ist doch so. Es könnte immer noch falsch sein.

Sie ist äußerst liebenswürdig, und das auf reizendste Weise, es wirkt völlig natürlich, nicht irgendwie antrainiert. Sie führt uns in ein Beratungszimmer mit einem Stuhl und einer Liege und erklärt, der Arzt komme gleich, ich solle mich schon mal bis zur Taille frei machen.

Tom setzt sich auf den Stuhl in der Ecke, während ich mich ausziehe. Ich bin versucht »Patricia the stripper« zu singen … *and with a lick of her lips, she started to strip, to tremendous applause, she took off her drawers* …, aber das hier ist wohl der am wenigsten sexy wirkende Striptease aller Zeiten. Tom sieht auch nicht so aus, als sei ihm nach Scherzen zumute. Er hält meinen Mantel, dann meine Jacke, mein Oberteil und den BH, aber komischerweise so, als übernehme er schon die Rolle des »fürsorglichen Ehemanns«.

Ich lege mich auf die Liege, die unangenehm knarzt. Sam kommt zurück und breitet einen Bogen kratziges grünes Papier über meine Brust.

Der Arzt tritt ein, aber ich verstehe seinen Namen nicht. Er ist klein, hat einen nussbraunen kahlen Scheitel mit einem Kranz grauer Haare und einen buschigen grauen Schnurrbart. Er ist rundlich, sein gestreiftes Hemd betont den Bauch. Er wirkt sehr ernst. Die Sorte Mann, der man auf einer Hochzeit eher eine Tasse Tee anbieten würde als ein Glas Champagner.

Plötzlich scheinen wir eine Menge Leute im Raum zu sein, und irgendetwas macht mich sehr befangen. Ich versuche angestrengt den Drang, zu kichern, zu unterdrücken.

Er betastet meine Brust, als sei sie Brotteig und er teste, ob er noch weiter geknetet werden muss; dann sagt er »Hmmm« auf eine Weise, die nahelegt, dass alles unter seinen Fingern die schlimmsten Vermutungen bestätigt.

Er verschwindet fast so schnell, wie er gekommen ist, und Sam sagt, ich könne aufstehen. Tom reicht mir BH und Oberteil, und ich versuche, mich über das Wetter zu unterhalten, aber alles fühlt sich total falsch an.

In dem Beratungszimmer nebenan ist das Stuhlarrangement ebenfalls total falsch. Es ist ein schmaler Raum mit einem in die Ecke gequetschten Schreibtisch; darauf ein großer Computermonitor, der das Bild meiner Mammografie zeigt. Und da ist er: mein Kugelplanet.

Tom sitzt neben beziehungsweise leicht hinter mir und holt Notizblock und Stift hervor. Wir hatten abgesprochen, dass er sich, wie im Gerichtssaal, Notizen macht. Als gäbe uns das die Möglichkeit, so lange über die Fakten zu diskutieren, bis wir ein für alle Beteiligten zufriedenstellendes Ergebnis erreichen. Sam sitzt an der Tür neben einem Hygienemülleimer.

Der Arzt öffnet den braunen Ordner, der vor ihm liegt. Ich sehe einen an den Rand gehefteten Scan. Er beginnt in gedämpftem Ton zu sprechen, mit einer Stimme, die man von einem Kommentator erwarten würde, wenn er eine Sportlegende beschreibt, die sich auf einen Schuss vorbereitet: *und von diesem Schuss hängt so viel ab. Sie konzentriert sich und …*

»Die Resultate sind eingetroffen. Ich fürchte, Sie haben lobulären Brustkrebs 2. Grades.«

Oh, und sie trifft daneben! Die Menge stöhnt auf.

Ich habe keine Ahnung, was er meint.

Er erklärt, dass der Krebs in meinen Lobuli sitze und nicht duktal sei. *Lobuli? Duktal?* Wer hätte gedacht, dass ich so etwas habe? Und er sitze an mehreren Stellen und sei jetzt fünf Zentimeter groß. Wie ist er so groß geworden? So lang ist doch mein Scheißfinger! Warum habe ich ihn nicht rausgucken sehen?

Und so werde, was die Behandlung angehe, eine Lumpektomie nicht ausreichen, sondern nur eine Mastektomie. Das ganze Ding muss weg.

Er meint meine linke Brust.

Ich bin absolut ruhig und gesammelt. Und froh, dass meine Augen nicht in Toms Blickfeld sind, denn so kann ich mich auf den Arzt konzentrieren. Worum es bei Mastektomie gehe, fragt Tom.

Der Arzt holt einen Bogen Papier aus der Schublade seines Schreibtischs, mustert die betippte Seite und dreht das Blatt auf die leere Seite. Er klickt auf einen Kugelschreiber und malt eine große Brust mitsamt Nippel.

Dann zieht er eine Linie hindurch und sagt, dass sie die Brust von einer Seite bis zur anderen aufschlitzen würden. Moment mal …

Aufschlitzen?

Dann würden sie das Gewebe entfernen.

»Was ist mit meinem Nippel?« Ich versuche, nicht so entsetzt zu klingen, wie ich bin. Ich kann ihn doch sicher behalten? Immerhin ist mein Nippel kein unbedeutender Faktor. Strenggenommen war er, würde ich sagen, ziemlich wichtig für mich. Die Persönlichkeit meiner Brust. Unersetzbar. Eine von einem Paar.

»Die Brustwarze entfernen wir auch.«

Entfernen. Wie einen Schrank, den man zum Sperrmüll bringt.

Er fährt fort und erklärt, die Brustwarze sei auf die Blutversorgung über die Haut angewiesen. Die hört auf, wenn die Haut durchtrennt wird.

»Sie könnten Ihre Brustwarze behalten, doch es besteht eine hohe Wahrscheinlichkeit, dass sie verdorrt und abstirbt«, erklärt er und schüttelt den Kopf.

Verdorrt und abstirbt? Himmel!

Wir wechseln rasch zum Wiederaufbau der Brust, der schon während der Entfernungs-OP vorgenommen werden könne, doch dann entsteht ein sehr verwirrendes Hin und Her zwischen dem Arzt und Sam darüber, wo die stattfinden und wer sie machen werde. Tom kritzelt wild in seinen Block. Ich glaube, er hat mir, seit wir hier sind, nicht einmal in die Augen geblickt.

Ich könne auch direkt ein Implantat bekommen, erklärt mir der Arzt, aber in 25 Prozent der Fälle verhärte die Bestrahlung das Gewebe um das Implantat. »Und was passiert dann?«, frage ich. Er sagt, dann müssten sie das Implantat gewissermaßen von innen zerstückeln.

Zerstückeln …?

Ich könne auch eine Rekonstruktion unter Verwendung meiner eigenen Fettzellen bekommen. *Fettzellen?* Aber dafür müsse mein Bauch aufgeschlitzt werden. *Schon wieder aufschlitzen.* Mit der Hand fährt er sich über die eigenen Eingeweide, tut so, als ziehe er die Fettzellen heraus und packe sie auf seine Brust. »Und diese Röllchen würden dann zur Brust werden.« Er zeigt auf meinen Bauch, und automatisch lege ich schützend die Hände darauf.

Röllchen? Wer redet hier von Röllchen? Er kann meinen Bauch doch nicht Röllchen nennen.

»Manche Frauen sehen das übrigens als eine Gratis-Bauchstraffung an«, sagt Sam fröhlich, in dem Versuch, dem Ganzen einen positiven Dreh zu verleihen. Entsetzt drehe ich mich zu ihr um.

»Aber manchmal kann die Bestrahlung … nun ja … auch die gesunden Zellen angreifen«, erklärt der Arzt mahnend.

Aber das ist noch nicht alles. Ich würde auch eine Chemotherapie benötigen. Ich befände mich im grauen Bereich. Doch wahrscheinlich sei es zu empfehlen. Achtzehn Wochen lang. Sechs Sitzungen. Dann zwei Wochen Pause, anschließend Bestrahlung. Täglicher Beschuss. Ping. Peng. Pong. Danach sei ich, hoffentlich, geheilt.

Hoffentlich.

Ich starre auf den Ordner auf seinem Schreibtisch. Den mit den beigefügten Scans.

»Und Sie sind sicher?«, frage ich. »Hundert Prozent

sicher?« Ich blicke von dem Ordner auf meine Brust und wieder zurück. »Es ist ausgeschlossen, dass dieser Scan falsch ist?«

»Ich fürchte«, erklärt er mir mit einem traurigen, langsamen Kopfschütteln.

Und damit ist die Besprechung zu Ende.

15

Tilly ist vor Kurzem sechzehn geworden, und auch wenn sie viele, viele Stunden damit verbringt, Selfies zu machen und ihre Augenbrauen zu perfektionieren, als wäre sie eine Kandidatin für *Love Island – Heiße Flirts & wahre Liebe*, ist sie im Herzen immer noch ein Kind. In einem Tiger-Body kommt sie die Treppe heruntergesprungen, gerade als wir das Haus betreten.

Auf der Heimfahrt im Auto haben Tom und ich entschieden, dass wir es den Kindern genauso gut sagen können. Nach dem, was wir gerade erfahren haben, können wir unmöglich so tun, als wäre nichts. Irgendwie müssen wir die Sache in Angriff nehmen. Um sie »zu rocken«, sagte Tom ironisch – mit dieser albernen Formulierung, die die Kids gern benutzen. Doch ich weiß, was er meint. Wir müssen Verantwortung für das übernehmen, was jetzt kommt. Selbst wenn uns zu unseren »Entscheidungen« in Wahrheit gar keine Alternativen bleiben.

»Können wir kurz mit dir reden?«, fragt Tom, worauf Tilly stehen bleibt, sich am Geländer festhält und argwöhnisch die Augen zusammenkneift. Tagsüber ist Tom normalerweise nie zu Hause.

»Klar. Was ist los?«

»Da drinnen«, antwortet Tom und weist ins Wohnzimmer. Auf dem Teppich zwischen Fernseher und Sofa bleibt sie, Hände in die Hüften gestemmt, stehen und blickt zwischen mir und Tom hin und her. Ihre Wangen färben sich langsam rot.

»Wir haben Neuigkeiten«, sagt er.

»Doch nichts mit dem College, oder?«, fragt sie und wappnet sich gegen das Schlimmste. »Wenn ich nämlich geschwänzt haben soll, da war ich –«

»Nein«, schneidet Tom ihr das Wort ab. »Es geht um Mum.«

Es folgt eine Pause, in der sie das verdaut. Mich in einer Rolle jenseits von Köchin, Chauffeurin und Geldautomat zu sehen, verwirrt sie sichtlich.

»Wir kommen gerade vom Krankenhaus«, fährt Tom fort.

»O nein«, sagt sie langsam und reißt Mund und Augen auf. »Du bist doch nicht etwa schwanger?«

Ich pruste lachend durch die Nase.

»Nein, nein, Süße, darum geht es nicht«, erklärt Tom, blickt zu mir und muss auch grinsen, sieht aber gleichzeitig aus, als wolle er weinen.

»Na, Gott sei Dank«, sagt sie. »Ich hatte schon meine Befürchtungen.«

Sichtlich erleichtert verschränkt sie die Arme und starrt mich erwartungsvoll an. Und in dem Moment begreife ich, wie vollkommen unvorbereitet sie sein wird, wenn dieser Schock ihr sonniges, behütetes Leben trifft. Als mir das klar wird, löst sich mein Lachen sofort in Luft auf. Ich muss schlucken; zwar bin ich fest entschlossen, stark zu sein, aber dies hier ist zweifellos die schlimmste Nachricht, die ich jemals habe überbringen müssen.

»Ich komme gerade von der *Brust*klinik«, erläutere ich.

»Hä?«

Ich sehe Tom an, und er übernimmt. Er lässt mich nicht aus den Augen, während er spricht. »Mum hatte eine Mammografie, und es wurde auffälliges Gewebe gefunden.«

»Eine was?«, fragt Tilly.

»Dabei werden die Brüste geröntgt«, Tom nimmt einen neuen Anlauf. »Und was sie gefunden haben ... also, es ist kompliziert, und es kommt auch alles wieder vollkommen in Ordnung, aber ...«

»Ich habe Brustkrebs«, beende ich seinen Satz.

Ka-wumms! Die K-Bombe detoniert.

»Krebs?«, keucht sie. »Krebs?«

»Komm her«, sage ich und nehme sie in die Arme. »Es wird jetzt erst mal ein bisschen scheiße sein, aber dann bin ich wieder gesund.«

»Wirklich? Versprichst du es mir?«

»Ja«, sage ich und schlucke.

Denn, bitte, lieber Gott, ich werde doch wieder gesund, nicht wahr? Das *muss* ich. Ich werde sie nicht im Stich lassen. Nein. Das kann ich nicht.

Ihr Kinn bebt, und sie nickt, aber ihre Hände zittern, als sie sich aufs Sofa setzt. »Oh, mein Gott«, flüstert sie. Und es ist keins ihrer ironischen Oh-mein-Gotts. Sie ist zutiefst erschüttert.

Tom und ich setzen uns rechts und links neben sie und umarmen sie gleichzeitig, so wie wir es machten, als sie ein Baby war. Tom sagt tröstliche Dinge, wie, dass ich sehr stark sei und wir das als Familie meistern würden. Aber schon entzieht sie sich.

Das blaue Licht ihres Handys in ihrer Tigertasche leuchtet auf. Sie umklammert das Telefon mit beiden Händen. Ich weiß, dass sie sofort ihre Freundinnen benachrichtigen wird – als hätte ich ihr eine entsicherte Granate überreicht, die sie unbedingt loswerden muss. Doch es ist nicht nur das. Da ist noch mehr, als sie sich innerlich zurückzieht. Ich habe es in ihren Augen gesehen; inzwischen mag sie mich nicht mehr anschauen. Es ist, als wäre eine Jalousie heruntergezogen, eine Tür geschlossen, ein Schlüssel umgedreht worden. Gegen mich.

16

Ich finde einfach keine Gelegenheit, Jacob zu informieren, dabei weiß ich, dass die Uhr tickt. Es ist nur eine Frage der Zeit, bis er es von Tilly erfährt; aber ich möchte unbedingt diejenige sein, die ihm »die Neuigkeit« erzählt.

Denn sie ist schon heraus, die Wellenringe breiten sich aus. Tom musste zurück ins Büro, nachdem er sich fast den ganzen Tag frei genommen hatte; doch ich weiß, dass er noch Zeit gefunden hat, Zippo zu kontaktieren, denn mein Telefon meldet sich mit folgender SMS:

Mistnachricht. Hab Deine Titten immer gemocht. Schicke Dir ein Buch. Hab Dich lieb. Zippo. xxx

Zippo – richtiger Name Alex – ist Toms Kindheitsfreund, aber auch mein alter Unikumpel, und außerdem der Grund dafür, dass wir uns überhaupt kennengelernt haben. Er war damals ein starker Zigarettenraucher (daher sein Spitzname), doch vor einigen Jahren riss er sich zusammen, schmiss seinen Marketing-Job hin, verließ seine toxische Frau und unterrichtet jetzt Tai Chi, wenn er nicht gerade Jurten baut. Er ist derart tiefenentspannt, dass, ganz gleich, was für ein Buch er schickt, es wahrscheinlich irgendein hippiemäßiges Opus über das Channeln von Energie sein wird. Trotzdem, ich nehme alles. Jede Hilfe ist jetzt willkommen.

Seine Nachricht rührt mich, trotzdem ärgert es mich, dass er Bescheid weiß, auch wenn ich Toms Bedürfnis, es ihm zu sagen, verstehen kann. Das macht es aber noch wichtiger, Jacob und Bea so bald wie möglich einzuweihen, nur hört Jacob einfach nicht auf, mit seinem Freund Biffa Fortnite zu spielen. Und als sich doch ein Moment zu ergeben scheint, klingelt es an der Tür: Joss hat einen noblen Gin liefern lassen. In Krisenzeiten haben wir immer auf Gin zurückgegriffen. Leider kann ich sie nicht mehr anrufen und mich bedanken, weil ich sofort losmuss, um Bea vom Streetdance in der Aula abzuholen.

Unterwegs rufe ich aus dem Auto Lorna an.

»Da bist du *endlich*. Ich habe mir schon Sorgen gemacht«, sagt sie. »Was haben sie in der Klinik gesagt?«

Ich fange an zu erzählen, aber gerade, als ich ihr von meinem Schock über die drohende Mastektomie berichten will, höre ich sie flüstern – wahrscheinlich zu Becca: »Ja, stell es so hin. Nein … nein … andersrum … ja.«

Ich verstumme verletzt, weil sie nicht zuhört. Ein kurzer Moment, und sie merkt, dass ich nicht mehr spreche.

»Hauptsache, du bist okay«, sagt sie und merkt nicht, dass ich in Wirklichkeit alles andere als okay bin.

»Die Behandlung klingt ganz schön hart«, sage ich.

»Das schaffst du schon«, erwidert sie, »du bist stark.«

Aber bin ich das? Ich habe nicht das Gefühl.

Von der Korridortür aus sehe ich, wie Bea ihre Sachen einsammelt. Sie ist so klein. Sie winkt und schickt mir ihr strahlendes, unschuldiges Lächeln; ihr blonder Pferdeschwanz wippt fröhlich, und mir bricht das Herz. Weil ich die ganze Zeit denke: *Noch ist vorher. Bevor sie Bescheid weiß.*

Denn so wird es doch jetzt für sie alle sein, oder? Nicht nur für mich. Vor dem Krebs und danach, VK und NK sozusagen. Das wird die Zeitrechnung meiner geliebten kleinen Familie von nun an sein.

Während der Rückfahrt ruft meine Mum an. Sie war mit Rob im Urlaub und teilt mir mit, sie seien jetzt auf dem Flughafen von Alicante. Der Flug sei verspätet.

Über die Freisprechanlage führe ich ein völlig absurdes Gespräch mit ihr, wie Rob versucht, ein Schinkensandwich zu erstehen, und jamón für zwei Wörter hält, »jam«, Marmelade, und »on«, obendrauf, was doch zusammen mit Käse grauenhaft sei. Sie findet Rob urkomisch. Ich halte ihn eher für etwas trottelig.

Mit Bea spricht sie über einen Pullover, den sie gerade strickt, und wie ärgerlich es sei, dass sie ihre Stricknadeln mit dem Gepäck aufgeben musste, wo sie doch jetzt so viel Zeit zum Stricken hätte. (Sie nimmt die Sicherheits-Checks und ihr Stricken sehr persönlich und ist empört, dass ihre Stricknadeln als gefährliche Waffen gelten.) Es versetzt mir einen Stich, sie mir in der Flughafenhalle vorzustellen, und ich habe Angst davor, ihr meine Neuigkeiten mitzuteilen.

Bea ist noch ganz erfüllt von der Tanzperformance und verbindet ihr Handy über Bluetooth mit dem Auto, um mir die Passage vorzuspielen, zu der sie tanzt. Sie ist aufgeregt, und ich versuche zu lächeln, doch es wird ein steifes Grinsen, und meine Hände krallen sich ums Lenkrad. Mir ist elend zumute.

17

Nach Fischstäbchen und Pommes frites mit Biffa und Jacob erzähle ich es Bea schließlich, als sie in der Badewanne liegt. Wegen des unglücklichen Probelaufs mit Tilly versuche ich, knapper und direkter zu sein, mich nur an die Fakten zu halten. So sensibel und so wenig dramatisch wie möglich, schildere ich es – glaube ich zumindest –, trotzdem bricht sie in Tränen aus.

Sie steigt aus der Badewanne, ich hülle sie in ein Handtuch, setze mich auf den Stuhl im Badezimmer und halte sie im Schoß, während sie weint.

»Aber du stirbst doch nicht, oder?«, fragt sie.

»Nein, sei nicht albern. Natürlich nicht.«

»Fallen dir die Haare aus, so wie in der Werbung?«

»Wahrscheinlich. Aber das ist in Ordnung«, lüge ich.

Mir fällt Tamsin in der Klinik ein. So werde ich auch bald aussehen. Und es wird nicht cool kahl sein, so wie bei Sinéad O'Connor, wenn sie »Nothing Compares 2 U« singt. Es wird die andere Sorte Glatze sein. Die Glatze, die sich als Krankheit buchstabiert. Die Sorte, bei der die Leute auf der Stelle zurückweichen und urteilen – so wie ich. *Die Behandlung ist beschissen.* Mir klingen Tamsins Worte noch in den Ohren.

»Ich schneide mir die Haare ab. Du kannst sie haben«, erklärt Bea.

»Ach, Süße«, sage ich und drücke sie fest.

Sie rutscht auf meinem Schoß herum, kratzt sich hinterm Ohr.

Als ich endlich die letzten Filznester aus Beas Haar gekämmt und sie zu Bett gebracht habe, ist es spät, und Jacob liegt schon im Bett. Ich sage, was ich zu sagen habe, zum dritten Mal, aber diesmal schnell und alles in einem einzigen Durchgang.

»Übrigens, es gibt eine Neuigkeit … nichts Schlimmes … aber ich habe Brustkrebs. Vielleicht muss ich operiert und danach behandelt werden, aber es ist keine große Sache. Du sollst es einfach nur wissen.«

Er starrt mich an.

»Möchtest du frisches Wasser?«, frage ich so wie jeden Abend und deute zu dem Glas auf seinem Nachttisch.

»Bitte«, erwidert er, und ich gehe das Glas im Badezimmer füllen.

Als ich zurückkomme, springt er aus dem Bett, ist mit zwei Schritten bei mir und überrascht mich mit einer heftigen Umarmung.

»Oh, Mum, das tut mir so leid«, sagt er.

Sein Mitgefühl rührt mich dermaßen, dass ich beinah die Fassung verliere, aber ich zwinge mich, erwachsen zu sein, auch wenn mir die Tränen in die Augen schießen. Ich stelle das Glas Wasser ab, nehme sein Gesicht in die Hände und blicke ihm in die Augen.

»Nichts wird mich unterkriegen. Schon gar nicht das jetzt«, sage ich, und während ich es ausspreche, glaube ich fest daran. So wie die Worte: »Ich werde wieder gesund«, die sich tief in meinen Körper eingegraben haben – beinahe wie die Buchstaben in diesen speziellen Zuckerstangen.

»Heißt das, ich muss jetzt nett zu dir sein?«, fragt er, als er wieder ins Bett kriecht.

»Ja, das heißt es verdammt noch mal.«

»Wirst du mich zwingen, Sachen zu tun? Zum Beispiel, mein Zimmer aufzuräumen? Weil du Krebs hast?«

Ich lache und wische mir die Tränen weg. »Wahrscheinlich.«

»Wissen die anderen Bescheid?«

Ich nicke. »Sei nett zu deinen Schwestern, okay? Ihr habt alle einen Schock erlitten.«

Wir plaudern noch ein wenig, dann decke ich ihn zu. Ich küsse ihn auf die Stirn. An der Tür knipse ich die Deckenlampe aus.

»Mum?«, sagt er.

»Ja?«

»Du weißt, dass du die Beste bist, oder?«

Ich nicke und schlucke weitere Tränen hinunter. »Danke. Ich liebe dich, Hase. Schlaf gut.«

Tom ist zurück von der Arbeit und unten in der Küche. Er hat mir einen gigantischen Gin aus Joss' Flasche eingeschenkt.

»Also, das war ein ziemlicher Scheißtag«, sagt er und stößt mit mir an.

»Ganz schön heftig, ja. Aber wir haben drei unglaubliche Kinder, und deswegen ist nicht alles nur schrecklich.«

Spotify spielt zufällige Songs und jetzt kommt Al Greens »Let's Stay Together«. Das war der Song, zu dem wir zum ersten Mal auf einem Feld geknutscht haben, nachdem wir uns auf Zippos Party zu seinem 21. Geburtstag kennengelernt hatten. Ich weiß noch, dass wir uns den ganzen Tag lang unterhalten haben, und als es dunkel wurde und die Sterne aufgingen, saßen wir auf Heuballen ums Feuer und rösteten Marshmallows auf Stöcken. Die Musik kam aus der Stereoanlage von Zippos klapprigem Land Rover, und bei diesem Song zog Tom mich zum Tanzen hoch.

Seit je habe ich mit diesem Song mein jüngeres, gesundes, überschäumendes Ich verbunden, aber dieses Mädchen scheint sich in Nebel aufzulösen, während Tom mich in die Arme nimmt. Und dann tanzen wir langsam, so wie vor all den Jahren.

Ich möchte nicht, dass sich etwas ändert. Ich möchte nicht krank sein. Ich möchte nicht schwach und ohne Haare sein. Das bockige kleine Kind in mir schreit: *Ich will das nicht. Ich will das nicht* und schmeißt seine Spielsachen aus dem Gitterbettchen.

Ich atme tief durch. Berge meinen Kopf an Toms Brust und befehle mir, ruhig zu bleiben. Schließlich entwickelt sich das Leben ständig weiter. Alles verändert sich immerzu. Nur dass wir selbst uns im Lauf der Jahre von *neu und gut* hin zu *weise und verblüffend toll* entwickelt haben – mit allen Schattierungen von *großartig* zwischendrin.

Ich habe das Gefühl, von einer Klippe zu stürzen.

18

Beim Aufwachen am nächsten Morgen beschließe ich, meine Turnschuhe anzuziehen und mich vor der Arbeit mit Tamsin im Park zu treffen. Ein Teil von mir möchte sie wirklich treffen, aber kaum bin ich aufgestanden, weiß ich, dass es nicht so weit kommen wird. Ich spüre, dass meine Familie unbedingt Normalität von mir erwartet, bin mir aber nicht mehr sicher, wie das überhaupt gehen soll. Beim Frühstück versuche ich, Witze zu machen, aber die Kinder gucken mich an, als sei ich geschmacklos. Ach ja, hatte ich vergessen. Die Sache mit dem Humor. Nicht gestattet, wenn man Krebs hat. Ich dummes Ding.

Wir sind alle spät dran. Tilly macht ihr Pokerface und zieht ab zum College. Ich sage mir, es sei nur natürlich, dass sie gereizt ist, aber sie gibt mir nicht mal einen Abschiedskuss, sondern verschwindet einfach, und beim Zuknallen der Haustür fahre ich zusammen.

Bevor ich zur Arbeit aufbreche, erledige ich noch zwei Telefonate – mit der Rektorin von Beas Schule und mit Jacobs Lehrer, um sie über den Stand der Dinge zu informieren. Dann ruft Sam von der Klinik an und erklärt mir, was mich am nächsten Dienstag beim Termin mit dem Chirurgen erwartet. Für den staatlichen Gesundheitsdienst handeln sie ganz schön schnell. Aber meine Krebszellen verdoppeln sich ja auch die ganze Zeit. Das Rennen läuft. Doch ich werde nicht von »Mr Verdorrt und Stirbt ab«, der mich untersucht hat, operiert, denn es gab eine kleine Konfusion mit seinen Listen, und ich bin froh, dass ein neuer Chirurg in Sicht ist.

Mir fällt auf, dass ich bis jetzt mit sehr wenigen Frauen zu tun hatte. Wo sind all die empathischen Chirurginnen und Ärztinnen, frage ich mich. Denn unterdessen hat man mir einen weiteren Kerl zum Begutachten meiner Titten zugewiesen, und Sam nennt mir seinen Namen: Mr Mabiyan.

Ich habe Tom versprochen, mich vom Netz fernzuhalten und nur auf die Experten aus dem wirklichen Leben zu hören, aber mit gekreuzten Fingern. Denn im Augenblick fühle ich mich wie ein riesiges wandelndes Fragezeichen. Oder, wenn nicht das, wie ein angstgetriebenes Ausrufezeichen. Und jedes bisschen neue Information ist wie Nahrung für einen ausgehungerten Gefangenen.

Natürlich wäre es um vieles einfacher, wenn es irgendein zuverlässiges Portal gäbe, so wie TripAdvisor. Wo ist der TitAdvisor, wenn man ihn braucht?

Schließlich finde ich doch noch eine kurze, aber offizielle Information über Mr Mabiyan. Auf seinem Foto sieht er einer Brust beruhigend ähnlich. Sein rundes Gesicht hat definitiv etwas von einem weichen Busen. Ich frage mich, ob Chirurgen mit der Zeit den Körperteilen, die sie operieren, ähnlich werden, so wie manche Menschen irgendwann wie ihre Hunde aussehen. Hmm, ein bisschen unglücklich vielleicht, wenn man Pimmel-Doktor wäre.

Ich sollte längst auf der Arbeit sein, aber schuldbewusst zieht es mich zur Suchleiste; ich bin einfach hungrig nach Information über die neue Welt, die ich jetzt betrete. Die Krebswelt. Ein bisschen wie Disneyland in

Paris, nur mit sehr viel weniger Menschen, die dort vor den Vergnügungen Schlange stehen. Ich tippe »Gründe für Brustkrebs« ein. Ich muss einfach wissen, warum das passiert ist.

Genauer gesagt ... warum es *mir* passiert ist.

Was allerdings ziemlich bald klar wird, ist, dass *niemand* etwas Genaues weiß. Und das ist der größte Schock. Denn ich habe die ganze Zeit in der Überzeugung gelebt, dass es da draußen jede Menge sehr viel schlauere Erwachsene gibt, die die Welt in Ordnung bringen. Menschen, denen ich in meinem Umfeld nicht begegne, weil sie sehr damit beschäftigt sind, all die hochwichtigen Forschungen zu betreiben, deren medizinische Namen ich nicht einmal aussprechen kann. Aber wieso haben sie nicht herausgefunden, was Krebs verursacht? Was haben diese sehr viel intelligenteren Menschen bloß getrieben?

Natürlich gibt es einen Haufen Theorien. Gemma aus Connecticut vermutet in einem US-Forum, böse Deodorants mit Aluminium verursachten definitiv Brustkrebs. Lois aus Idaho vertritt ebenso eisern, Milchprodukte seien schuld. Sie erwähnt die Tatsache, dass chinesische Frauen (die keinen Latte schlürfen wie wir Westlerinnen) viel seltener Brustkrebs bekommen.

Ein Mann namens Dave, laut Blog ein Aktivist bei den Greenham-Common-Anti-Atomprotesten, sagt, die toxischen Chemikalien, denen ich als Britin in den Siebzigern und Achtzigern ausgesetzt war, seien der Grund. Wohingegen Jedi2002 behauptet, die Aliens mit ihren frei flottierenden kosmischen Strahlen hätten Schuld.

Und es wird noch bizarrer. Theodora, die eine Heiler-Seite empfiehlt und neben ihrem Namen kleine Kristall-

Emojis stehen hat, meint, Krebs sei eine emotionale Antwort des Körpers und es gehe immer um Trauer.

Himmel! Darauf war ich noch gar nicht gekommen! Hat etwa Dads zu früher Tod meine Zellen mutieren lassen? Oder war es etwas anderes, das jahrelang vor sich hin gegärt hat? Hat die Trennung von Harvey, meiner ersten richtigen Liebe, mich beschädigt? Aber das war vor fast dreißig Jahren. Und danach lief doch alles ziemlich glatt. Hier und da mal Ärger, aber nichts Größeres. Seit ich Tom kennenlernte, der mir in einem tiefen emotionalen Sinn das Leben gerettet hat, bin ich glücklich. Lächerlich glücklich.

Ist es also die Bestrafung dafür, alles zu haben? Eine glückliche Ehe, gesunde Kinder, tolle Titten? Handelt es sich um eine Art himmlischer Zurechtweisung wegen meiner gedankenlosen Arroganz?

Nicht dass ich für all das nicht dankbar wäre; doch, das bin ich wirklich. Und wenn ich über den Flipperautomaten der Angst hinauswachse, kann ich großmütig sein. Sollte ich heute oder irgendwann demnächst sterben, würde ich glücklich sterben. Nicht weil es schön ist, alle, die ich liebe, zurückzulassen, sondern weil ich, insgesamt betrachtet, den Jackpot des Lebens geknackt habe. Ich habe geliebt und bin geliebt worden. Ich habe ein erfolgreiches Unternehmen gegründet und Erfüllung in meiner Arbeit gefunden. Nicht viele Menschen meines Alters können das von sich sagen. Und ich habe gelacht – ziemlich viel sogar. Und Umgang mit Menschen gehabt. Und fein gegessen und meine Cocktails sorgfältig gemischt.

Und da hätten wir es. Alkohol. Der einzige Grund, der, wie ich finde, wirklich auf mich zutrifft, steht auf einer der größeren, viel besuchten Seiten über mögliche Ursachen von Brustkrebs. Es liegt keine Familiengeschichte vor, und nach dem, was der Onkologe sagt, mit dem ich zu tun hatte, habe ich nicht das BRCA-Gen, das für erblichen Krebs verantwortlich ist. Ich rauche nicht. Na gut, nicht mehr. Außer zu besonderen Anlässen, mit Joss und Scout. Und ich bin nicht dick. Na ja, ein bisschen übergewichtig schon, aber nicht besorgniserregend.

Doch jetzt frage ich mich … haben all die Feierabendbiere und die Tequilas am Samstagabend am Ende bei mir gebrütet? Ich kenne eine Menge Leute, die mehr trinken als ich. Bin ich wirklich so viel schlimmer als alle anderen? Ist es tatsächlich selbstverschuldet?

Mein Handy plingt. Es ist Lorna.

Kommst du noch?

Schuldbewusst klappe ich meinen Laptop zu und blicke auf die Uhr. Scheiße. Ich bin echt spät dran.

19

Ich parke gerade hinter Wishwells ein, als die *matron* von Jacobs Schule anruft. Die *matrons* sind für das psychische Wohlergehen der Schüler zuständig. In diesem Fall ist es ein Mann. Die Kinder nennen ihn deshalb *Man-tron*. Er ist sehr liebenswürdig und erklärt mir, Jacob sei in einen »Vorfall« verwickelt. Ich rufe Becca an, bitte sie, mich zu entschuldigen, kehre um und fahre zu Jacobs Schule.

Im Büro des Man-tron sitzt Jacob und kühlt sich ein geschwollenes Auge mit einer Eispackung. Ich melde ihn für heute ab.

»Was ist passiert?«, frage ich, als wir beide im Auto sitzen.

»Ist nicht so wichtig.«

Er blickt aus dem Fenster in den Regen, während ich durchs Schultor fahre.

»Erzähl es mir«, sage ich sanft, und er seufzt.

»Sie haben mich fertiggemacht, weil Biffa ihnen das mit dir erzählt hat, und da fingen alle an, mich zu ärgern, und einer sagte, du würdest sterben.« Er kriegt einen Schluckauf beim Sprechen.

»Wer hat das gesagt?«

»Dieser Nathan. Du weißt schon. Der aus der Zehnten.«

»Und da hast du ihn verhauen?«

»Ja.«

»Gut«, sage ich. Denn auch wenn mich das zu einem

schrecklichen Menschen macht, kann ich nicht garantieren, dass ich nicht genau dasselbe getan hätte.

Jacob blickt mich an. »Du bist nicht sauer?«

»Nein. Zum Teufel mit ihm.«

Jacob grinst, weil ich fluche, verlangt aber ausnahmsweise keinen Beitrag für die Flüchebüchse. Ich streiche ihm übers Haar. »Komm, lass uns nach Hause fahren.«

Ich grinse, aber innerlich möchte ich am liebsten brüllen. *Ich bin Mama Bär. Niemand legt sich mit meinen Jungen an.*

Und jetzt fürs Protokoll: Jacob hat sich nicht richtig verhalten. So haben Tom und ich ihn nicht erzogen. Aber heute möchte ich, weil er für uns eingetreten ist, uns verteidigt hat, am liebsten laut jubeln.

Ich setze Jacob zu Hause ab und fahre ins Geschäft. Es wäre nett, sich rasch einen Kaffee von Jennifer zu holen und nach dem, was ich heute alles schon hinter mir habe, auf der Arbeit erst mal fünf Minuten zu entspannen, aber Lorna und Pierre sind oben im Besprechungsraum, und kaum, dass ich das Büro betrete, winkt Lorna mich heran.

»Tut mir leid, dass ich zu spät komme«, sage ich, obwohl ich durchaus gute Gründe dafür habe. Ich weiß, dass sie, wenn Pierre nicht dabei wäre, fragen würde, wie es mir geht, nachdem ich die Kids aufgeklärt habe, doch ich werde nichts Persönliches mit ihr besprechen. Jedenfalls jetzt nicht. Sie sieht mich schuldbewusst an. »Was habe ich verpasst?«, frage ich, denn ich spüre, dass ich mitten in ein Gespräch geplatzt bin.

»Also … es gibt eine Mieterhöhung«, sagt sie, zieht eine Grimasse und wedelt mit einem Brief.

»Ach ja?«, sage ich und greife überrascht danach. Doch als ich die Forderung fürs nächste Jahr sehe, dreht sich mir der Magen um.

»Ja. Wie du siehst … eine enorme Erhöhung. Und das ist wirklich so ziemlich das Letzte, was wir gebrauchen können.«

»Allerdings«, mischt Pierre sich ein, »kam vor Weihnachten eine E-Mail; sie boten uns eine Neuverhandlung an, aber …«, er hält inne und blickt kurz zu Lorna, »du hast nicht darauf reagiert, Keira, deshalb sitzen wir jetzt ganz schön in der Klemme.«

»Ich habe was nicht?«, frage ich und versuche die Anschuldigung zu verstehen. »Welche E-Mail? Ich habe keine E-Mail gesehen.«

»Es gab definitiv eine E-Mail«, erklärt Lorna.

Ich marschiere durch die offene Tür zu meinem Schreibtisch und klimpere hektisch auf der Tastatur. Wir haben nie ein Passwort gehabt, deshalb gelange ich sofort zu meinem E-Mail-Konto. Doch als ich die Hausverwaltung aufrufe, sehe ich, dass die oberste Nachricht als gelesen markiert ist. Ich öffne sie.

»Ich schwöre, dass ich das hier nie gesehen habe«, protestiere ich und merke, wie ich heiße Wangen bekomme. Pierre und Lorna stellen sich hinter mich. Ich bin mir wirklich *sicher*, dass ich die Mail nie gelesen habe. Ich hätte doch selbstverständlich sofort darauf reagiert! Und das müsste Lorna wissen.

»Du wirst es nur überflogen und dann vergessen haben«, sagt Pierre, in dem Versuch, eine vernünftige Erklärung anzubieten. »Du hast ja mit einer Menge fertigwerden müssen.«

Er bot an, der Verwaltung zu schreiben, als sei das etwas, wozu ich nicht in der Lage wäre, und Lorna hält es auch für die beste Lösung – als wäre er so eine Art Ritter in scheißschimmernder Rüstung.

Ich sitze an meinem Schreibtisch und starre auf die E-Mail. *Habe* ich sie gelesen? Ich bin mir ziemlich sicher, dass nicht, aber vielleicht hat Pierre doch recht. Vielleicht habe ich sie nur überflogen und dann vergessen. Ich schlage meinen Terminkalender bei dem entsprechenden Datum auf und stelle fest, dass am Abend vorher unsere offizielle Weihnachtsparty war; ich hatte alle in unsere Lieblingspizzeria eingeladen und mich ordentlich mit Rotwein zugeschüttet, bevor ich die Truppe in die Karaoke-Bar führte. Und plötzlich sehe ich vor mir, wie ich mich gegen Ende des Abends ziemlich angeschickert an Moira hänge und ihr erkläre, wie sehr ich sie liebe.

Ich muss alle Kraft zusammennehmen, um nicht zu heulen.

20

Gewöhnlich wechseln Tom und ich uns mit dem Planen der Mahlzeiten und dem Einkauf ab, doch bei ihm war im Büro gerade so viel los, dass ich erklärt hatte, ich würde den Interneteinkauf übernehmen; allerdings fühle ich mich momentan von Lorna und Pierre derart überwacht, dass ich mich nicht ins Netz wage. Stattdessen halte ich, als ich zur Schule fahre, um Bea abzuholen, unterwegs beim Minimarkt.

Umgeben von einer Schar schnatternder Fünftklässlerinnen, die alle darum wetteifern, die Netteste zu sein, kommt Bea durch das Schultor auf den Pausenhof. Ihre Lehrerin eilt auf mich zu.

»Es tut mir so leid, das von Ihnen zu hören, Keira«, sagt sie und legt freundlich die Hand auf meinen Arm. »Meine beste Freundin hatte es.«

»Oh«, sage ich betont munter. »Nun, es kommt ja sehr häufig vor. Geht es Ihrer Freundin wieder besser?«

»Nein. Sie ist gestorben.«

Da wären wir wieder. Genau wie bei Ruby. Was haben die Leute bloß, dass sie einem unbedingt ihre morbiden Krebsgeschichten mitteilen müssen? Zum Teufel noch mal. Was bin ich denn? Eine Art Krebsmagnet?

»Aber mein Onkel«, fährt sie hastig fort, als sie merkt, wie unsensibel das war, »dem geht es prima … na ja, einigermaßen. Er hatte vor fünf Jahren Bauchspeicheldrüsenkrebs, und die Ärzte schrieben ihn ab, aber er lebt noch, immerhin.«

»Oh.« Ich drücke Bea fest, als sie sich in meine Arme stürzt.

»Siehst du, deiner Mum geht es gut«, sagt die Lehrerin und streicht Bea übers Haar. Dann sieht sie mich an und verzieht das Gesicht. »Sie war vorhin ein bisschen aufgewühlt«, flüstert sie.

Bea macht ein schuldbewusstes Gesicht.

Ich lege den Arm um sie, will mit ihr aufbrechen, doch Grace, Mollys Mum, hält mich zurück. Molly und Bea waren mal beste Freundinnen, doch vor Kurzem hat irgendetwas, das ich bis jetzt nicht herausbekommen habe, sie auseinandergebracht.

»O Keira …«, sagt Grace und legt den Kopf schief. Sie wirft sich ihren grauvioletten Kaschmirschal über die Schulter, und ich will schon fragen, woher sie den hat, als ich sehe, dass sie die Augen bambiweit aufgerissen hat, aus Mitleid und ja, Klatschsucht.

Weil uns nämlich all die anderen Mums beobachten. Weil ich genau das jetzt bin. Ein Klatschthema. Eine Neuigkeit. Ich merke, wie meine Ohren rot werden. Ich weiß, dass sie wahrscheinlich schon den ganzen Tag über WhatsApp-Nachrichten über mich austauschen.

»Es tut mir so leid. Wir haben davon gehört, du weißt schon …« Sie beugt sich vor, und als könne sie ihre Stimmbänder nicht zu dem Wort bewegen, sagt sie jetzt in nasalem Flüsterton: *»Ebs.« Nicht Krebs. Ebs.* Und holt Luft. »Wenn es irgendetwas gibt, das ich für dich tun kann?«

Fast hätte ich gesagt: »Ja, du kannst dich verpissen.« Weil ich keine Hilfe will. Ich *brauche* keine Hilfe.

»Wir werden dir helfen. Wir alle. Durch die Chemo.«

»Das ist wirklich nett«, sage ich und bringe ein schmales Lächeln zustande. Mehr schaffe ich nicht. Ich weiß, dass sie es nicht fies meint. Ganz im Gegenteil. Sie ist keine gemeine Person. Ich sehe, dass sie wirklich bekümmert ist. Das Problem liegt bei mir. Nicht bei ihr. Warum kann ich nicht nett und dankbar sein? Warum macht mich die Tatsache, dass sie für sich beansprucht, die Mum zu sein, die mir – dem Zentrum des Dramas – »am nächsten« steht, so wütend? Ich zwinge mich zu einem »Danke«.

»Immerhin wirst du doch wahrscheinlich jetzt alles ändern müssen.«

»Wie meinst du das?«

»Na ja. Kein Alkohol, kein Zucker. Das ganze Zeug geht doch jetzt nicht mehr. Krebs liebt Zucker«, sagt sie und lacht kichernd, als wäre Krebs was ziemlich Komisches.

Ich lächele verwirrt, bringe Bea zum Auto und hole die Schokoladenkekse raus, die ich gekauft habe. Ich esse fünf.

21

Am Donnerstag bleibe ich sehr lange im Geschäft und arbeite später zu Hause noch bis Mitternacht am Laptop, kontaktiere alle Lieferanten und bestelle fürs neue Jahr. Die Mieterhöhung ist eine Katastrophe und macht mir schwer zu schaffen, so dass ich schlecht geschlafen habe. Ich weiß, dass ich für die anstehende Besprechung mit Lorna und Pierre meinen Kram perfekt auf der Reihe haben muss, doch im Moment fällt es mir schwer, mich zu konzentrieren.

Der Laden war stets so ein heiterer, freundlicher Ort, und ich habe immer ein Gefühl von Zusammengehörigkeit gehabt, doch inzwischen werde ich den Eindruck von schwelenden Geheimnissen und Feindseligkeiten nicht los. Mehrmals habe ich zufällig mitbekommen, wie Lorna Becca anwies, »Keira nicht zu behelligen«. Selbst Ruby verhält sich merkwürdig – als wisse sie etwas, das ich nicht weiß. Vielleicht aber auch nicht. Vielleicht ist das alles nur in meinem Kopf, und ich bin paranoid.

Ich rufe Moira an, um zu fragen, wann sie ungefähr zurückkommt, ich muss unbedingt ihre vertraute Stimme hören, doch leider springt sofort die Mailbox an. Ich hinterlasse keine Nachricht, weil ich mir nicht sicher bin, was ich ihr mitteilen will. Dass es im Laden ohne sie einfach furchtbar ist?

Doch dann mache ich mir klar, dass ich die Chefin bin und so ein Anruf zutiefst unprofessionell wäre. Und überhaupt, was fällt mir eigentlich ein, Arbeitssorgen und persönlichen Kummer bei ihr abzuladen, während sie im wohlverdienten, längst überfälligen Urlaub ist?

Am Freitag mache ich Homeoffice und gegen Mittag klingelt es an der Haustür, und Pooch bellt. Es ist Mum, die überraschend hereinschneit; ich stöhne innerlich. Das Gespräch mit ihr habe ich die ganze Zeit vor mir hergeschoben.

»Ich war bei der Fußpflegerin und komme zufällig hier vorbei«, erklärt sie und stürmt mit wehendem Trenchcoat herein. »Ich bleibe nicht lange. Rob sitzt im Auto. Ich nehme eine Tasse mit nach draußen für ihn. Er hört gerade *Desert Island Discs* als Podcast. Mit diesem Cricketspieler … wie heißt der noch mal?«

Ich blicke an ihr vorbei unsere Auffahrt hinunter, wo vor dem Gartentor Rob hinterm Steuer seines roten Astra sitzt. Ich winke ihm zu, und er winkt schlapp zurück. Mum war schon zehn Jahre lang Witwe, als sie ihn im Filmclub für über Sechzigjährige im neuen Programmkino der Stadt kennenlernte, wohin ihre beste Freundin sie mitgeschleppt hatte. Ich nehme es ihr nicht übel, dass sie nach Dad einen neuen Partner hat, aber ich finde, sie hätte durchaus Besseres verdient. Allerdings glaube ich auch, dass alles besser ist als Einsamkeit, zumindest hat sie jetzt jemand anderen als mich, den sie herumkommandieren kann.

Sie fegt an mir vorbei in die Diele und will gerade weiter, als sie plötzlich stehen bleibt. »Was sollen denn die ganzen Blumen?«, fragt sie. »Ist jemand gestorben?«

Ich blicke mich im Wohnzimmer um. Da stehen nicht weniger als drei »Es-tut-mir-leid-dass-du-Krebs-hast«-Sträuße aus der vergangenen Woche plus die zwei, die diese Woche schon gekommen sind – von Scout und von Toms Eltern. Das klingt undankbar. Unter anderen Umständen wären die Blumen wunderschön, diese Botschaften der Liebe und Fürsorge wären lieb und herzerwärmend, aber Mum hat recht – *en masse* fangen Küche und Wohnzimmer an, wie ein Mausoleum auszusehen.

Und darum geht's doch. Niemand ist gestorben. Ich bin noch hier. Das Leben hat noch dasselbe Tempo, keine Sekunde fällt aus, nur weil ich eine schlechte Nachricht erhalten habe. Der Hund hat immer noch nicht seine Spritzen bekommen, der Handwerker muss immer noch angerufen werden wegen eines Termins, damit das Leck im Wintergartendach repariert wird, die Vereine der Kids müssen immer noch bezahlt werden; Wäsche, Einkaufen, die Schulfahrten hin und zurück sind immer noch zu erledigen, ganz zu schweigen von all meinen Arbeits-E-Mails. Und jetzt auch noch meine Mutter.

»Ähm … ich muss dir was erzählen. Ich setze mal den Kessel auf.«

»Ich wusste doch, dass etwas nicht stimmt«, sagt sie.

Ich würde gern sarkastisch reagieren, so wie als Teenager. »Hast du das in deinen Teeblättern gelesen, oder was?«, hätte ich beinah gesagt, aber nur beinah. Sie hat diese nervige Angewohnheit, hinterher zu behaupten, sie habe schon vorher gewusst, dass irgendetwas passiert. Sie ist die Königin des rückblickenden Ich-hab's-gewusst. Mein Bruder Billy und ich haben immer gewitzelt, dass wir auf ihren Grabstein »Ich habe euch doch gesagt, dass ich sterben werde« schreiben würden.

Sie kommt in die Küche, stellt sich an den Tresen und wischt mit der Hand ein paar Krümel zusammen. Sie trägt noch ihren Ehering, obwohl sie nun schon über ein Jahr mit Rob zusammenlebt.

Fast hätte ich sie gebeten, nicht mehr so betont Krümel zusammenzufegen und in den Mülleimer zu werfen; doch in letzter Zeit hat Tom mir begreiflich gemacht, dass es vollkommen vergeblich ist, sich über ihr passiv-aggressives Verhalten zu ärgern, da ich es sowieso niemals ändern werde. Ich schiebe meine Hände in die hinteren Taschen meiner Jeans.

»Also … ich habe wohl einen Anflug von Brustkrebs«, sage ich.

Ich weiß nicht, warum ich »Anflug von« in meinen Satz einbaue. Ich weiß nicht, warum ich es herunterspiele. Man kriegt nicht »einen Anflug von« Krebs. Man kriegt ihn komplett.

»Nun, das wundert mich nicht«, sagt sie.

Vielleicht merkt sie an meiner Miene, dass sie ein bisschen sehr harsch gewesen ist, jedenfalls fährt sie rasch fort: »Du bist eine Kerze, die an beiden Enden brennt. Und du arbeitest viel zu hart. Habe ich dir nicht immer gesagt, dass Stress dir nicht guttut? Es war klar, dass du ihn früher oder später kriegen würdest.«

Obwohl ich ziemlich genau gewusst habe, dass sie so reagieren würde, beiße ich mir auf die Zunge und zähle innerlich bis fünf. Als Daddy starb, hat sie mich nie wirklich darin unterstützt, Wishwells zu übernehmen. Sie hat ihm immer übelgenommen, dass er so viel Zeit im Geschäft verbrachte, und sich keine Gelegenheit entgehen lassen, zu betonen, wie ähnlich er und ich einander seien.

Und jetzt hat sie den Beweis, denn natürlich glaubt sie, es sei *mein Fehler*. Selbstverschuldet. Als hätte ich mich mit meiner Lebensweise dafür entschieden, Krebs zu bekommen. Und stimmt das? Sie könnte immerhin recht haben, oder? Ich weiß es nicht. Ich werde es womöglich nie erfahren. Tatsächlich ist das Einzige, was ich weiß, dass es mir kein bisschen hilft, wenn andere Leute mir erklären, es sei meine Schuld.

Ich bin kurz davor, die Nerven zu verlieren, aber es hat keinen Sinn, sich zu streiten. Sie hat immer nur meine Fehler gesehen, auch wenn ich mein Leben lang das liebe Mädchen gewesen bin. Billy war es, der im Laden geklaut und Gras geraucht hat. Nicht ich.

Und deshalb schießen mir nun doch ungebetene Tränen in die Augen. Weil sie nicht begreift, dass ich jetzt keine Verurteilung und keinen Rat gebrauchen kann, sondern einfach nur in die Arme genommen werden möchte.

Ich berichte ihr vom Stand der Dinge und was demnächst ansteht.

»War Tom mit bei dem Arztgespräch?«, fragt sie in einem Ton, als wäre er für diese Aufgabe nicht qualifiziert. »Nächstes Mal komme ich mit.«

»Du magst keine Krankenhäuser, vergessen?«

»Du wirst dich schrecklich langweilen.«

Langeweile ist eigentlich nicht das, womit ich als Begleiterscheinung meiner neuen Erfahrungen gerechnet habe.

»Ich werde dir Gesellschaft leisten«, sagt sie.

Ich zwinge mich zu einem »Danke«. Schließlich umarmt sie mich, und ich weine ein bisschen. »Ich bin nur … Ich habe das Gefühl … Oh, Mum, ich möchte meine Brust nicht verlieren. Es wird so gruselig sein, wenn man sie mir wegschneidet.«

»Du wirst dich daran gewöhnen«, entgegnet sie sachlich. »Menschen gewöhnen sich an alles.«

Ich nicke und schlucke die Tränen hinunter. Sie ist eindeutig nicht der Mensch, an den ich mich wenden werde, wenn ich Mitgefühl brauche.

»Habe ich dir schon erzählt, dass es mit Robs Rücken wieder schlimmer ist?«, fragt sie. »Man sagt ja, nichts sei schlimmer als Rückenschmerzen.«

22

Tom ist eine neue Praktikantin zugeteilt worden – ein kleiner Gernegroß mit Namen Janine, ausgerechnet jetzt, wo er ganz und gar mit seinem Fall beschäftigt ist. Dem Fall, den er unbedingt gewinnen *muss*, damit sein Chef Andrew endlich wieder auf Erfolgskurs kommt und ihn zu seinem Partner macht.

Ich weise darauf hin, dass Janine doch sicherlich von Nutzen sei, oder? Sie könnte ihn immerhin entlasten; aber er ist so mit Arbeit zugeschüttet, dass er sich nicht überzeugen lässt. In seiner Kanzlei herrscht eine sehr strenge Unternehmenskultur; es geht offenbar immer darum, wer die meisten Stunden im Büro verbringt. Er weiß genauso gut wie ich, dass diese Art Arbeitsmoral höchst ungesund ist, doch sein Chef ist gegen sämtliche Veränderungsvorschläge immun. Deshalb verstehe ich seinen Ärger, dass sein Kollege Dan Janine lieber weitergereicht hat, anstatt sie selbst auszubilden. Als Folge davon muss Tom jetzt übers Wochenende nacharbeiten.

Und trotzdem fuchst es mich, denn obwohl es mit meiner Arbeit auch nicht gut läuft, gebe ich ihr an einem Familientag nicht den Vorrang. Früher waren uns die gemeinsamen Sonntage heilig. Wann dies aufhörte, kann ich gar nicht genau sagen. Im Augenblick zum Beispiel starren die Mitglieder unserer Familie in verschiedenen Zimmern auf ihre jeweiligen Displays (und daran gebe ich mir durchaus eine Mitschuld).

Wie konnte es dazu kommen?, frage ich mich. Wann hat die Technologie so gründlich die Herrschaft übernommen? Und sich, gegen meine besten Absichten, in mein Leben und mein Heim eingeschlichen. Ich frage mich immer häufiger, was wohl passieren würde, wenn jemand dem Internet einfach den Stecker zöge? Die meisten Menschen würden durchdrehen und die Wirtschaft würde zusammenbrechen, doch ich persönlich würde es genießen. Ich werde das Gefühl nicht los, dass wir im Gegenzug Zeit gewinnen würden. Und Zeit ist das, was ich am dringendsten brauche.

Abgesehen davon frage ich mich allerdings, ob meine romantische Vorstellung von »Zusammengehörigkeit« in unserer Familie überhaupt funktionieren kann. Ob die Kids einander nicht zerfleischen würden und alle schrecklich angeödet wären. Oder würden wir uns etwa dafür begeistern, gemeinsam auf große Abenteuer gehen, uns an herrlichen Landschaften erfreuen, Verbindung mit der Natur suchen? Ich werde es wohl nie erfahren.

Vielleicht ist es der Rotwein, jedenfalls überfällt mich nach dem Mittagessen eine heftige Müdigkeit, und Tom meint, ich solle ein Nickerchen machen.

Ich mache niemals tagsüber ein Nickerchen!

»Nun geh schon, Mum«, sagt Bea.

»Ja, du hast doch Krebs«, ergänzt Jacob. »Mach das Beste draus.«

Tilly haut ihm auf den Arm.

»Ich meine doch nur«, sagt Jacob abwehrend.

Ich hasse es, ins Bett verbannt zu werden, und oben gebe ich mir Mühe, nicht mürrisch und entrüstet zu sein. Ich denke an Tamsins Worte, wie wichtig es sei, dass ich auf mich achte, aber ich bin nicht sehr gut darin. Ich habe gern viel zu tun.

Und in den letzten zwanzig Jahren hatte ich *sehr* viel zu tun: Ich habe ein Unternehmen gegründet, eine Familie großgezogen, ein Haus geführt, Freundschaften gepflegt, Partys organisiert und dafür gesorgt, dass all diese Dinge auch funktionierten. Ich habe nach dem Mantra gelebt: Wenn du etwas erledigt haben möchtest, frag eine vielbeschäftigte Frau.

Auf eine leicht irregeleitete Weise dachte ich bisher, wenn ich immer alle Bälle, die mein Leben ausmachen, in der Luft halte, sei das eine gute Sache – und der damit verbundene Stress quasi ein Ehrenabzeichen. Doch die negative Seite war, dass »Zeit-für-mich« ganz unten auf meiner Liste stand – das konnte sogar so weit gehen, dass ich mir wie eine Betrügerin vorkam, wenn ich mir Zeit für mich nahm oder meine eigenen Bedürfnisse voranstellte.

Verdrossen liege ich auf dem Bett, greife nach dem Buch, das Zippo mir geschickt hat, und blättere darin. Überraschenderweise entpuppt es sich als sehr interessant. Es geht nämlich um die Kraft des Geistes, dessen Wirkung sich zum Beispiel bei medizinischen Versuchen mit dem Placeboeffekt gezeigt hat. Noch vor Kurzem wollte die Wissenschaftsgemeinde wenig davon wissen: von der Vorstellung nämlich, unser Körper würde heilen, wenn wir etwas einnehmen, von dem wir *glauben*, es heilt. Doch inzwischen erwärmt die Wissenschaft sich für die Tatsache, dass die Wirkmacht des Glaubens einfach mega ist. Scheint so, dass an dem alten Spruch »mind over matter« – alles Willenssache – etwas Wahres ist. Jedenfalls behauptet Zippos Buch das. Und wer weiß? Es könnte ja wirklich stimmen.

Wenn ja, dann werde ich schnell wieder vollkommen gesund – ich muss nur fest daran glauben. *Nichts leichter als das.*

Also, einen Versuch ist es wert …

Ich versuche es so, wie das Buch vorschlägt, mit einer Visualisierung, aber ich kann nur an meinen Krebs denken. Der in mir arbeitet. In diesem Augenblick.

In Gedanken wandere ich zurück zu dem möglichen Anfang all dessen. Wann ist die erste Zelle ausgeschert? Gab es einen Moment – und der muss schon einige Zeit zurückliegen –, in dem eine Zelle dazu gebracht wurde, die falsche Richtung einzuschlagen? Prompt setzt das in meinem Kopf Bilder aus *Star Wars* in Gang; meine innere Stimme wird, wie in einem Filmtrailer, sehr tief und spricht: *Eine einzelne Schurkenzelle wirbt … verärgert … entrechtet und rebellisch … andere für ihr dunkles, tödliches Vorhaben an …*

Tatsächlich bin ich ein bisschen sauer wegen der ganzen Geschichte. Denn während ich mich letztes Jahr im Sommerurlaub vergnügt habe, versuchten diese fiesen Krebszellen wahrscheinlich schon, meine weißen Blutkörperchen auszutricksen – wie al-Qaida beim Trainieren in der Wüste. Und während ich tanzte, campierte, aß und ausging, im Laden Waren dekorierte, waren sie die ganze Zeit *in* mir. Ein unheimlicher Gedanke. Beängstigend. Dass unser Körper Gastgeber für einen heimlichen Rebellenaufstand sein kann.

Deshalb muss ich wohl froh sein, dass der jetzt entdeckt worden ist. Was mit einer Schurkenzelle begonnen hat, ist inzwischen eine voll ausgerüstete Armee mit einem gefährlichen Raumschiff, das mit lauter toxischen Waffen beladen ist und bereit, den Krebs in meine sämtlichen Körperteile zu feuern.

Ha! Aber ich sehe euch. Hier in der Kommandozentrale haben wir die Bedrohung erkannt. Ihr seid auf dem Radar des Mutterschiffs. Also, beginnen wir den Kampf. Ihr werdet UNTERGEHEN, ihr Wichser.

Geht das als Meditation durch? Ich weiß nicht so recht.

23

Am Montagmorgen komme ich mir zwar mit meiner Lüge lächerlich vor, erzähle Tom und den Kindern aber trotzdem nicht, dass ich vor der Arbeit in den Park beim Krankenhaus gehe. Ich habe vor, ihn joggend einmal ganz zu umrunden, auch wenn ich nicht weiß, ob Tamsin da sein wird. Ich muss einen klaren Kopf bekommen, kann Pierre und Lorna im Moment noch nicht vor die Augen treten.

Vielleicht beflügelt das Laufen auch mein inneres Mutterschiff und stärkt es im Kampf gegen den Krebs. Bei dem ganzen widersprüchlichen Zeug über Krebs, das ich online gelesen habe, sind alle sich immerhin in einem einig: Sich fit und gesund halten ist in jedem Fall nicht verkehrt.

Ich parke und lasse Pooch mit schlechtem Gewissen im Auto, aber er ist kein guter Laufkamerad, und ich möchte nicht, dass er mich mit seinem verschissenen Popo blamiert. Ich hieve einen Fuß auf die Stoßstange und dehne das Bein. Beide Beine fühlen sich an (und sehen aus) wie Baumstämme.

Dann marschiere ich zur Bank neben der Statue und sehe schon von Weitem, dass Tamsin nicht da ist. *Natürlich ist sie das nicht*, sage ich mir. Es handelt sich immerhin um die schlimmste Nichtverabredung der Geschichte. Wieso bin ich überhaupt hier?

Ich will gerade loslaufen, als mir eine Frau auffällt, die aus der entgegengesetzten Richtung kommt. Kurz vor der Bank bleibt sie stehen und schaut auf ihren Fitness-Tracker. Sie trägt eine wasserdichte Jacke in Rot und leuchtendem Orange und dazu schicke Laufleggings und knallrosa Joggingschuhe. Sie hat kurzgeschnittenes dunkles Haar, das von einem dieser flippigen Stirnbänder aus der Stirn gehalten wird und die Ohren bedeckt. Darunter zieht sie Bluetooth-Ohrstöpsel hervor.

»Warten Sie auch auf Tamsin?«, fragt sie, als sie mich sieht. Sie hat eine angenehme Stimme. Spricht wohlformuliert. Ihre Haut ist makellos.

»Ja, also nein. Sie kennen Tamsin?«, stottere ich.

Die Frau nickt und lächelt. Sie kommt näher, und jetzt merke ich, dass sie wirklich sehr hübsch ist.

»Hat sie Ihnen ebenfalls das Laufen aufgeschwatzt?«, fragt sie.

»Gewissermaßen. Ich bin ihr erst einmal begegnet, aber sie erwähnte, dass sie läuft. Und ich dachte, da könnte ich doch mitmachen«, antworte ich, aber es klingt ziemlich kläglich. Als sei ich irgendwie bedürftig. Aber das bin ich ja auch. Nur, dass ich nicht weiß, was genau ich brauche oder was ich mit meinem Hiersein eigentlich erwarte.

»Sie hat mich quasi dazu verdonnert«, gesteht die Frau und streckt mir die Hand hin. Sie trägt keinen Ehering. »Amma.«

»Keira«, stelle ich mich vor, und wir blicken einander an und lächeln. Ich wünschte, ich hätte mir mit meinem Aussehen mehr Mühe gegeben, denn Amma verbreitet Glamour. Sie hat etwas an sich, das mir vage vertraut ist.

»Wie hast du Tamsin kennengelernt?«, frage ich und gehe zum Du über.

»Oh. Im Chemo-Wartezimmer, als ich in die Runde schaute«, erwidert Amma und lacht, als sie sieht, dass ich große Augen mache.

»Du bist in der Chemo?«

»Demnächst. Und ja, das ist eine Perücke«, sagt sie mit einem Seitenblick auf mich. »Nicht, dass ich sie schon brauchen würde. Ich habe noch Haare, habe sie mir aber kurzschneiden lassen. Ich dachte, so könnte ich mich schon mal daran gewöhnen, und es wäre kein Schock, wenn ich sie wirklich tragen muss.«

»Gut«, staune ich, beeindruckt, wie praktisch sie die Sache angeht. »Und, nur fürs Protokoll, ich hätte nie gedacht, dass es eine Perücke ist«, ergänze ich.

»Schön. Tamsin hat mir geraten, diese zu nehmen. Sie hat mich zu der Perückendame begleitet. Freut mich, dass die Täuschung gelungen ist«, sagt sie und wuschelt das Haar mit der Hand auf.

Ich lächle. »Du musst mir Tipps geben«, sage ich. »Wegen einer Perücke. Wenn ich anfange.«

»O nein«, sagt Amma mit echtem Mitgefühl. »Nicht du auch.«

»Seit wann?«, fragt sie.

»Ich habe es eben erst herausgefunden«, erkläre ich ihr. »Morgen habe ich einen Termin bei dem Chirurgen. Ich bekomme eine Mastektomie, glaube ich, danach die ganze Behandlungsprozedur.«

Mich dieser glamourösen Frau anzuvertrauen, die mich wirklich versteht, fühlt sich gut an, aber indem ich es ausspreche, wird es gleichzeitig auch sehr real.

»Oh. Dann sind wir in der gleichen Situation. Ich bin dir nur etwas voraus.«

»Bist du schon operiert worden?«

Sie nickt. »O ja. Eine Titte weg.«

»Und wie ist das?«

Sie lacht. »Als würde dir deine Titte abgeschnitten.« Sie sieht, wie schockiert ich bin. »Tut mir leid … ich habe dich erschreckt. In der Theorie ist es schlimmer als in der Praxis, das verspreche ich. Aber alle Achtung, altes Mädchen«, fügt sie hinzu und blickt hinunter auf ihren Brustkorb. »Sie hat mir gute Dienste geleistet, und ich habe es sehr bedauert, sie dahingehen zu sehen, ich komme aber zurecht damit. Später werden sie mir eine fantastische neue bauen, und ich kriege einen flotten Vorbau.«

Amma so offen und lustig darüber sprechen zu hören lässt alles ein bisschen erträglicher erscheinen. Und es ist unbeschreiblich tröstlich, dass da jemand im selben Boot sitzt wie ich.

»Und die Chemo? Ist die so schrecklich?«

»Ich fange auch gerade erst an, aber ich werde dich auf dem Laufenden halten. Weißt du schon, wie viel Chemos du kriegen musst?«

»Sechs Zyklen, sagen sie.«

»Ich auch. Und was ist mit deinem Krebs? Welchen Typ hast du?«

Ich versuche mich zu erinnern, was der Arzt gesagt hat, und bemerke, dass ich die Einzelheiten offenbar gar nicht mitbekommen habe. Ich war so geschockt, dass ich die Diagnose einfach zur Kenntnis nahm, ohne nachzufragen, was das alles genau bedeutet. Ich beschließe, ab jetzt kontrolliert zu handeln, mehr herauszufinden und mich der Situation ernsthaft zu stellen.

Und dann winkt sie plötzlich. »Oh, da ist sie ja. Da ist Tamsin. Sie kommt doch noch«, sagt Amma.

Tamsin trägt ihr Nike-Cap, die schwarze Perücke und ein beeindruckendes Augen-Make-up in Violett und Silber.

»Da bist du ja«, sagt sie zu mir. »Und ihr habt euch schon kennengelernt?«

Ich lache. »Ja. Ich bin übrigens Keira.«

»Ich weiß. Ich habe Sam nach dir gefragt. Sie wollte mir deinen Namen nicht nennen, ich habe ihn aber trotzdem rausgefunden«, sagt Tamsin mit ihrem frechen Grinsen. »Du gehörst zu Wishwells.«

»Ja, genau!«, ruft Amma, schnippt mit den Fingern und zeigt auf mich. »Wishwells. Ich wusste doch, dass ich dich schon mal gesehen habe. Das ist mein absolutes Lieblingsgeschäft hier im Ort.«

Mir wird ganz heiß vor Stolz.

»Na, dann los, Ladys. Lasst uns laufen. Schwatzen können wir unterwegs«, sagt Tamsin. »Und übrigens, mir gefällt das Haar«, erklärt sie Amma. »Es sieht total echt aus.«

24

Wir setzen uns in Bewegung, aber es ist hart. Tamsin läuft viel schneller, als ich es normalerweise tun würde. Woraus ich schließe, dass sie, als ich sie zum ersten Mal sah, schon sehr lange gelaufen sein muss. Mist! Wie lange will sie uns *heute* wohl quälen?

Schon komisch, wie das Leben sich plötzlich ändern kann. Da schipperst du jahrelang so vor dich hin, machst immer das Gleiche, und dann – rumms! Gestern bist du noch gesund gewesen, am nächsten Tag hast du Krebs. Oder eben noch eine Couchpotato, dann – *peng!* – eine Läuferin.

Nur, dass es wirklich hart ist. Ich bin viel, viel zu wenig in Form dafür. Schon sehr bald kreischt mein Kopf: *Ich kann das nicht. Ich kann das nicht. ES IST SO HART. Ich muss aufhören. Ich … muss … unbedingt … aufhören …*

Am Ende des Wegs, nach ungefähr zweihundert Metern, werde ich langsamer und keuche.

»Verdammte Hölle, Dad. Ich hatte keine Ahnung, dass es so heftig sein würde«, sage ich leise und beuge mich schweratmend nach vorn, die Hände auf die Knie gestützt.

Tamsin bleibt stehen und kommt zu mir zurück. Amma joggt auf der Stelle. Sie schwitzt kein bisschen.

»Was ist los?«

»Ich halte euch nur auf. Bitte, macht ohne mich weiter.« Ich weise auf die Strecke, die vor uns liegt. Ich kriege immer noch nicht genug Luft.

»Unsinn«, sagt sie.

Ich blicke sie scharf an.

»Wie oft steigst du täglich Treppen? Oder setzt dich auch mal hin und entspannst?«

Da hat sie mich erwischt. Zu Hause bin ich eigentlich ununterbrochen auf den Beinen, gar nicht zu reden von Wishwells, wo ich niemals sitze.

»Hör auf, da oben zu sein, Keira.« Sie tippt sich an den Kopf, und ihre Ringe klackern. »Laufen ist nämlich etwas absolut Mentales. Wenn du das einmal kapiert hast, ist der Rest einfach. Immer hübsch einen Fuß vor den anderen. Schalte einfach deinen Kopf ab und sag dir, dass du es schaffst. Fertig.«

Ich richte mich mühsam auf. »Wirklich? Ist das der Trick?«

»Ja. Ist gar nicht schwer. Du zerlegst die Laufstrecke einfach in kleine Abschnitte. Sagst dir, du wirst bis zu diesem Busch laufen, dann zu dem Baum, dann zu dem Hundehaufen, und jedes Mal, wenn du dein Zwischenziel erreicht hast, gratulierst du dir: ›Habe ich echt gut gemacht.‹«

Ich muss über ihren Überschwang lachen.

»Das meine ich ernst«, fährt sie fort. »Und wenn du wirklich mal anhalten musst, dann tu es kurz, aber vorher vergewissere dich, ob nicht doch noch Sprit im Tank ist. Ist es nämlich immer, glaub mir. Und dann läufst du zum nächsten Zielpunkt, und ehe du dich versiehst, bist du an unserer Bank angelangt und hast etwas geleistet, was du bis dahin nicht konntest. Wir laufen ja nur die 3K-Strecke, das heißt drei Kilometer. Das ist alles.«

»*Alles*?«

»Glaub einfach daran, dass du es schaffen wirst. Das erste Mal ist vermutlich nicht schön, aber beim nächsten Mal bringt es dir schon Spaß. Los. Wir plaudern dabei ein bisschen. Es wird klappen. Du wirst sehen.«

Ich nicke, verdaue, was sie mir gerade erzählt hat, und laufe mit ihr weiter, bis wir Amma eingeholt haben.

»Hat sie dir den Kopf zurechtgerückt?«, fragt Amma und grinst. »Das macht sie gut, nicht?«

Nach der nächsten Etappe kann ich kaum fassen, dass ich immer noch laufe, aber so ist es.

»Bist du die ganze Zeit während deiner Behandlung gelaufen?«, frage ich Tamsin schnaufend. Ich muss dafür sorgen, dass sie redet, denn ich bin voll darauf konzentriert, nicht anzuhalten, sondern den Mülleimer am Ende des betonierten Streifens zu erreichen.

»Nicht so viel, wie ich gewollt hätte. Die ersten drei Chemo-Sitzungen waren in Ordnung, aber jetzt setzen sie ein zweites Medikament ein, und das ist ein Horrortrip. Aber ich möchte dir keine Angst einjagen. Nicht alle reagieren gleich.«

Sie spricht darüber, als befände sie sich mitten in einem Marathon. Und das ist sie wohl auch.

»Was war denn bisher am schlimmsten?«, frage ich beide Frauen.

»Für mich war es die Diagnose. Der Schock darüber. Das, was du gerade durchmachst«, sagt Amma. Ihre Ehrlichkeit wirkt seltsam beruhigend.

»Ich weiß! Es ist so schrecklich, wie die Leute darauf reagieren«, erkläre ich.

»Erzähl ihnen, dass du Diabetes hast oder ein Herzleiden, und sie zucken nur mit den Schultern und sagen, wir sehen uns dann im Pub«, sagt Tamsin. »Erzähl ihnen, du hast Krebs, und sie reagieren, als würdest du jede Sekunde sterben.«

»Ganz genau!«, keuche ich und lache gleichzeitig. »Und dann können sie es nicht einmal aussprechen.« Ich wende mich an beide. »So wie Grace, diese Mutter in der Schule meiner Tochter. Sie ist reizend und wirklich lieb, aber dann näselte sie irgendwas von Ebs.«

»Oje, *die*. Sie hat …«, und jetzt macht Amma auf dramatisch: »*Krebs.*«

Das ist so komisch, dass wir noch ein bisschen lachen, bis ich außer Puste bin und mich anstrengen muss, um weiter mit ihnen mitzuhalten.

Aber bald geht es leicht bergab, und ich beobachte unsere Schatten, während wir entspannt weiterjoggen. »Wie kommst du zurecht?«, fragt Tamsin mich. »Ist das Tempo okay?«

Ich wüsste gern, ob ich wohl knallrot bin. Ich fühle mich jedenfalls so. Meine Haut pulsiert und brennt.

»Ja«, erwidere ich. Und es geht mir tatsächlich gut. Irgendwie verbindet mich diese körperliche Anstrengung wieder mit mir selbst. Tamsin hat recht. Man ist kämpferisch gestimmt. Ein Stinkefinger gegen den Krebs.

Und jetzt startet in meinem Kopf ein vertrauterer Monolog, der in etwa so geht: *Das hier ist sehr hart, aber ich werde mich so wohl fühlen, wenn ich es hinter mir habe. Ich muss es unbedingt öfter machen. Ja, ich schwöre hier und jetzt, dass ich fit werden will. Fitter als im Augenblick. Denn das hier ist nur der Anfang. Sehr bald werde ich superfit und superdünn sein. Ich werde eine völlig neue Keira sein …*

Außer dass ich Krebs habe, fällt mir ein. Sehr bald wird es noch um einiges heftiger werden.

Amma fragt: »Geht es dir auch so, dass du dir dein Hirn zermarterst, warum es ausgerechnet dir passiert ist?« Sie sieht mich an, als wüsste sie schon die Antwort.

Ich nicke. »Die ganze Zeit. Aber wahrscheinlich sind wir nur Statistik.«

Dass es sich bei uns um ein »Wir« handelt und nicht nur um lauter einzelne »Ichs«, ist enorm tröstlich.

»Verplemper nicht deine Zeit damit«, sagt Tamsin. »Könnte nichts und alles sein.«

»Oder kosmische Strahlen«, sage ich, und sie zieht ihre gemalten Augenbrauen hoch. »Es steht eine Menge Zeug im Netz.«

»Guter Gott. Geh bloß nicht ins Netz, egal wobei«, sagt Amma.

»Ich persönlich glaube ja, dass meine wilde Vergangenheit mich einholt«, bemerkt Tamsin sachlich.

Und sie erzählt uns, sie sei mit sechzehn von zu Hause weggelaufen und habe in einem besetzten Haus in London gelebt. Sie habe in einer Punkband gespielt (Leadsängerin und Bass), sich aber mit allen verkracht, einschließlich ihrer Eltern, als sie Ian, ihren Freund, kennenlernte. Sie habe gedacht, er sei das Opfer wert, doch er sei ein totales Arschloch gewesen und eine ziemliche Niete während ihrer Behandlung. Bitterkeit schwingt in ihrer Stimme mit, aber sie bringt ein Lächeln zustande, als sie unsere entsetzten Gesichter sieht.

»Los, Mädels, Endspurt«, sagt sie munter. »Ab geht's wie der Wind.«

Es sind noch etwa fünfzig Meter bis zur Bank. Ich bin geradezu lächerlich außer Atem.

»Los jetzt, Keira.«

»Oh, da kommt sie auf der Innenbahn. Scheiß drauf«, sagt Amma, beschleunigt und zeigt mir und Tamsin einen Vogel. Ich lasse sie vorbeiziehen. Sie hetzen einander gegenseitig über die imaginäre Ziellinie an der Bank und sacken lachend zusammen.

»Ich glaube, ich muss mich übergeben«, sage ich schwer atmend, als ich am Ziel bin.

»Unsinn. Du merkst schon, wenn du brechen musst«, erklärt Tamsin und klatscht mich ab. Und zum ersten Mal seit tausend Jahren fühle ich mich als Teil einer Gang.

Amma und ich sind beide mit dem Auto gekommen, aber Tamsin möchte nicht gefahren werden. »So, und wie wäre es, wenn wir das wieder machen?«, fragt sie.

»Ich kann am Freitag«, sagt Amma.

»Freitag ist prima. Dann treffen sich die Brustkrebsladys wieder an der Bank. Und wir genießen die schönen Seiten des Lebens – mit unserem Bright-Side-Running-Club.«

25

Auf dem iPad in Wishwells entdecke ich bei Facebook eine Freundschaftsanfrage von Amma Khatri. Rasch google ich Amma. Sie ist Schauspielerin, und ich habe sie im hiesigen Theater in einer Aufführung von *Ein Inspektor kommt* gesehen, eine Zeitlang hat sie auch in der TV-Serie *The Bill* mitgespielt, und dann war sie in einer Online-Shopping-Werbung. Deshalb kam sie mir so bekannt vor. Nicht nur, weil sie eine unserer Kundinnen ist.

Ich muss gestehen, dass ich ziemlich eingeschüchtert bin, als ich auf eine Kurzbiografie aus einer etwas älteren Illustrierten stoße. Sie hat ihre Ausbildung zusammen mit Isabel Monroe gemacht – und sogar mit ihr zusammengewohnt. Isabel Monroe! Sie wissen schon, *die* Isabel Monroe, die überall mitmischt. Ein Super-Promi.

Und jetzt möchte Amma Khatri, *die mit Isabel Monroe befreundet ist,* meine Facebook-Freundin werden. Ich kontaktiere sie und bin kribbelig und aufgeregt wie ein kleines Mädchen. Man stelle sich vor; ich – bekannt mit einer echten Schauspielerin! Mir ist vollkommen unbegreiflich, wie jemand sich so präsentieren kann – auf der Bühne und im Fernsehen, vor einem Publikum. Ich hätte niemals das nötige Selbstbewusstsein.

Man würde doch glauben, Schauspielerinnen seien ein bisschen falsch oder ein bisschen hochnäsig, aber Amma war so bodenständig und liebenswürdig. Und so offen. Wahrscheinlich weiß ich nach unserem kurzen Treffen heute früh mehr über sie als viele ihrer sechshundert

Facebook-Freunde. Über ihren Krebs hat sie nichts gepostet, aber das habe ich auch nicht. Was die sozialen Medien angeht, bin ich nicht ganz ehrlich, das gebe ich zu – ich lese gern die Posts anderer Leute, teile aber ungern etwas über mich selbst mit.

Ungeniert gehe ich alle Bilder auf ihrem Instagram-Account durch und fühle mich ein wenig unzureichend, als ich sie bei ihren verschiedenen Auftritten im Fernsehen und auf Festivals betrachte, wo sie immer strahlend schön ist. Sie scheint Single zu sein, ohne irgendwelche besonderen Exmänner und erst recht ohne Kinder, aber ich kriege nicht heraus, wie alt sie ist. Sie müsste in ihren Vierzigern sein, könnte aber gut für Mitte dreißig durchgehen.

»Wer ist das?«, fragt Lorna, die gerade den Ladenbereich betritt und mir über die Schulter guckt.

»Niemand«, erwidere ich und schalte rasch den Bildschirm aus. Ich möchte ihr nichts von Amma und Tamsin und dem Grund für unsere neue Freundschaft erzählen.

Ich gehe wieder auf Spotify und suche nach meinen Playlists, aber meine Old-School-Listen sind nicht da. Weil Lorna mich anstarrt, habe ich jedoch keine Zeit, mich zu fragen, wer sie gelöscht haben könnte.

Dann geht Lorna weiter zu Ruby, die an der Kasse steht, und mir fällt ein, dass wir oben im Büro eine Besprechung haben.

»Alles in Ordnung mit dir? Du bist ein bisschen rot?«, fragt Ruby, als ich an ihr vorbeigehe.

Ich fasse mir an die Wangen. »Oh, wirklich? Das liegt wohl daran, dass ich heute früh laufen war. Drei Kilometer ungefähr«, erkläre ich.

Allein ihr verblüffter Ausdruck ist die ganze Jogging-

Geschichte wert. Sie macht ein Gesicht, als wäre ich aus der Schublade gesprungen, in die sie mich gesteckt hat. Das Etikett, das sie mir angeheftet hat, hat sich gerade abgelöst. Und ich kann nicht umhin, beschwingt nach oben zu stolzieren.

Becca bringt ein Tablett mit Kaffeebechern und einen Teller Kekse. Automatisch greife ich nach einem, sehe aber, wie Lorna auf meine Hand schaut, und halte inne.

»Also, die Messe in Birmingham«, sagt sie.

»Sie haben wegen unseres Stands angerufen«, ergänzt Becca. »Ob wir den noch wollen.«

Gewöhnlich bin ich es, die zu der Messe fährt, und im Lauf der Jahre habe ich dieses lärmende, hektische Handelsgerangel perfekt zu beherrschen gelernt. Man muss einfach den Ramsch von Produkten mit Potenzial unterscheiden können. Doch in diesem Jahr möchte auch Lorna einen Stand übernehmen, um die Jackson-Ware zu verkaufen.

»Sie beginnt in zehn Tagen«, erinnert Lorna. »Womöglich hast du da deine OP.«

So wie sie es sagt, klingt es, als handele es sich um etwas, das man sich aussuchen kann, und ich hätte mich für einen besonders unpassenden Zeitpunkt entschieden.

»Nicht unbedingt. Und außerdem kann ich trotzdem arbeiten«, erkläre ich und schüttele den Kopf, als habe sie etwas Albernes gesagt. »Ich kann den Stand jederzeit problemlos betreuen.« Durch das Laufen fühle ich mich gestärkt – etwas von meiner alten Unbesiegbarkeit ist zurückgekehrt.

Lorna und Becca wechseln einen Blick.

»Du wirst nicht nach Birmingham fahren können, Keira«, erklärt Lorna. »Du weißt, wie chaotisch es da zugeht. Dir wird die Energie dafür fehlen.«

»Und in deinem momentanen Zustand darfst du dich auch all den Bazillen nicht aussetzen«, ergänzt Becca. »Nicht vor Beginn der Chemo.«

»Aber –«, will ich mich wehren, doch es liegt auf der Hand, dass ich nicht die Einzige bin, die im Internet recherchiert hat.

»Wir müssen planen, nur für den Fall«, sagt Lorna. »Das ist alles. Niemand will dir zu nahe treten.«

So fühlt es sich aber an. Es fühlt sich an, als hätte ich sie alle im Stich gelassen.

»Ich kann es übernehmen«, sagt Becca. »Mit Ruby.«

Ich will protestieren, sie seien noch nicht so weit, doch ich spüre, dass meine Autorität schon untergraben ist. Die Art, wie sie mich beiseiteschieben, gefällt mir ganz und gar nicht. Mir gefällt nicht, dass Lorna mir dieses Gefühl vermittelt – auch wenn sie dieses mitleidige Lächeln aufsetzt und Sachen sagt, die so klingen sollen, als bekümmere sie das alles.

Die Besprechung geht weiter, und wir streiten uns noch eine Weile über die Auspreisung von Lisas neuen Espressotassen-Sets. Lorna möchte sie stark heruntersetzen, um das Online-Geschäft zu pushen.

»Wir müssen den Hype nutzen, den wir angekurbelt haben, und ich möchte unseren Online-Verkauf unbedingt ausbauen«, sagt sie.

Ihre Darlegung der Strategie ist mir neu. Darüber hatten wir nicht diskutiert, uns auf nichts geeinigt, aber sie lächelt mich unschuldig an.

»Wenn du es für das Beste hältst«, sage ich.

»Das tue ich. Und Pierre ebenfalls. Können wir uns dann morgen um zehn alle treffen, um ein paar Dinge endgültig festzuzurren?«

»Ich kann nicht. Ich habe ein MRT«, sage ich, da mir gerade der Termin einfällt.

»Oh, *natürlich*. Okay, in Ordnung. Wie lang, denkst du, dass es dauert?«

»Das weiß ich nicht, aber nachmittags werde ich den Chirurgen sprechen. Danach fahre ich direkt hierher.«

»Wir kommen auch ohne dich zurecht«, sagt sie. »Deine Gesundheit ist sehr viel wichtiger.«

Damit hat sie natürlich recht … wieso habe ich dann aber das Gefühl, dass sie es in Wirklichkeit nicht so meint?

26

Ich habe Tom erklärt, Mum könne mich zum MRT begleiten und er solle ruhig zur Arbeit gehen, aber er besteht darauf, sich den Tag frei zu nehmen. Er ist nervös und angespannt, und ich möchte ihn trösten, ihm sagen, dass alles in Ordnung sein wird, aber in Wirklichkeit bin ich mir da gar nicht sicher.

Als wir dann losfahren, kommt es mir wie der Aufbruch zu einer langen Reise vor. Auf dem ganzen Weg zum Krankenhaus führt Tom ein berufliches Telefonat. Sein Chef Andrew steht immens unter Stress und lässt es an Tom aus.

Toms Laune wird noch schlechter, als der unerhört teure Krankenhausparkplatz komplett besetzt ist. Schließlich lasse ich meinen murrenden Mann noch eine weitere Runde um die Betonsäulen drehen und gehe schon mal allein los.

Nachdem ich in der Abteilung für Kernspintomografie ein paar Formulare ausgefüllt habe, werde ich gebeten, in dem freundlichen Bereich mit der Kaffeemaschine zu warten. Kein Hospi-Coff-Kiosk also.

Ich muss ewig warten und begreife, dass so meine kommende Behandlung aussehen wird: Ich bin der Gnade eines Systems ausgeliefert. Das meine ich nicht bösartig. Ich beklage mich nicht. Doch wenn man irgendein medizinisches Problem hat, lautet die erste Regel: Sobald du durch die automatischen Türen getreten bist, gehört dir deine eigene Zeit nicht mehr. Im Austausch gegen eine Behandlung gibst du all deine Rechte auf – sogar das, zu *fragen*, wie lange dies oder jenes noch dauern kann.

Ich beschließe, die Kunst des Wartens zu perfektionieren, denn die Schlangen in der Krebswelt sind eindeutig sehr lang. Und irgendwann kommt tatsächlich ein Krankenpfleger mit sehr blauen Augen, um mich abzuholen. Er schickt mich in die Umkleidekabine, wo ich mich bitte bis zur Taille frei machen und den Krankenhauskittel anziehen soll – mit der verschließbaren Öffnung vorn.

Im MRT-Raum wird die Liege, auf die ein Bogen rosarotes Papier gebreitet ist, aus dem Gerät gezogen. Ich setze mich darauf, während der Pfleger eine Kanüle an meinem Arm anbringt. Beim Einstich der Nadel wird mir ein bisschen komisch, und eine hässliche purpurne Einstichwunde erscheint in meiner Ellbogenkuhle. Es tut weh, als er das Plastikteil an meiner Haut festklebt. Er erklärt, durch die Kanüle werde etwas gepumpt, das sich Gadolinium nennt und den Kontrast bei der Bildgebung verstärkt. Es hört sich sehr seriös an. Bei dem Gedanken, dass solche seltsam klingenden Medikamente in meine Blutbahn eindringen, schaudere ich innerlich, aber daran muss ich mich wohl gewöhnen.

Dann soll ich mich auf die Liege knien, in der sich ein Loch befindet, durch das meine Brust baumeln kann. Ob man sich so gefühlt hat, wenn man im Mittelalter an den Pranger gestellt wurde? Na ja, aus der Sicht einer Titte vermutlich.

Mir werden Ohrstöpsel und Kopfhörer gereicht. Mein Gesicht kommt in eine gepolsterte Vertiefung, wie bei einer Massage. In einem kleinen Spiegel kann ich den

Pfleger sehen. Und dann merke ich, wie ich in die Maschine gleite.

Es gibt Leute, die irgendwie ehrfürchtig über MRT-Scans sprechen, so wie sie über das neueste iPhone reden – als handele es sich um »Big Tech«. Deshalb bin ich gespannt, was jetzt passieren wird. Ich hatte vorher befürchtet, ich würde Platzangst kriegen, aber es geschieht zu viel, um Angst zu empfinden.

Aus den Kopfhörern erklingt der Song »Budapest«. Ich hatte mir einen CD-Mix gewünscht. Dann wird die Musik allerdings unterbrochen, und ich höre die Stimme des Pflegers. »Wir beginnen mit dem ersten Scan.« Anschließend läuft »Budapest« weiter. Lauter als vorher.

Ich bin mir nicht sicher, ob George Ezra ahnt, dass seine Musik in dieser Situation gehört wird. Ich wette, dass er sich, als er mit seinem Produzenten im Studio vor all den heiklen Schiebereglern und Knöpfen saß, ausmalte, wie die Leute ausgelassen dazu tanzen würden. Junge Leute. In coolen Rooftopbars. Keine halb nackten Frauen mittleren Alters in Scanner-Röhren.

Jetzt wird es sehr laut, ähnlich wie auf einer Fähre, wenn die Ladetore schließen. Die Maschine beginnt zu vibrieren. Das ist ein bisschen so, wie wenn jemand mit einem Pressluftbohrer die Straße aufreißt und man bei dem Lärm zusammenzuckt und ihn unbedingt stoppen will. Im Hintergrund versucht George Ezra dagegen anzusingen.

Meine Nase juckt. Ein gemeines Haar kitzelt mich am Auge und in der Nase, aber ich kann mich nicht bewegen.

Ich mache mir immerzu Sorgen wegen meines schlechten Gedächtnisses, aber jetzt, während George Ezra den

Straßenaufreißer übertönt und ich keinen Muskel rühren kann, beginnt mein Kopf, wie aus dem Nichts, von ganz allein an einen glücklichen Ort zu verschwinden.

Im Geist sehe ich Tilly als Baby in ihrer Wippe hängen, die Dad an einem Balken über seiner Werkbank im Laden befestigt hatte. Ich sehe, wie er ihre Füße kitzelt und sie giggelt – sabbernd und total verschmiert. Ein solcher Einblick in diese gehüteten Archive ist einfach ein Gnadengeschenk. Ich schnappe nach Luft.

Wieder blendet die Musik weg, und der Pfleger ist dran. »Alles okay da drin?«

Ich öffne die Augen, meine Nase schreit danach, gekratzt zu werden. Ich sehe, wie der Schlauch sich zwischen meinen Händen zu meinem Ellbogen schlängelt, auch wenn ich meinen Ellbogen nicht sehen kann. In dem verdrehten Schlauch befindet sich Flüssigkeit, und mir wird plötzlich heiß, und ich muss ganz, ganz dringend pinkeln. Panisch spanne ich meine Beckenbodenmuskeln an. Ich möchte mich nicht in einem Scanner einnässen. Das wäre sehr, sehr peinlich.

Ed Sheeran singt »Shape of You«, doch jetzt hakt die CD, und er wiederholt »you you you you you you you«.

Der Lärm ist unerträglich, ich kneife die Augen zusammen und zwinge mich mit aller Willenskraft zurück ins Wishwells der Vergangenheit. Und da meldet sich eine weitere glückliche Erinnerung – nämlich, wie Moira und ich zu dem Schildermaler hinaufschauen, der dem Schild über der Tür den letzten Schliff verpasst. Und ich sehe mich selbst, von der Sonne beschienen, jung und glücklich und zufrieden.

Schließlich setzt sich die Liege in Bewegung, und ich bin wieder draußen. Mein Brustbein tut weh, und in der Umkleidekabine entdecke ich riesige rote Flecken, wo ich auf der Brust und auf dem Gesicht gelegen habe. Ich sehe zerzaust und durcheinander aus, und kurz überlege ich, ob ich neuen Eyeliner auftragen soll, aber es erscheint mir ein wenig sinnlos.

Draußen wartet Tom, der gerade erst einen Parkplatz erwischt hat. Er küsst mich auf den Scheitel, und ich wünschte, er wäre in die Kanzlei gegangen.

»Ich wünschte, du wärst nicht mitgekommen«, sage ich.

Er zieht die Augenbrauen zusammen. »Ich möchte für dich da sein.«

Dann sei für mich da, hätte ich beinah gesagt, lasse es aber bleiben.

27

Später, nachdem wir im Auto ein Sandwich gegessen haben, eilen Tom und ich durch ein weiteres Labyrinth von Krankenhausfluren zu unserer Besprechung mit dem Chirurgen. Mr Mabiyan hat einen festen Händedruck und blickt mir in die Augen. Ich mag ihn sofort.

Er erklärt, dass lobulärer Brustkrebs »verzwickt« sei. Nicht, weil er gefährlicher oder aggressiver sei als der duktale, es sei einfach nur schwierig, ihn zu identifizieren, da er keine Knoten bildet. Und dann kramt zum zweiten Mal in einer Woche eine leitende medizinische Fachkraft einen DIN-A4-Bogen hervor, klickt auf einen Kuli und zeichnet eine riesige Brust. So viele tolle Geräte, und doch gibt es nichts Besseres, um etwas zu erklären, als Stift und Papier.

Ich spreche das Nippel-Problem an, und er schüttelt den Kopf. Die Brustwarze sei ein integraler Bestandteil der Brust – nur eben außen gesetzt. Zu ihr führten all diese Gänge und Läppchen mit ihren Verläufen. Sie könne nicht bleiben. Es gefällt mir, dass er von meinem Nippel wie von einer Person spricht.

Er erklärt, mein Krebs wachse und verhärte das Gewebe schichtweise. Er habe sich meine Mammografien und den Scan angeschaut. Er hat all das natürlich schon gesehen. Er weiß, was da passiert. Ich vertraue ihm.

Und was sei mit dem MRT, das gerade gemacht wurde? Was könne er dem entnehmen? Er erklärt, er habe um die Resultate gebeten, aber es dauere mindestens drei

Stunden, bis die 170 Bilder, die die Maschine gemacht hat, auf den Computer geladen sind, und dann einen weiteren Tag, bis alles zugeschickt und analysiert ist. Sobald ihm die Ergebnisse vorlägen – gegen Ende der Woche –, werde er genau wissen, welche Art Operation er vornehmen muss.

Wir reden und reden, er schenkt uns seine volle Aufmerksamkeit. Er lächelt freundlich, wenn ich ihn nach einem Diätplan und Nahrungsergänzungsmitteln frage.

»Es geht hier nicht um Bestrafung, Keira«, erklärt er. »Kasteien Sie sich nicht. Genießen Sie das Leben. Nehmen Sie sich alles, was Sie wollen. Nur nichts im Übermaß.« Ich hänge förmlich an seinen Lippen.

»Sogar Wein?«

Er kichert. »Sogar Wein.«

Ich weiß, dass zu viel Alkohol höchstwahrscheinlich mit dazu beigetragen hat, dass ich jetzt hier sitze; trotzdem ist es eine Erlösung, ihn das sagen zu hören. Denn dass ich gern ein Glas trinke, gehört einfach zu mir. Ist der Teil von mir, der Spaß am Leben hat, der ausgeht und auch in schlechten Zeiten noch ein Lächeln zustande bringt.

Wir besprechen die Behandlung. Er versichert, dass sie mich nicht unterbehandeln werden. Was er machen werde, sei eine Lösung für die nächsten dreißig Jahre. Das ist zum einen beruhigend, zum anderen ist es auch das erste Mal, dass ein Arzt mit mir über mein Leben in Form von verbleibenden Jahren spricht. Ich selbst habe mir natürlich nicht erlaubt, darüber nachzudenken. Für mich ist die Zeit immer etwas aufregend Dehnbares gewesen: Die Zukunft existiert, aber hinter der nächsten Ecke, unsichtbar. Ich bin nicht mutig genug, um vom Hier und Jetzt um die Ecke zu spähen und den vor mir liegenden Weg zu betrachten. Nicht einmal durch die Finger.

Doch jetzt sprechen wir darüber. Darüber, dass der Krebs, falls er wiederkommen sollte, es nicht in der anderen Brust täte, sondern als ein Ableger von diesem Krebs. Das nächste Mal würde er in meiner Leber oder in den Knochen sitzen. Das klingt ziemlich furchterregend.

»Aber ich möchte doch mit neunzig noch Berge besteigen«, teile ich ihm mit.

»Vielleicht mit neunundachtzig«, kontert er.

Er versichert mir, dass die Operation und die anschließende Behandlung tatsächlich eine Lösung für dreißig Jahre darstellen – also bis ich siebenundsiebzig bin. Das ist vermutlich machbar. Ich versuche mich mir mit siebenundsiebzig vorzustellen, sehe Tom und mich in unserem Haus, alle Wände voll mit Buntstiftbildern unserer Enkel.

Das wünsche ich mir. Ich wünsche es mir sehr.

Mr Mabiyan untersucht mich hinter einem Vorhang, und der Pfleger kommt als Aufpasser mit. Der gute Mabiyan versteht sein Geschäft. Oder Brüste. Es ist, als »sehe« er, was unter seinen Fingerspitzen ist, und er bringt mich dazu, meine linke Titte selbst abzutasten.

»Merken Sie, da ist ein bisschen. Man spürt, dass das Gewebe verhärtet ist«, sagt er und legt seine Finger auf meine. Ich fühle etwas merkwürdig Knubbeliges. Es ist sehr empfindlich.

»Aber ich glaube, hier ist auch noch etwas«, sagt er und bewegt meine Finger zu meiner Achselhöhle. »Eine Stelle hier. Wie eine Wurst. Und wenn es geht, werde ich dieses bisschen einfach entfernen«, sagt er und malt ein keilartiges Tortenstück, »und anschließend bringe ich das Gewebe wieder in Ordnung. Ich nähe es zusammen, so dass es zwar ein bisschen kleiner wird, doch das fällt kaum auf. Aber vielleicht – wahrscheinlich – werde ich eine Mastektomie vornehmen. In dem Fall wird die Narbe so aussehen …« Er zieht den Rand des Lakens straff über meine Brust. »Dann wird bei einem Bikini oder BH nichts zu sehen sein.«

Dieser Mann hier war noch vor fünf Minuten ein Fremder. Und jetzt diskutieren wir tatsächlich bis ins anschauliche Detail, wie sich meine Brust komplett wegschneiden lässt. Das wird als die irrste Unterhaltung meines bisherigen Lebens in die Geschichte eingehen.

Nachdem ich mich angezogen habe und wir gerade gehen wollen, drückt er zart meinen Arm. »Es wird alles gut werden, Keira«, sagt er. »Aber haben Sie auch genügend Unterstützung?«

»Natürlich«, antworte ich.

»Es wäre vielleicht nicht verkehrt, sich einer Selbsthilfegruppe anzuschließen.«

Ich werfe Tom einen Blick zu. Wir haben uns mehrmals darüber unterhalten, wie wir diese ganze Geschichte gemeinsam stemmen werden und dass wir niemanden sonst brauchen. Und auch wenn ich weiß, dass es für andere wirklich hilfreich sein kann, gemeinsam in einem Raum zu sitzen und Erfahrungen auszutauschen, möchte ich bei dem Gedanken am liebsten wegrennen. Ich werde mich in der Krebswelt nicht häuslich einrichten. Ich möchte nicht in diese Welt eintauchen, herzlichen Dank. Ich möchte nur kurz reinschauen und dann wieder raus.

»Sie hat sich einer Laufgruppe angeschlossen«, sagt Tom. Als ich ihm von Tamsin und Amma erzählt habe, schien er nicht begeistert zu sein. Gerade so, als wäre es eine Art Verrat an seinem Ideal des Wir-gegen-die-Welt. Doch jetzt klingt es fast, als sei er ein bisschen stolz auf mich. Vielleicht erkennt er inzwischen doch das Gute daran. »Mit Frauen übrigens«, ergänzt er. »Die ebenfalls in Behandlung sind.«

»Eine hervorragende Idee«, sagt Mr Mabiyan. »Erzählen Sie mir beim nächsten Mal davon.«

»Sie halten das Laufen also für eine gute Idee?«, frage ich ihn.

»Absolut«, erwidert er. »Genießen Sie jeden einzelnen Schritt.«

28

Nun also doch. Ich habe tatsächlich eine Selbsthilfegruppe. Aus purem Zufall. Weil Tamsin eine SMS schickt, um zu fragen, wie das Arztgespräch gelaufen sei. Meine anderen Freundinnen haben zwar ebenfalls getextet, aber irgendwie ist mir ihre Teilnahme am angenehmsten. Sie klingt nicht nach Mitleid, nur nach echtem Interesse. Ich berichte ihr, was man mir in der Klinik gesagt hat. Sie schreibt zurück:

Vorwärts und aufwärts. Vergiss nicht, einen Fuß vor den anderen. Glaub daran, dass es okay sein wird.

Ich drücke das Handy an meine Brust und lächle, während ich sie es im Geist sagen höre. Ich bin so dankbar für meine neuen Freundinnen, ganz besonders, als Amma mir eine SMS schreibt, ich könne sie gern anrufen, wenn ich Lust auf einen Schwatz hätte. Und weil ich nervös und aufgeregt bin, tue ich das.

Angesichts der Tatsache, dass wir uns gerade erst kennengelernt haben, finde ich unser Geplauder am Telefon überraschend unangestrengt, so als seien wir schon ewig befreundet. Vielleicht liegt es daran, dass in meinen anderen Beziehungen ein Ungleichgewicht besteht: Da bin ich die Kranke, und sie sind die Mitfühlenden. Aber bei Amma kann ich einfach ich selbst sein. Und es ist so eine Erleichterung, wenn jemand weiß, wovon ich rede; Lorna und die Mädels auf der Arbeit wissen es wirklich nicht.

Sie haben mir ein schlechtes Gewissen gemacht, weil ich mir heute für die Untersuchung frei genommen habe, aber ich habe fest vor, es verdammt noch mal loszuwerden, noch bevor ich hingehe. Ich muss das, was heute passiert ist, erst einmal verdauen, bevor ich mich ums Geschäft kümmere. Es ist ja nicht so, dass ich nicht besonders hart arbeiten würde, da der Vorstand morgen tagt.

Ich sitze in der Küche, die Füße in Schlappen auf dem Tisch, krame in einer der »Es-tut-mir-leid-dass-du-Krebs-hast«-Pralinenschachteln, die ich geschenkt bekommen habe, und studiere den Beipackzettel, ob ich die Füllungen mag.

Schnell sind Amma und ich bei dem, was Mr Mabiyan über Wein gesagt hat.

»Das Ganze mit der Lebensweise irritiert mich total. Besonders das mit dem Essen«, gestehe ich, während ich mich gegen die Kirschlikörpraline entscheide und sie zurücklege. »Ich dachte schließlich, ich sei gesund, aber dann habe ich den verdammten Krebs gekriegt. Und jetzt überlege ich, ob ich eine Diät machen soll.«

»Da musst du nicht mich fragen. Bei dem Thema bin ich seit je hin- und hergerissen«, gibt sie zu. »Man ist immer Schauspielerin. Ich habe Bulimie, Magersucht, das ganze Programm hinter mir. Es hilft auch nicht, dass ich zu den Montagsdiätmacherinnen gehöre.«

»Montagsdiätmacherin? Was ist das denn?«, frage ich und überlege, ob das aus einem Gurubuch für die Insider-Elite stammt.

»Also, pass auf, am Montag bin ich Gwyneth Paltrow. Sehr gewissenhaft. Ich bin rein. Mein Körper ist ein Tempel. Ich bin voller neuer Entschlüsse. Wenn du mich am Montag triffst, langweile ich dich mit meinem neuen Ich zu Tode. Kein Alkohol, nein … nein … nein … nie wieder. Ich trinke Saft und mache mir nahrhafte Superfood-Häppchen zum Mitnehmen in meine extralange tolle Yoga-Sitzung, weil *Deliciously Ella* meine neue Bibel ist.«

Ich muss lachen. Ein bisschen bin ich auch so.

»Aber am Mittwoch habe ich die Nase voll davon, tugendhaft zu sein. Und es findet sich wahrscheinlich eine ›total plausible Ausrede‹ für ein Glas Wein.« Ich sehe direkt vor mir, wie sie die Anführungszeichen in die Luft malt. »Und das ist mein Verhängnis, denn ich bin hervorragend in plausiblen Ausreden.«

»Sind wir das nicht alle?«

»Aber eine Ausrede führt immer zur nächsten, und ehe ich mich versehe, ist es Freitag, und ich habe mich in Keith Richard verwandelt, zerre Gwyneth, die meinen Knöchel umklammert, hinter mir her zur Bar und bestelle Kurze. Und am Samstag in aller Frühe habe ich mich komplett von ihr befreit. Gwyneth ist verbannt, und ich tanze auf dem Tresen. Lach nicht, Keira.«

»Ich lache nur, weil ich haargenau so bin. Bis auf das Tanzen auf dem Tresen. Nicht mit diesem Hallux.«

Wir lachen noch eine Weile, dann fährt sie fort.

»Ich übertreibe natürlich ein bisschen, aber das Tragische ist, dass ich immer denke, ich sähe umwerfend aus. Und dass alle mich toll finden, wenn ich mich so unerhört aufführe. Wahrscheinlich fühle ich mich frei, wenn ich die ganze Party unterhalte. Als würde ich den Männern den Stinkefinger zeigen.«

»Oder Gwyneth Paltrow.«

»Genau.«

»Aber …« Sie macht eine dramatische Pause. »Und das ist eine schockierende Eilmeldung – es stellt sich heraus, dass ich jeden Tag, rund um die Uhr, für meine Gesundheit verantwortlich bin.«

»Wer hätte das gedacht!«, bemerke ich.

Ich mache die Pralinenschachtel zu und schiebe sie unter das Kissen auf der Küchenbank. Später werde ich sie wegwerfen, so dass Tom den Beweis meiner Naschhaftigkeit nicht findet.

Während ich zur Arbeit fahre, denke ich über meine Unterhaltung mit Amma nach. Wie bei ihr ist der »Erst verzichten, dann lossaufen«-Schalter auch in mir quasi fest verdrahtet. Irgendwie hat sich eine innere Stimme in mir ausgebildet – wahrscheinlich seit meinen Teenagerjahren –, die ein sehr stabiles Narrativ entwickelt hat: dass es öde ist, auf sich selbst achtzugeben. Dass gesund sein spießig ist. Dass tugendhaft sein uncool ist. Dass, wer hemmungslos isst und trinkt, Spaß hat. Und Spaß haben bedeutet jung sein.

Ich finde es interessant, all das aufzudröseln, aber gleichzeitig rufe ich mir in Erinnerung, was mein Chirurg gesagt hat: dass es nicht um Bestrafung geht.

Kurzum, mir dämmert, dass ich vielleicht wirklich etwas ändern muss.

29

Ein nagelneuer Jaguar und ein ebenso neuer Porsche Cayenne machen sich auf den Wishwells-Stellplätzen breit, so dass ich, wütend über diese Angeber, die mir meinen üblichen Platz weggenommen haben, ins Parkhaus fahren muss. Ruby tippt auf die Armbanduhr, als ich in den Laden komme.

»Du bist wirklich spät dran, Keira«, sagt sie. »Lorna flippt schon aus.«

Ich bin verwirrt. Lorna weiß, dass ich heute das MRT und das Arztgespräch hatte, und ich wusste, dass sie die Besprechung wollte, um ihre Online-Strategie zu diskutieren; ich gehe mit einem wachsenden Gefühl der Beklemmung nach oben.

Durch die Glasscheiben des Besprechungszimmers blickt Lorna mich an. Pierre sitzt am Kopfende des Tischs und lacht mit Richard und Clive – unseren beiden nichtexekutiven Direktoren, die von der Private-Equity-Gesellschaft vor einigen Jahren in unseren Aufsichtsrat berufen wurden. Sie sind beide Anfang sechzig und haben schon einige ziemlich große Organisationen geleitet, und erst in diesem Moment geht mir auf, dass die Wagen auf unserem Parkplatz ihnen gehören.

»Ich dachte, das Vorstandstreffen sei morgen«, sage ich und ziehe hastig meinen Mantel aus. Das Vorstandstreffen *ist* morgen. Lorna muss es auf heute verlegt haben. Und ich saß mit hochgelegten Beinen und Pralinen futternd zu Hause und habe mit Amma telefoniert, während sie *hier* auf mich warteten. Wenn ich allerdings die Notizen auf dem Block sehe, der vor Lorna liegt, haben sie sich nicht gelangweilt in der Zeit.

»Ich habe eine E-Mail geschickt«, sagt Lorna. »Gestern Abend. Ich dachte, du hättest die Nachricht bekommen.«

»Aber – «

»Nun ja, wie wir eben vernommen haben, ist Keira nicht besonders gut im Lesen ihrer E-Mails«, sagt Clive, als sei das ein guter Witz. Ich sehe Richard die Augenbrauen hochziehen, als sei das eine starke Untertreibung.

»Zum Glück haben wir auch erfahren, dass Pierre sich daran gemacht hat, neu über die Miete zu verhandeln«, sagt Clive.

»Wie viel habe ich verpasst?«, frage ich entgeistert. Wie lange diskutieren sie schon über mein Unternehmen ohne mich?

»Keine Panik«, sagt Lorna, als sei ich einfach peinlich. »Ist keine große Sache. Du kannst später das Protokoll lesen.«

»Bevor wir mit der Miete fertig sind, möchte ich darauf hinweisen, dass im Mietvertrag eine Kündigungsklausel vorgesehen ist«, sagt Richard und blickt durch seine Halbmondbrille auf seine Unterlagen.

»Das ist kein Thema«, erwidere ich. »Wir werden einfach verlängern, wie immer.«

»Lassen Sie uns die Entscheidung vertagen«, sagt Clive. »Und sehen, wo wir in ein paar Monaten stehen.«

Er sieht mich an, und mir wird klar, dass Lorna und Pierre ihm von meiner Diagnose berichtet haben. Sie haben alle über mich gesprochen, und sie werden mir nichts darüber verraten, aber ich ahne, dass in meiner Abwesenheit irgendeine Entscheidung getroffen wurde.

»Nun, es ist doch nicht so, dass Änderungen anstünden. Dafür gibt es keinen Grund«, sage ich stockend.

»Da haben Sie sicherlich recht«, meint Clive. Ich schaue zu Lorna, aber sie weicht meinem Blick aus. »Ich weiß ja, dass Sie bei Pierre hier in kompetenten Händen sind.«

Die Besprechung endet kurz darauf, da Clive und Richard es zweifellos eilig haben, zu ihren jeweiligen Golfclubs zu kommen. Ich sehe Pierre fröhlich mit ihnen scherzen und Clive auf den Rücken klopfen.

Wieder an meinem Schreibtisch, gehe ich durch meine E-Mails, und da ist tatsächlich eine von gestern am späten Abend über das Vorziehen der Vorstandssitzung, die aber eindeutig nicht auf meinem Smartphone erschienen ist.

»Das kommt nur von diesem neumodischen Computersystem«, sage ich verzweifelt zu Lorna. »Ich hätte niemals – «

»Du machst doch wohl Pierre keinen Vorwurf, oder?«, fragt Lorna und verschränkt die Arme. »Nur weil du deine E-Mails nicht gelesen hast.« Sie sieht mich kopfschüttelnd an. »Hör mal, du hast keinen Grund, dich jetzt aufzuregen. Wir haben alles Nötige geklärt.«

»Aber worüber habt ihr diskutiert?« Ich klinge weinerlich und bedürftig, und ich bin sauer, stinksauer, dass sie mir die Kontrolle entzogen hat.

»Sei doch nicht so misstrauisch«, gibt sie zurück. »Du solltest froh sein, dass wir online expandieren. Da liegt nämlich das eigentliche Geld. Pierre hat Clive und

Richard unsere Prognosen gezeigt und erklärt, wie wir die Inhalte unserer Website aggressiv vermarkten.«

»Aber wir können nicht aus heiterem Himmel plötzlich mehr Waren produzieren. Lisa ist mit ihrer Keramik schon jetzt am Limit.«

»Wir brauchen sie nicht. Pierre hat einen Lieferanten in China aufgetan, der die Teekannen für einen Bruchteil des Preises herstellen kann.«

»China?« Also massenproduzierter Schrott und nicht von unseren einheimischen Kunsthandwerkern, wo es doch bei Wishwells *genau darum* geht.

»Er hat vor Weihnachten eine der Teekannen zu seinem Kontaktmann geschickt.«

Es sind aber nicht irgendwelche Teekannen. Es sind *meine* Teekannen. Es ist *mein* Design. Obwohl ich jetzt mit Schrecken feststelle, dass ich nie irgendeine Art von geistigem Eigentum oder Copyright angemeldet habe. Pierre und Lornas dubiose chinesische Lieferanten können nach Lust und Laune kopieren – und ich kann nichts dagegen unternehmen.

30

Nachdem ich, wieder zu Hause, eine halbstündige Tirade über die Vorstandssitzung losgelassen habe, scheint Tom allerdings die Online-Expansion für eine gute Idee zu halten. Ich solle mir vielleicht Lornas Plan einmal anhören. Und als ich ihm erkläre, die E-Mail über die vorgezogene Vorstandssitzung hätte ich definitiv nicht gesehen, bedenkt er mich mit einem Blick, den er sonst bei den Kids einsetzt.

»Du glaubst also, jemand habe absichtlich an deiner E-Mail herumgefummelt?«, fragt er.

»Es ist doch möglich, oder?«

»Aber höchst unwahrscheinlich«, entgegnet er, nimmt sich einen Apfel aus der Obstschale und beißt hinein.

Ich bin froh, als er am nächsten Morgen zur Arbeit aufbricht. Er versteht einfach nicht, wie sehr ich mich von Pierre und Lorna verdrängt fühle. Die Art, wie sie meine Krebsdiagnose gegen mich verwenden.

Aber vielleicht hat Lorna ja recht, und ich hänge in der Vergangenheit fest – habe Angst vor jeder Veränderung. Und vielleicht funktioniert mein Verstand wirklich nicht mehr so, wie er sollte, seit mir so viel anderes durch den Kopf geht.

Als ich mir bei Jennifer meinen Kaffee hole, wuselt sie gerade hinter dem Tresen herum. Sie strahlt.

»Oh, perfektes Timing«, sagt sie und drückt meinen Arm. »Sian ist hier.«

Mit einem Gefühl der Beklemmung fällt mir ein, dass

Jennifer, als ich ihr von meiner Diagnose erzählte, vorschlug, mich ihrer Schwester vorzustellen, die gerade eine Brustkrebsbehandlung hinter sich habe. Weil ich nett sein wollte, meinte ich, es sei sicher gut, eine Veteranin kennenzulernen. Aber die Begegnung mit jemandem, der ebenfalls mit dem »Großen K« zu tun hat, ist das Letzte, wofür ich mich im Augenblick stark genug fühle.

Doch es gibt kein Entkommen. Sie führt mich zu einem Tisch am Fenster. »Sian, Keira, Keira, Sian. Beide mit Brustkrebs«, sagt Jennifer, als wären wir die glücklichen Gewinnerinnen eines Wettbewerbs. »Also, nicht aktuell«, fügt sie hinzu, als sie mein Gesicht und Sians hochgezogene Augenbrauen sieht. »Aber beide macht ihr das Gleiche durch und habt so viel gemeinsam.«

Sie lässt Sian und mich mit dem Versprechen allein, uns Kaffee zu bringen.

»Toll!«, sagt Sian. »Sie ist fast so feinfühlig wie ein Ziegelstein.«

Sian hat jungenhaft kurzes, dunkelbraunes Haar und trägt eine modische Brille. Sie hat feine Gesichtszüge, große braune Augen und sieht, wie ich finde, ein bisschen eulenhaft weise aus.

»Das ist in Ordnung«, sage ich lachend. Ich weiß, dass Jennifer es nur gut meint.

»Sie hat das immer gemacht, wenn sie mich mit Männern zusammenbringen wollte. ›Seht doch nur, ihr zwei, ihr werdet einander lieben, wo ihr beide Jeans tragt. So viel Gemeinsames.‹«

Ich muss wieder lachen – hauptsächlich, weil mir ihre Ehrlichkeit gefällt, aber auch, weil sie ihre Schwester so treffend beschreibt. Sie zeigt auf den Platz ihr gegenüber, und ich setze mich. Durch das beschlagene Fenster kann ich in Wishwells Lorna sehen, die argwöhnisch auf die Straße schaut. Ob sie etwa auf mich wartet?

»Also, tut mir leid, das mit deinem …« Sian wedelt vage mit der Hand in Richtung meiner Brust.

»Danke, schon gut. Mir das mit dir ebenfalls.«

Ich versuche, ihr nicht auf die Brust zu schauen, doch das fällt mir schwer. Sie hat kleine Brüste und trägt einen ziemlich engen dunkelroten Rollkragenpulli. Wenn sie die Operation hinter sich hat, die mir bevorsteht, dann ist davon tatsächlich nichts zu sehen.

»Was kommt denn jetzt alles auf dich zu?«, fragt sie, und ich berichte ihr, dass ich demnächst operiert werde und dann die ganze Nachbehandlung folgt.

»Klingt ähnlich wie bei mir. Nur dass ich schon durch bin … sagen sie jedenfalls.«

»Du musst froh sein, dass es vorbei ist?«

»Ja, natürlich. Nur … diese Rückkehr in mein altes Leben, alles daran … Es ist hart. Ich habe mich verändert, aber ich weiß eigentlich nicht, wie.«

Ich hatte mir vorgenommen, so heiter, so positiv, so entschlossen zu sein, dass ich sämtliche Prozeduren gut durchstehe, die OP und die Behandlung, um dann ins normale Leben zurückzukehren. Doch als ich jetzt mit Sian rede, merke ich, dass die Rückkehr in die Normalität womöglich gar nicht so einfach sein wird. Ich hatte die psychologische Langzeitauswirkung von Krebs bisher noch überhaupt nicht bedacht.

»Wie meinst du das?«

»Da kämpfst du dich durch diese ganze Behandlung, und dann wirst du ins Leben entlassen, einfach so«, sagt

Sian. »Als könntest du den Faden locker wieder aufnehmen und weitermachen, als wäre nichts passiert. Die Termine, die Kontakte, die Fürsorge – all das hört auf einen Schlag auf.« Sie klingt bitter. »Tut mir leid, wahrscheinlich sollte ich dir das gar nicht erzählen.«

Ich merke allerdings, dass es auch ihr guttut, ihr Herz bei einer Frau auszuschütten, die sie vielleicht verstehen kann.

»Und das ist noch nicht alles. Dazu kommen die Hormontabletten, die ich nehme«, sagt Sian und lacht nervös.

»Was ist mit denen?«, frage ich. »Haben die Nebenwirkungen?«

Sie verzieht das Gesicht. »Wunderbar sind sie nicht. Das Medikament, das ich nehme, Tamoxifen, scheint mich kopfüber in die Menopause gestürzt zu haben. Hitzewallungen, nächtliche Schweißausbrüche, Erschöpfung, Knochenschmerzen, trockene Haut, trockene … na ja … alles eben. Tut mir leid! Da habe ich wohl ein bisschen zu viel ausgeplaudert, dafür dass wir uns gerade erst kennengelernt haben.«

»Das ist in Ordnung.« Wieder lache ich.

»Aber wahrscheinlich muss man sich einfach damit abfinden. Sie sagen, das Medikament sei lebensrettend.«

Ich nicke, weil sie recht hat: Im Grunde bleibt uns keine Wahl bei dem, was wir durchzumachen haben. Es ist das erste Mal, dass ich auf die Hormonbehandlung gestoßen werde, die sich an die Bestrahlung anschließt. So wie es aussieht, wird diese Reise durch die Krebswelt sehr, sehr lange dauern. Eine lebenslange Reise.

»Na, egal, ich schwatze so daher. Ich sollte einfach

weitermachen, wieder in meinen Rhythmus kommen. Mir vielleicht einen anderen Job suchen.«

»Was machst du denn beruflich?«

»Ach«, sagt sie und winkt ab. »Das würde dich nur langweilen. Konten, Computer, solche Sachen. Ich habe in Bracknell gearbeitet, in einem Team, aber als ich krank wurde, bin ich wieder hierhergezogen, um in der Nähe von Jen und Mum zu sein.«

»Und warum gehst du nicht zurück?«

Sie schüttelt den Kopf. »Das ist nicht so einfach.«

Sie scheint eine ausgesprochen liebenswürdige Person zu sein, deshalb tut es mir leid, dass sie so in der Luft hängt. »Es gibt ja auch andere Sachen, die ich machen könnte. Eigentlich will ich wieder fit werden, aber ich finde dauernd Ausreden, nicht damit anzufangen«, bekennt sie.

Ich erzähle ihr von Tamsin und Amma und dass wir begonnen haben, im Park zu laufen. »In unserem Bright-Side-Running-Club ist noch Platz«, verkünde ich mit komisch affektierter Stimme und muss selbst über den Namen lächeln, den Tamsin uns gegeben hat. »Warum machst du nicht einfach mit?«, schlage ich vor. Kaum dass ich es ausgesprochen habe, frage ich mich, ob die anderen das auch in Ordnung finden. Aber eigentlich bin ich sicher, dass sie Sian mögen werden.

»Das ist lustig«, sagt sie.

»Was ist lustig?«

»Dieser Name … Bright-Side-Running-Club. Aber weißt du was?«

»Was denn?«

»Vielleicht trete ich bei.«

31

Am Donnerstagabend bleibe ich noch für das Late-Night-Shopping, aber auf unserem Abschnitt der Einkaufsstraße ist es sehr ruhig.

Jennifer kommt mit ein paar übriggebliebenen Kuchenstücken vom Café rüber. Wir reden eine Weile über Sian, und ich berichte ihr, wie gut wir uns verstanden haben. Jennifer sagt, Sian sei eindeutig entschlossen, gemeinsam mit uns zu joggen, und ich bin froh, dass ich ihr Lust machen konnte, die Laufschuhe rauszuholen. Anschließend geht es dann ums schwache Geschäft.

»Oh, ich wollte dich längst fragen, ob Brian mit dem Plakat vorbeigekommen ist?«

Brian führt das Schuhgeschäft zwei Türen weiter.

»Mit welchem Plakat?«

»Er möchte uns für seine Kampagne gegen die Sanierung dieses Abschnitts der Brightmouth-Hauptstraße gewinnen.«

»Das hast du letztens erwähnt«, erwidere ich. Mir fällt unser Gespräch wieder ein. Normalerweise wäre ich sofort zu Jennifer gelaufen, um mit ihr darüber zu reden, aber vermutlich hatte ich andere Dinge im Kopf.

»Die Stadtverwaltung hat eine Ausschreibung zum Abriss aller Gebäude und zum Bau neuer Büros veröffentlicht.«

»Wie bitte? Das können sie doch nicht machen«, sage ich empört.

»Hast du nicht die diesbezüglichen Briefe gesehen?«

»Nein!«, rufe ich, denn ich höre zum ersten Mal davon.

»Brian ist total außer sich. Das heißt, er leidet genauso wie der Rest von uns. Er sagte, seine Weihnachtsverkäufe seien dieses Jahr ein Desaster gewesen, weil alle online kaufen, aber es geht ihm ums Prinzip. Wir haben gegen die großen Ketten auch so schon genug zu kämpfen, doch jetzt will die Stadt uns komplett loswerden.«

»Das wird auf keinen Fall passieren. Wir haben gerade unseren Mietvertrag verlängert«, erkläre ich.

»Gut so«, sagt sie sichtlich erleichtert. »Solange Wishwells bleibt, können sie nichts machen.«

Als sie gegangen ist, finde ich das Plakat aufgerollt im Regal unter der Kasse. Es ärgert mich, dass Lorna es nicht ins Schaufenster gehängt hat. Also tue ich es.

Deshalb hat der Hausbesitzer wohl die Miete erhöht, denke ich, während ich mit der Abrechnung beginne. Nun, ich bin jedenfalls froh, dass das geregelt ist, weil sich so niemand an Wishwells vergreifen kann. Es fuchst mich, dass die Stadt unsere kleinen Geschäfte nicht unterstützt, denn genau diese Läden – wie ich verkünden werde, falls wir den Preis als Einzelhändler des Jahres bekommen – *sind der Lebensnerv dieser Gemeinde.* Wenn wir nicht mehr als lebendige Menschen miteinander umgehen, sind wir erledigt. So sehe ich das jedenfalls.

Doch länger kann ich nicht darüber nachdenken, weil mein Handy klingelt. Es ist Mr Mabiyan vom Krankenhaus. Wie es scheint, hat der MRT-Scan sämtliche seiner Vermutungen bestätigt. Da ein Termin ausgefallen ist, werde meine Operation am Mittwoch in zwei Wochen stattfinden, erklärt er mir. »Ist das in Ordnung für Sie?« *Als hätte ich die Wahl.*

Mann! So schnell. Der National Health Service ist doch angeblich entsetzlich langsam; deshalb bin ich beeindruckt – und ein wenig alarmiert –, dass sie so rasch handeln. Ich beende das Gespräch. Pling! Erneut mein Handy.

Es ist Billy, mein Bruder, der einen sechsten Sinn für Neuigkeiten zu haben scheint; also texte ich zurück und berichte ihm von meinem OP-Termin. Seit ich ihm von meiner Erkrankung erzählt habe, meldet er sich ziemlich regelmäßig, und jetzt, wo er das Datum weiß, möchte er von Australien herfliegen, um mich zu besuchen. Ich bin sehr gerührt, trotzdem schreibe ich, er solle nicht kommen. Seine Windsurf-Schule hält ihn ziemlich auf Trab, und außerdem gäbe es nur Stress, wenn er käme und bei Mum wohnen würde. Er kann sich nämlich, im Gegensatz zu mir, nicht damit abfinden, dass Mum jetzt mit Rob zusammenlebt.

Ich suche nach dem Bürokalender, um meine Tage im Krankenhaus einzutragen, während meine Gedanken um die Operation kreisen. Es ist albern, aber im Augenblick muss ich an all die Kleider in meinem Schrank denken, die ich nach der OP nie mehr tragen werde. Und ich überlege, wann das Preisträgerdinner eigentlich stattfindet, noch bevor ich tittenlos bin oder erst danach.

Dann dämmert mir, dass Lorna am Ende doch recht hatte. Ich kann auf keinen Fall nach Birmingham fahren. Panisch überlege ich, wie wir den Laden am Laufen halten sollen, während ich außer Gefecht gesetzt bin und Moira noch verreist ist.

Ich stelle mir Moira auf einem riesigen Kreuzfahrtschiff in der Karibik vor, und plötzlich überkommt mich so etwas wie empörte Sehnsucht. Wie kann sie fort sein, während mir all dies zustößt, und sie hat nicht die geringste Ahnung?

32

Es ist ein herrlich klarer Tag, als wir uns zu unserem Freitagslauf treffen. Sian hat auf dem Parkplatz auf mich gewartet, ich jogge mit ihr zur Bank und stelle sie Amma und Tamsin vor.

Falls Sian von Tamsins Erscheinung leicht irritiert sein sollte, so wie ich zu Anfang, dann lässt sie es sich nicht anmerken.

»Oh, mir gefällt dein Spinnennetz«, sagt sie und bewundert Tamsins Brust. »Es ist toll. Ich habe eine Fledermaus auf der Hüfte.«

»Eine Fledermaus? Ich *liebe* Fledermäuse.« Tamsin ist sichtlich angetan von Sian. Sie grinst mir zu und führt uns zum Aufwärmen auf das Rasenstück.

»Seht mal an! Jetzt sind wir schon zu viert«, erkläre ich und bin irgendwie stolz auf unsere wachsende Anzahl. Denn es ist ja nicht nur der Krebs, der sich vermehrt, oder? Auch wir selbst sind es. Und wir sind hier, um ihm in den Arsch zu treten.

»Wenn es so weitergeht, sind wir Ende des Jahres genug für eine Fußballmannschaft«, meint Tamsin.

»Solange niemand stirbt«, erinnert Amma uns.

»Ja, das ist immer im Hintergrund.«

»Ja, aber scheiß drauf«, sagt Tamsin. »Wir könnten auch vom Bus überfahren werden, also kein Grund, sich darüber Gedanken zu machen. Was nicht heißt, dass an unserer Bushaltestelle jemals ein Bus kommt, wenn ich ihn brauche.«

»Oder an meiner«, sagt Amma, obwohl ich mir nicht vorstellen kann, dass sie überhaupt Bus fährt.

»Ich warne euch, ich bin heute langsam«, sagt Tamsin. Trotzdem leuchtet ein Feuer in ihren Augen, als sie uns wie ein grimmiger, aber geliebter Drillsergeant durch die Aufwärmübungen scheucht.

»Nicht so langsam wie ich«, erklärt Sian. »Ich habe seit Ewigkeiten keinen Sport mehr getrieben.«

Ich erzähle ihr, was für Fortschritte ich in so kurzer Zeit schon gemacht habe. Hatte ich anfangs Angst, überhaupt die Turnschuhe anzuziehen, freue ich mich jetzt auf jeden Lauf. Und ich bin fitter als das ganze letzte Jahr, was schon komisch klingt angesichts meiner Diagnose.

»Du wirst es schaffen«, beruhige ich sie und denke dabei an Tamsins wertvollen Rat. »Es ist alles eine Sache des Willens. Sag dir einfach, dass du es schaffen wirst. Immer hübsch einen Fuß vor den anderen.«

Auf dem ersten Abschnitt sind wir langsam. Ich habe Pooch dabei und muss dauernd stehen bleiben und ihn rufen, damit er nicht zurückbleibt. Peinlicherweise schleift er ständig seinen Hintern über den Boden. Ich muss ihm endlich Wurmtabletten besorgen. Und ich habe ihn *gottverdammt* immer noch nicht impfen lassen.

Ein paar Dachdecker pfeifen uns nach, als wir am Toilettenhäuschen vorbeikommen. »Aye, aye, eine Neue«, ruft einer von ihnen. »Hübsche Sticker, Süße.«

»Ignorier sie«, sage ich zu Sian.

»Das ist das erste Kompliment seit Langem«, erwidert sie lachend. »Das nehme ich gern an.«

»Ähm, meine Damen … würden wir uns bitte mal daran erinnern, dass wir Feministinnen sind? Ich hoffe jedenfalls. MeToo und so weiter. Alles klar?«, erklärt Amma. Sie neckt uns, doch in ihrer Stimme liegt eine gewisse Schärfe. »Wir sollten uns so was nicht gefallen lassen – von niemandem. Ich will dich nicht kritisieren, Sian, aber niemand hat es nötig, sich von einem geifernden Kerl das Selbstbewusstsein stärken zu lassen.«

Amma erzählt Sian von ihrer Schauspielerei. Sie erwähnt ein paar Sachen, wo sie mitgespielt hat, und Sian sagt, sie sei gerade süchtig nach dieser neuen Krimiserie in der BBC. »Wie heißt sie noch mal? Oh ... oh ... da macht diese eine Schauspielerin mit ... du weißt schon, sie ist dauernd im Fernsehen ...«

»Isabel Monroe?«, schlägt Amma vor, und die Verachtung in ihrer Stimme ist nicht zu überhören.

»Du kennst sie doch, nicht wahr?«, sage ich. »Ich habe nicht geschnüffelt, ehrlich, nur auf Facebook gesehen, dass ihr befreundet seid.«

»Ha!«, erwidert Amma. »Schöne Freundin. Wir waren so eng miteinander. Enger als Schwestern, bis wir uns beide für denselben Film beworben haben. Und es war so aufregend – weil wir vielleicht gemeinsam unseren großen Durchbruch haben würden. Aber dann kriegte sie eine Rolle und ich nicht. Und danach hat Evan sie noch von ihrer Agentin weggelotst.«

»Evan?«, frage ich.

»*Mein* Agent. Evan Harding. Du wirst noch nie von ihm gehört haben, aber in Agenturkreisen ist er eine große Nummer. Egal. Jedenfalls hat er sich in Isabel verguckt und schickte sie statt mich zu all den wichtigen Castings. Zumindest kam mir das damals so vor. Und dann war sie so beschäftigt, dass sie keine Zeit mehr für mich hatte.«

»Autsch«, sagt Sian.

»Genau. Glaub mir, die Entfremdung zwischen Freundinnen tut irgendwie mehr weh als alles andere. Man stelle sich vor, inzwischen ist sie verheiratet und hat ein Kind, und ich habe es noch nicht einmal gesehen.«

»Du könntest ihr doch bestimmt sagen, was mit dir ist, oder?«, frage ich. »Ich bin sicher, du könntest es wieder kitten. Sie würde dir bestimmt helfen wollen, wenn sie wüsste, was du gerade durchmachst?«

Ich denke an Joss und Scout und daran, wie sie mich bisher unterstützt haben, obwohl sie beide so weit entfernt sind. Kein Tag, an dem nicht die eine oder die andere eine aufmunternde SMS oder eine WhatsApp-Nachricht schickt.

»Nein. Auf keinen Fall«, erklärt Amma und schüttelt den Kopf. »Niemals. Sie darf es nie erfahren.«

Wir reden über Freundschaften und wie sie sich verändern, da fange ich plötzlich an, über Lorna zu sprechen. Und ehe ich mich versehe, bin ich mittendrin, von der schrecklichen Vorstandssitzung zu erzählen.

»Dieser Pierre klingt ja *furchtbar*«, sagt Tamsin empört.

Eine Welle der Dankbarkeit erfasst mich. Sie ist die Erste, die Pierres Verhalten vom selben Standpunkt aus sieht wie ich. Ich hole noch ein bisschen weiter aus und berichte, wie Lorna mich in der Mietangelegenheit behandelt hat.

»Dabei ist es so … Ich bin mir ziemlich sicher, dass ich diese E-Mail nie gesehen habe. Ich mache *nie* Fehler. Nicht solche, aber jetzt tun sie so, als sei ich vor lauter Schwäche nicht mehr bei klarem Verstand.«

»Selbst wenn du einen Fehler gemacht hättest«, argumentiert Tamsin, »hätten sie nicht so herablassend sein dürfen.«

Ich würde sie am liebsten küssen.

»Tom meint, ich bausche die Geschichte zu sehr auf. Aber es geht nicht nur um Lorna und Pierre. Die anderen verhalten sich ebenso. Seit sie das mit dem Krebs wissen, finde ich sie so ekelhaft …«

»Pietätvoll? Bevormundend?«, bietet Tamsin an.

»Beides«, sage ich dankbar.

»Deswegen habe ich es niemandem erzählt«, sagt Amma.

Ich starre sie an, da sagt Tamsin: »Sie ist schon ein richtiges Prachtstück, die da.«

»Du hast es niemandem gesagt? Wieso nicht?« Sian klingt ungläubig.

»Weil es schon hart genug ist, eine asiatische Schauspielerin zu sein, aber es ist beruflicher Selbstmord, aus London wegzuziehen, was ich nur getan habe, weil ich blöderweise dachte, die Beziehung, in der ich war, hätte eine Zukunft. Noch so eine Dummheit. Jeder sagte, ich solle auf keinen Fall weggehen, und sie hatten recht, denn mein Agent kümmert sich nur um seine Klienten in den Zonen eins und zwei.«

Ich fühle mit ihr, aber es tut auch gut zu wissen, dass ich nicht die Einzige mit Problemen im Beruf bin. Und außerdem tut sie mir leid, weil ihre Beziehung nicht gehalten hat.

»Ernsthaft. Für den Schauspielberuf ist das ein katastrophaler Entschluss. Falls jetzt noch herauskommt, dass ich …«, sie holt tief Luft und sagt hochdramatisch,

»*Krebs* habe, bin ich endgültig erledigt. Du fühlst dich beiseitegeschoben und abgeurteilt – ich wäre tot in ihren Augen.«

»Du findest das schlimm. Ich kriege immer noch zickige E-Mails von meiner Chefin«, sagt Tamsin. Sie arbeitet in der Personalabteilung der Stadtverwaltung. »Ich glaube, ein männlicher Chef wäre sehr viel verständnisvoller. Manche Frauen können es nicht ausstehen, wenn andere Frauen schwach sind. Als hätten wir sie im Stich gelassen.«

»Ich weiß, was du meinst«, mischt Sian sich ein. »Ich habe meinen Job geliebt, aber als ich krank wurde, konnten sie mich nicht schnell genug loswerden. Meine Chefin – diese schreckliche Lianne – bat mich sogar, den anderen im Team nichts zu sagen … als wäre es ansteckend. Wie ein Virus. Sie hat sich wirklich schlimm verhalten, mir blieb nichts anderes übrig, als zu gehen. Und ich möchte nicht wissen, was sie meinen Kollegen erzählt hat.«

Tamsin nickt zustimmend. »Die Vorstellung, durch all das durchzumüssen und dann wieder zurückzukehren … zu ihr und ihrem schikanösen Verhalten … also, Keira, du hast großes Glück, dass du deine eigene Chefin bist«, sagt sie, an mich gewandt. »Vergiss das nicht. Lass nicht zu, dass irgendjemand deine Stellung untergräbt.«

33

Das Zusammensein mit Sian, Amma und Tamsin hat mein Selbstwertgefühl unendlich gestärkt, und als ich später zur Arbeit fahre, fühle ich mich besser als in der ganzen Woche zuvor. Tamsin hat recht: Ich muss mich Lorna gegenüber durchsetzen. Ich blicke in den Rückspiegel und sage laut: »Du bist der Boss, Kleine«, und als ich aus dem Wagen steige, ebenso laut: »Stärk mir den Rücken, Dad, okay? Ich brauche heute ein bisschen Unterstützung.«

Erst mal trinke ich im Café eine Tasse Tee. Jennifer ist sichtlich glücklich, dass Sian mit uns gelaufen ist.

»Es ist schön zu sehen, dass meine Schwester endlich ein bisschen in die Gänge kommt«, gesteht Jennifer. »Sie war so niedergeschlagen, und du hast sie echt aus ihrem Loch geholt.«

»Das kann ich nicht für mich beanspruchen, aber ich freue mich, dass das Laufen geholfen hat.«

»Sie ist doch so klug. Sie hilft mir hier manchmal aus, aber das reicht nicht. Irgendwie tritt sie auf der Stelle ...« Jennifer lächelt mich an und fuchtelt mit der Hand. »Typisch für mich. Da muss ich mich schon wieder einmischen.«

»Sie scheint ein sehr liebenswürdiger Mensch zu sein«, sage ich zu ihr und meine es auch so. »Ich bin mir sicher, dass sie schon bald wieder auf die Beine kommt.«

»Und du? Wie geht es dir? Ich habe mir übrigens überlegt ... wie wäre es, wenn du fürs Wochenende eine Massage buchst? Dir was gönnst. Ich habe einen Gutschein für diese Thai-Bude. Du kannst ihn haben«, sagt sie. Und sie ist so nett, mir sogar den Gutschein zu schenken. Ich weiß, dass der ein hübsches Sümmchen wert ist.

»Nein, im Ernst, das kann ich nicht annehmen.«

Aber Jennifer besteht darauf, reicht mir den Gutschein und passt auf, dass ich sofort die Nummer wähle. Sie ist sehr beharrlich.

Während ich die Straße zu Wishwells überquere, warte ich, dass jemand abnimmt. Brians Plakat ist aus unserem Schaufenster entfernt worden. *Verdammte Scheiße.*

Die Frau am Telefon ist sehr freundlich und bucht mich für den Sonntagnachmittag, doch dann sagt sie: »Oh, Entschuldigung, noch eine Sache. Es ist nur eine Formalität. Irgendwelche gesundheitlichen Probleme?«

»Nein. Nein, nichts«, erwidere ich, dann halte ich inne. »Also genau gesagt habe ich gerade eine Brustkrebsdiagnose bekommen.«

Ich spüre, wie sie bei den Worten zurückzuckt. Ihr Ton ändert sich, und ihre Stimme wird zu einem drängenden Flüstern. »Oh, also, in dem Fall, nein. Ich fürchte, eine Massage kommt da nicht in Frage.«

»Was? Wieso?«

»Unsere Therapeuten möchten nicht mit Menschen mit …«, sie hält inne, als ertrüge sie es nicht, das Schreckgespenst heraufzubeschwören, »… *Krebs* arbeiten.«

»Sie möchten das nicht? Warum nicht?«

»Nun ja, es ist … es ist sehr gefährlich«, erwidert sie.

Mir ist nicht klar, für wen die Massage gefährlich ist. Für den Masseur oder für mich?

Nach diesem Anruf fühle ich mich einigermaßen ernüchtert. Glücklicherweise ist Lorna nicht im Büro. Ruby zuckt mit den Achseln, als ich frage, was mit dem Plakat passiert sei. Ich finde es merkwürdig, dass es einfach verschwunden ist, aber Ruby ist heute nicht besonders gesprächig. Ich beschließe, Brian um ein neues zu bitten.

Den Nachmittag verbringe ich damit, Lisas neue Stücke auszustellen, aber irgendwie verträgt die neue Keramik sich nicht gut mit Lornas Jackson-Zeug. Der Laden wirkt einfach unordentlich, und ich vermisse Moira mit ihren magischen Händen. Sie kriegt es immer hin, dass alles genau richtig aussieht.

Schließlich fällt mir ein, dass der große Tisch sich in der Mitte teilen lässt, und ich dekoriere die Keramik auf der einen Hälfte und packe den Jackson-Kram auf die andere. Das genügt als Kompromiss. Ich bin zufrieden mit meinem Werk.

Vielleicht liegt es daran, dass ich meine Sorgen bei meinen Lauffreundinnen abgeladen habe, oder einfach daran, dass Pierre und Lorna nicht anwesend sind, jedenfalls tut mir das Herumwerkeln im Laden richtig gut. Und es ist auch schön, mit einigen unserer Stammkundinnen zu plaudern. Gegen sechs bin ich dann allerdings müde, und als Ruby vorschlägt, ich solle doch schon nach Hause gehen, sie werde abrechnen und den Laden schließen, bin ich sehr dankbar.

Auf der Heimfahrt kaufe ich noch etwas Leckeres zum Abendessen. Zu Hause sagt Tom, er werde ein Risotto machen, während ich ein Bad nehme.

Oben im Badezimmer ermahne ich mich, unbedingt eine positive Haltung zu bewahren. Denn es gibt eine

Menge Positives. Zuallererst, der Krebs ist lokal begrenzt. Er lässt sich entfernen. Es handelt sich nur um eine kleine OP. Wenn man schon einen Körperteil verlieren muss, dann ist eine Brust vermutlich der entbehrlichste. Es geht nicht um ein Auge oder ein Bein, nicht einmal um eine Zehe. Niemand wird es bemerken. Es war gut, dass ich Sian kennengelernt habe. Ich konnte mich überzeugen, dass man am Ende der Behandlung total normal *aussehen* kann, auch wenn sie sagt, innerlich fühle sie sich nicht so.

»Alles in Ordnung?«, fragt Tom, als er mit einem Glas Wein für mich das Badezimmer betritt.

»Ich versuche, das Ganze von der sonnigen Seite zu betrachten«, erkläre ich ihm. »Wer weiß … es kann ja immerhin sein, dass es Vorteile hat, nur eine Brust zu besitzen.«

»Was zum Beispiel?«

»Na ja … keine Ahnung, vielleicht kann ich endlich doch noch Poolbillard spielen. Oder diesen Zaubertrick vorführen und einen langen Seidenschal aus meinem BH ziehen, der einfach kein Ende nimmt.«

Tom lacht. »Du wirst schon etwas finden«, sagt er. »Denk nur mal an all die Mythen über die antiken griechischen Amazonen. Die schnitten sich eine Brust ab, um das Bogenschießen besser zu beherrschen.

»Genau. Du darfst mich in Zukunft Keira, die Kriegerprinzessin, nennen.«

»Du kannst dich immer noch für eine Rekonstruktion direkt nach der Mastektomie entscheiden«, sagt er. Wir hatten ziemlich ausgiebig das Pro und Kontra diskutiert.

»Ich will nicht eine flotte neue und eine fast fünfzig Jahre alte haben«, erkläre ich ihm, was, wie ich weiß, albern ist, weil eine Menge Frauen sich dazu entschlossen haben und mit dem Ergebnis absolut zufrieden sind. Aber für mich … in diesem Augenblick … Ich bin noch nicht so weit, eine solche Entscheidung zu treffen. Der Gedanke an die Operation macht mich sowieso schon halb verrückt, da brauche ich nicht noch den Druck einer Bauchstraffung und einer Brustrekonstruktion.«

»Ich bin sicher, sie werden versuchen, beide einander anzugleichen«, sagt Tom.

»Aber was, wenn sie es nicht hinkriegen und plötzlich meine gesunde auch noch wegschneiden wollen?«, sage ich und lege meine Hand schützend um die rechte Brust. »Ich verstehe, wieso andere es unbedingt wollen, aber für mich ist das nichts.«

Er packt mich von hinten, legt die Arme um mich. Dann starren wir auf unsere beiden Köpfe nebeneinander im Spiegel. »Ich liebe dich«, sagt er. »Es wird gutgehen. Das verspreche ich dir. Wir werden dafür sorgen, dass alles gutgeht.«

»Ich weiß.«

Wir bleiben noch einen Moment so stehen und lächeln uns an, doch dann höre ich mein Telefon im Schlafzimmer.

»Geh nicht gucken«, sagt Tom. »Du wolltest doch baden.«

»Aber es könnte Tilly sein. Ich habe ihr eine SMS geschickt, sie gebeten, zum Abendessen hier zu sein«, entgegne ich und löse mich aus seinen Armen.

Doch es ist nicht Tilly. Es ist eine WhatsApp-Nachricht von Becca. Ich öffne sie und sehe ein Video und über dem Clip die Worte WIR HABEN GEWONNEN.

Ich tippe auf den Play-Pfeil und sehe und höre Applaus und eine verwackelte Aufnahme von Lorna: Da steht sie in einem hautengen Abendkleid und lächelt Pierre an, der in seiner Aufmachung mit schwarzer Krawatte ziemlich elegant aussieht. Und dann begreife ich, wo sie sind.

Sie sind bei der Preisverleihung.

Sie sind bei der Preisverleihung, und sie haben mich nicht eingeladen.

34

Am Montagmorgen bin ich früh im Geschäft. Ich habe das ganze Wochenende über innerlich getobt, es aber nicht geschafft, mit Lorna persönlich zu sprechen, sie wird also keine Ahnung haben, wie empört ich bin. Und Tom begreift nicht, warum ich mich so aufrege, er verabscheut ohnehin öffentliche Veranstaltungen. Er findet, ich sollte mich freuen, dass wir die Auszeichnung gewonnen haben und mir der Stress erspart blieb, sie persönlich entgegenzunehmen. Ich weiß, dass er mein hysterisches Weinen auf die Angst vor der drohenden Operation zurückführt, doch so stimmt das nicht. Und als ich jetzt höre, wie Lorna auf der Treppe mit ihrer speziellen Babystimme mit Jackson spricht, merke ich, wie erneut Tränen der Wut in mir aufsteigen.

»Du hast mir nicht einmal gesagt, dass es stattfindet. Ich hätte teilnehmen können«, sage ich, als sie das Büro betritt. Ich klinge verstört, sogar für mich selbst. Sie reagiert verblüfft auf meinen verbalen Angriff. »Du bist Freitag hingegangen. Zu der Preisverleihungszeremonie. Ohne mich«, schiebe ich nach und bin schockiert, dass sie einen Moment braucht, um überhaupt zu begreifen, wovon ich rede.

Sie blickt mich an, als wäre ich ein bockiges Kind. »Ach *das.* Hör mal, ich wollte nicht, dass du dir darüber Gedanken machen musst«, sagt sie. »Du hast so viel um die Ohren mit deiner anstehenden OP. Da hielt ich es für besser, wenn wir hingingen und dir den Wirbel ersparten. Freust du dich denn nicht, dass wir gewonnen haben?«

»Doch, natürlich. Ich wäre nur gern dabei gewesen, das ist alles. Ich wusste nicht einmal, dass die Veranstaltung am Freitag stattfand.«

»Wirklich nicht?«, sagt Lorna überrascht. »Es stand jede Menge darüber im Netz. Und Becca hat es auf Jacksons Instagram gepostet.«

Ich versuche, mich nicht unterkriegen zu lassen, merke aber, wie ich den Boden unter den Füßen verliere. Ich habe zu viel im Laden herumgewerkelt, um Instagram zu checken. Außerdem kann ich es nicht ausstehen, mit Fotos von Jackson zugeschüttet zu werden.

»Hätte ich es gewusst, dann hätte ich natürlich etwas gesagt.« Ich wische mir wütend eine Träne weg.

Lorna seufzt und setzt ihre Handtasche auf dem Schreibtisch ab. »Keira, du machst dich lächerlich«, sagt sie. »Und … ehrlich, ich weiß, dass du gestresst bist, aber wenn du dich derart aufregst über diese kleine Preisgeschichte …« Sie verstummt und legt in mitleidiger Herablassung den Kopf schief. »Du musst bitte einfach glauben, dass wir nur das Beste für dich im Sinn haben.«

Ich starre sie an, meine Wut verflüchtigt sich wie die Luft aus einem angestochenen Luftballon. Es hat keinen Sinn, ihr zu erklären, wie sehr ich mich verraten fühle. Und nicht nur von ihr. Auch von Ruby, die den ganzen Freitag mit mir im Laden war und kein einziges Wort darüber verlor, was los ist. Und sie muss Bescheid gewusst haben. Sie muss von Lorna gebrieft worden sein, mich im Dunkeln zu lassen.

Zur Hölle mit ihnen, denke ich. *Zur Hölle mit ihnen allen.*

Es ist eigenartig – dieses neue Gefühl –, dass ich tatsächlich keiner meiner Angestellten mehr trauen kann; deshalb bin ich froh, dass ich unter dem Vorwand, essen zu gehen, mittags den Laden verlassen kann. Ich muss mir einen neuen Pyjama für meinen Krankenhausaufenthalt kaufen, weil meine allesamt schrecklich sind, und Nachthemden sind ungünstig, weil ich sie vielleicht nicht über den Kopf ziehen kann, wenn meine Achsel wehtut. Achsel? Ha! Wem mache ich da was vor? Es ist nicht nur meine verdammte Achsel, die wund sein wird.

Und mir war geraten worden, einen Post-Mastektomie-BH zu kaufen – etwas, von dessen Existenz ich bis vor wenigen Wochen nicht einmal wusste. Mum hat darauf bestanden, mich zu begleiten.

Das Geschäft im Shopping-Center führt keine Mastektomie-BHs. Schon die Frage danach weckt Furcht in den Augen der Verkäuferin, und sie rennt durch den Laden – rennt! –, um ihre Chefin zu fragen. Es gibt dann ein paar sehr verhuschte Entschuldigungen.

Im nächsten schicken Wäscheladen weicht die Verkäuferin buchstäblich vor mir zurück. Ich komme mir vor, als hätte ich die Pest. Oder würde bei *Cheese Touch* mitmachen, diesem Stinkekäse-Spiel, das die Kids so lieben.

Wir setzen unsere Suche fort. Sehnsuchtsvoll blicke ich in das Schaufenster von Victoria's Secret und beklage das Ende meiner Zeit verführerischer Unterwäsche. Ich muss an die erste Hello-Boys-Werbung für den Wonderbra mit Eva Herzigová denken, mitten im Kreisverkehr in Shepherd's Bush, ganz in der Nähe unserer Wohnung. In den Neunzigern war der spindeldürre Grunge-Look plötzlich out, und Kurven waren in. Wir alle konnten ein Dekolleté wie Eva haben. Scout, Joss und ich, jede von uns kaufte sich einen.

Doch als wir jetzt den Laden betreten, paradieren auf den gigantischen Bildschirmen die unvorstellbar hübschen Victoria's-Secret-Models, und es tut mir wirklich leid für Tilly, die gern auch so eine Figur hätte und sich redlich bemüht, aber genetisch eher nach mir kommt.

Mum mustert finster die BHs und Höschen am Ständer. »Das sind einfach nur zwei Stück Stoff«, sagt sie und hält einen Tanga hoch. Einen Moment lang fürchte ich, sie bewirft mich damit. »Und sieh mal den Preis!« Ihre Stimme wird laut. Zu laut. Ich schnappe sie mir, schiebe sie raus in Richtung Marks & Spencer.

Eine reizende Verkäuferin führt mich dort zu einem Ständer mit Post-Mastektomie-BHs und gibt mir überhaupt viel weniger das Gefühl, aussätzig zu sein. Außerdem lädt sie mich zu einem Verwöhnprogramm für Frauen nach der Operation in unserer Gegend ein. Ist Brustkrebs so verbreitet? Offenbar. Es gibt sogar so viele von uns, dass das Geschäft eine extra Veranstaltung organisiert; das finde ich beunruhigend.

»Oh, und bevor wir gehen, haben Sie auch Sport-BHs?«, frage ich.

»Wie bitte?«, sagt Mum.

»Ich habe mit Joggen begonnen«, erkläre ich.

»Nein, hat sie nicht«, sagt Mum und verdreht die Augen, als wäre ich nicht ganz dicht.

»Doch. Und deswegen brauche ich auch einen neuen Lauf-BH und Leggings.«

Tom rettet die Situation mit einem sehr willkommenen Anruf zur rechten Zeit. Ich weiß, er möchte wissen, wo ich bin und wie es mit Lorna gelaufen ist. Er klingt erleichtert, dass ich mit Mum unterwegs bin.

Um des lieben Friedens willen und weil ich zeigen will, dass ich keine hysterische Ehefrau bin, erkläre ich mich bereit, ein Sandwich für ihn zu holen und kurz in seinem Büro vorbeizuschauen. Er sagt, er kann es kaum erwarten, meine Einkäufe zu sehen, aber ich weiß, dass er einfach nur nett sein will. Mein beigefarbener Mastektomie-BH ist wahrlich nicht der Stoff für irgendwelche sexuellen Fantasien.

Ich bin froh, dass ich nicht alleinstehend bin. Bestimmt gibt es Frauen, die diesen ganzen Mist durchstehen müssen und zu Hause keinen Tom haben. Und als ich mit dem Auto zu seinem Büro flitze, tun sie mir plötzlich richtig leid. Wie würde ich all dies bewältigen, ohne meinen Mann, der mich liebt?

An der Rezeption von Bryant & Woodruff ist es ungewöhnlich still. Ich rufe Hallo, aber die Sekretärin, die seit Ewigkeiten dort arbeitet, ist nirgends zu sehen. Doch dann kommt eine junge Frau aus dem Zimmer hinter dem Empfang, in der Hand eine Tasse Kräutertee. Sie hat ein blendend weißes Zahnlächeln.

»Hi«, sagt sie. »Was kann ich für Sie tun?«

»Ich möchte mit Tom sprechen«, sage ich verwirrt. Wer ist diese Person? Sie sieht aus, als sei sie einem der Bildschirme im Victoria's-Secret-Laden entsprungen. Außer dass sie Oberkleidung trägt. Ein sehr hübsches, verführerisches blaues Kleid, das nichts der Fantasie überlässt. »Ich bin seine Frau.«

Ich kann sie nur anstarren. Sie ist einfach lächerlich jung und sexy. Als habe sie gerade die Bühne verlassen, nachdem sie den ersten Preis bei einem Schönheitswettbewerb gewonnen hat.

»Oh, dann müssen Sie Keira sein«, sagt sie fröhlich. »Beziehungsweise Mrs Beck. Entschuldigung.« Sie lacht bezaubernd. »Tom hat mir alles über Sie erzählt. Ich bin Janine.«

35

Während meiner gesamten Ehe habe ich mich kein einziges Mal unsicher gefühlt. Tom hat mir wirklich nie Anlass gegeben, an seiner Hingabe und Liebe zu zweifeln, aber jetzt denke ich die ganze Zeit, dass Janine sich vor meinem Mann in Szene setzt, und ich bin eifersüchtig.

Ein sehr, sehr altes Gefühl. Als ließe man ein Gespenst aus dem Schrank. Ich weiß, dass es lächerlich und völlig unbegründet ist, nur ein irrationaler Neid auf ihre Jugend, ihre Gesundheit und ihre prallen Brüste; und wahrscheinlich fühle ich mich doppelt schlecht, weil ich mich so schäme für das Gefühl.

Es ist wie *Splat the Rat*. Sobald ich auf ein unangenehmes Gefühl eingeprügelt habe, taucht ein anderes auf. Selbstmitleid: rumms. Wut: rumms, rumms. Und jetzt Eifersucht: rumms, rumms, rumms.

Ich kaue daran herum, bis wir am Donnerstagabend das Auto ausladen. Ich hatte darauf bestanden, einen Großeinkauf im Supermarkt zu machen, damit Tom nach meiner Operation entlastet ist. Er hat mir jedes weitere Gespräch darüber, dass Lorna ohne mich zur Preisverleihung gegangen ist, verboten, doch er kennt mich gut genug, um zu wissen, dass es mir nicht aus dem Kopf gehen will.

»Ist diese Janine bei euch in der Kanzlei eigentlich verheiratet?«, frage ich ihn und versuche, es wie eine unschuldige Frage klingen zu lassen.

»Ich glaube nicht. Wieso willst du das wissen?«

»Sie ist sehr hübsch.«

»Ach, ist sie das?« Er zieht ein Du-bist-lächerlich-Gesicht.

»Sie hat tolle Möpse«, sage ich, aber mir kippt die Stimme weg. Er will schon protestieren, da merkt er, wie durcheinander ich bin, und lässt die Taschen wieder in den Kofferraum fallen.

»Komm mal her«, sagt er und nimmt mich fest in die Arme. »Es wird alles gut werden. Okay?«

Doch das beruhigt mich nicht so, wie ich es mir wünschen würde.

Als ich mich oben fürs Bett fertig mache, untersuche ich meine linke Brust, die jetzt sehr empfindlich ist und wirklich kläglich aussieht. Der Bluterguss von der Biopsie ist inzwischen grün. Blutergussgrün. Keine Farbe, die in der Mode besonders beliebt ist. Wer würde schon einen Pullover in dieser Farbe tragen wollen?

Das Gefühl, mein Körper habe mich verraten, ist inzwischen einer Art traurigem Mitleid mit meiner armen, armen Titte gewichen. Genau wie Ammas verlorene Brust hat mein Mädel mir doch so gute Dienste geleistet. Und jetzt ist sie zum Abschuss freigegeben. Der unmittelbar vor der Tür steht.

Und nun bedaure ich, dass ich nicht *mehr* mit meinen Brüsten *angefangen* habe. Vernünftig begründen kann ich das allerdings nicht. Es ist nur so ein Gefühl. Ich weiß noch, wie schockiert Billy und ich immer waren, wenn wir als Kinder nach London fuhren, die Treppen in Piccadilly Circus hochkamen und die Postkartenständer voller Bilder von nackten Brüsten mit blöden Zeichnungen von Mäusen darauf sahen.

Wieso habe ich mir nie eine Maus auf meine Brust gemalt? Oder Lippenstift auf meine Nippel aufgetragen, so wie sie es in erotischen Romanen tun?

Gut, ich habe es einmal mit Nippelquasten probiert – ein Scherzgeschenk von Joss. Aber die hatten doch entschieden eher komische als erotische Wirkung. Ich fand es faszinierend, wie man damit auf den Zehenspitzen auf und ab wippen konnte und die Quasten erst in der einen und dann in der anderen Richtung kreisten. Tom fand diesen Jux eher furchterregend. Ihm machen solcherlei Scherzartikel generell Angst.

Schlimm genug, dass der Großteil meiner Brust gehen muss, aber was mich richtig fertigmacht, ist, dass ich meinen Nippel verliere. Er war stets ein so wichtiger Teil von mir. Meine Babys haben daran genuckelt. Welcher andere Teil meines Körpers, abgesehen von meinem Gehirn, hat solche unglaublichen Wunder vollbracht? Sie sind einfach erstaunlich. Und sie sind so sehr Teil meiner Sexualität. *Einmal* gezwickt, einmal dran geleckt oder, besser noch, ein bisschen dran gesaugt, und ich bin in Ekstase. Sie öffnen das Tor zu meiner Geilheit. Sind die Knöpfe, die meine Säfte fließen lassen. Aber nicht mehr lange.

Ich fühle mich wie eine Frau in Cape Canaveral, die im Begriff ist, ihr Kind mit einer Rakete ins All zu schicken. Ich weiß, dass diese Männer etwas Nobles tun. Ihr Leben sozusagen für die Menschheit aufs Spiel setzen, aber ich weiß auch, dass ich meinen Sohn erst wiedersehe, nachdem er eine gewaltige, traumatische Erfahrung hinter sich hat. Ich muss stoisch und tapfer sein, aber das da ist mein Baby, das ins All emporgeschossen wird. Und das

Raumschiff kann explodieren. Ich habe in einem fort zu lächeln und in die Kameras zu winken, aber innerlich … oje. Entsetzlich.

»Was machst du hier oben?«, fragt Tom, als er das Schlafzimmer betritt. »Was ist los?«

»Was, wenn du nicht mehr scharf auf mich bist?«, frage ich. Meine Stimme klingt kläglich.

»Das ist doch lächerlich. Ich bin scharf auf dich, egal was passiert. Und außerdem wirst du immer noch du sein.«

Und wie zum Beweis schlafen wir später miteinander, aber es kommt mir so vor, als würden wir uns beide stumm von meinem Körper, wie wir ihn gekannt haben, verabschieden. Irgendwie fühlt sich das »Ich«, das ich für so selbstverständlich gehalten habe, nicht sehr stabil an. Als hätte meine Lebenskraft ein Leck bekommen, so wie einer von Jacobs Fußbällen, die Pooch im Garten durchlöchert hat.

36

Toms Bestätigung hat mir gutgetan, und trotzdem stelle ich fest, dass ich die Minuten bis zum Freitagslauf mit den Mädels gezählt habe. Ich trage meine neuen Leggings und habe mir außerdem Jacobs alte Fußballjacke und Handschuhe unter den Nagel gerissen. Als wir uns an der Bank versammeln, sehe ich zu meiner Freude, dass auch Sian vom Parkplatz angelaufen kommt.

Nach ein paar von Tamsins Aufwärmübungen brechen wir auf. Amma platzt schier vor Neuigkeiten. Sie sei zu einem Vorsprechen in London gewesen, erzählt sie.

»Wofür denn?«, frage ich, ziemlich eingeschüchtert von so viel Glanz.

»Eine Rolle, die ich nie im Leben kriegen werde«, erwidert sie, »was allerdings ein Jammer ist, es handelt sich um eine Netflix-Serie.« Sie nimmt einen Schluck aus ihrer Wasserflasche. »Eine Politikerin im Zwiespalt. Ihr könnt euch nicht vorstellen, wie sehr ich mich da reinverbeißen würde.« Sie klingt wehmütig.

»Na ja … trotzdem gut, dass du hingegangen bist«, sage ich.

»Ich habe es nur gemacht, um mir Evan warmzuhalten. Es war das erste ernstzunehmende Angebot, das er mir seit über einem Jahr verschafft hat.«

»Und hast du deine Perücke getragen?«, fragt Tamsin.

»Na klar … und volles Make-up. Sie haben nicht mitgekriegt, dass irgendetwas faul war.«

Ich finde sehr mutig, dass sie es versucht hat, sich nicht von ihrer Krankheit hat abhalten lassen. Wer weiß, vielleicht, *vielleicht* funktioniert ja ihre Art des Umgangs damit. Vielleicht könnte ein stoisches Durchstehen des Ganzen, ohne es jemandem zu sagen, tatsächlich der richtige Weg sein. Für mich ist es natürlich zu spät, allerdings frage ich mich doch, ob ich es im Geschäft nicht hätte verschweigen sollen, denn ich wünsche mir so sehr, Lorna und Pierre wüssten nicht Bescheid.

Als ich dann mit Erzählen dran bin, dauert es nicht lange, und ich lege los mit dem Schauerdrama von Lorna, die ohne mich zur Preisverleihung geht. Zum Glück kennen die drei schon meine Arbeitssituation, so kann ich mir ohne große Erklärungen alles von der Seele reden.

»Damit ich es richtig verstehe«, fragt Tamsin. »Du wurdest als *Einzelhändlerin des Jahres* ausgezeichnet, und sie sind ohne dich auf dem Festakt erschienen? Sie haben dir nicht einmal gesagt, dass sie hingehen würden?«

»Nein. Sie haben es einfach totgeschwiegen.«

»Was für ein verdammtes Miststück«, sagt Amma. »Das ist doch unerhört. Wishwells gehört dir. *Du* hättest die Auszeichnung in Empfang nehmen sollen.«

Ganz genau. Sie hat vollkommen recht.

»Tom findet, ich solle mich nicht aufregen«, berichte ich weiter und fühle mich schlecht, weil ich ihn kritisiere, und das sogar mit Recht. Denn wenn sie auch so reagieren, dann kann ich nicht verrückt sein.

»Lorna meint, sie habe mir einen Gefallen getan.«

»Was für eine *blöde Kuh*«, sagt Tamsin.

»Ich habe das ganze Wochenende geheult«, gestehe ich.

»Das wundert mich nicht«, erklärt Sian. »Das hätte ich auch.«

Wieder hat es mein Selbstvertrauen gestärkt, dass ich mich beim Laufen mit den Mädels unterhalten konnte, und ich fahre mit dem Vorsatz zu Wishwells, mich von Lorna und Pierre nicht unterbuttern zu lassen. Doch das ist nicht so einfach, besonders weil Lorna den Tisch im Laden umdekoriert und mit dem neu ausgepreisten Jackson-Kram vollgestellt hat. Lisas wunderschöne Keramiktassen hat sie wieder ganz hinten ins Regal verbannt. Und nicht nur das – das Plakat im Schaufenster ist auch wieder entfernt worden.

In den folgenden Tagen versuche ich es Lorna gegenüber anzusprechen, aber sie ist viel zu sehr damit beschäftigt, sich auf Birmingham vorzubereiten. Sie gibt mir das Gefühl, furchtbar gestresst zu sein, weil ich nicht mitkomme – dabei war sie es, die mich davon abgehalten hat, zu fahren.

Meine anstehende Operation erwähnt sie mit keinem Wort. Stattdessen schmust sie am Dienstag mit Jackson und erklärt Pierre, sie werde ihn vermissen, ehe sie im Büro tatsächlich mit ihm herumknutscht. Ich starre ihr nach, als sie geht, doch sie ignoriert mich und wünscht mir nicht mal alles Gute.

Ob sie vielleicht wirklich vergessen hat, dass mir eine ziemlich große Operation bevorsteht? Ich erinnere Pierre daran, dass ich einige Tage nicht zur Arbeit kommen werde.

»O ja, nimm dir alle Zeit, die du brauchst, Keira«, sagt er. »Wir kommen hier gut zurecht.«

Wie ich ihn da so im Besprechungszimmer an seinem Laptop sitzen sehe, werde ich plötzlich misstrauisch. Es beunruhigt mich, dass ich ihm am Samstag die Verantwortung für die Aushilfskräfte überlassen muss. Ich vertraue ihm einfach nicht. Ich rufe Moira an, aber sie muss ihr Telefon verloren haben, denn ihre Nummer ist tot.

Bevor ich aufbreche, stehe ich eine Weile unten im Laden und wünschte, dessen Vertrautheit würde mir Zuversicht schenken. Aber alles, was mir in den Kopf kommt, ist, dass sie mich morgen aufschneiden und meine Brust abnehmen werden.

Und wenn ich die Operation nicht überlebe? Was, wenn ich allergisch auf die Vollnarkose reagiere? Ich hatte noch nie eine Vollnarkose. Woher wollen sie wissen, dass es klappen wird?

Und die Skalpelle. Sie werden mir die Brust abschneiden. Mit dem schärfsten Messer. Schärfer als mein absurd scharfes Küchenmesser. Und meinen Nippel. Was werden sie mit meinem Nippel machen? Sie werden ihn in eine Tüte tun. In einen Mülleimer werfen. Mit weniger Zeremoniell in die Recyclingtonne befördern als ich die Reste des vergangenen Weihnachtsessens.

»O, Dad«, flüstere ich. »Das ist echt gruselig.«

37

Als Bea uns am nächsten Morgen weckt, wirkt sie sehr klein und verängstigt, und es bedrückt mich schrecklich, dass *ich* es bin, die ihr Kummer bereitet. Alles fühlt sich verkehrt an: Eltern sollten ihren Kindern keine Angst einjagen. Das ist sozusagen eine Grundregel.

»Heile, heile Segen, sieben Tage Regen«, sagt sie.

»Sieben Tage Sonnenschein, wird alles wieder heile sein«, antworte ich sanft und nehme sie in die Arme. Ich vergrabe das Gesicht in ihrem Haar und atme tief ein. Ihre Augen füllen sich mit Tränen, als sie mich ansieht.

»Es wird nicht wehtun, Süße, das verspreche ich. Sie geben mir jede Menge Schmerztabletten. Du kannst mich gleich nach der Schule besuchen«, tröste ich sie.

Später im Krankenhaus muss ich einen langen medizinischen Fragebogen ausfüllen. In ganz vielen Kästchen kreuze ich »Nein« an. Keine Krankheiten. Keine Krankengeschichte. Nada, nichts. Ich bin der Inbegriff von Gesundheit – außer dass ich Krebs habe. Es kommt mir so vor, als passiere das alles jemand anderem. Tom und ich warten, und irgendwann nimmt mir eine nette Schwester aus der Ambulanz Blut ab, misst Größe und Gewicht und macht einen Abstrich auf Staphylokokken. Mit einem Wattestäbchen muss ich meine Bikinizone abtupfen.

Dann erscheint die psychologische Betreuerin. Sie trägt ein pflaumenfarbenes Kleid, in dem sie sehr anziehend aussieht. Ich merke, dass Tom sie von oben bis unten mustert, doch jeglicher Anflug von Eifersucht erledigt sich dadurch, dass sie wahrscheinlich der netteste Mensch ist, der mir je begegnet ist. Sie erklärt mir sehr ausführlich, was mir bevorsteht. Ein paar Sachen sind neu für mich. Zum Beispiel, dass ich während der Operation künstlich beatmet werde und deshalb einen dicken Schlauch im Hals haben werde. Sie werden auch ein komisches Pumpending an meinen Waden anbringen, das den Kreislauf in Gang hält. Aber am allerbizarrsten ist, dass sie mir einen blauen Farbstoff injizieren werden, damit meine Lymphknoten sichtbar werden. »Danach werden Ihre Tränen vielleicht blau sein«, sagt sie.

Und ob ich damit *einverstanden* sei? Offensichtlich ja, denn ich unterschreibe die Formulare, was, so schwant mir, eine Art Verzichtserklärung ist und meint, dass sie nicht wirklich verantwortlich sind, wenn ich sterbe.

Ich ziehe mich aus und schlüpfe in den Krankenhauskittel, laut Anweisung wieder mit den Schnürbändern vorn. Mein Chirurg, Mr Mabiyan, kommt vorbei und erklärt, es sei alles sehr einfach und überschaubar und ich sei nur wenige Stunden betäubt, so als wäre das Ganze kein großes Ding. Und verglichen mit vielen anderen Operationen, ist es das vermutlich auch nicht. Wie komme ich dazu, so ein Weichei zu sein, wenn andere Menschen sehr viel Schlimmeres durchstehen müssen?

Tom sagt, er werde warten, aber ich möchte lieber, dass er Bea von der Schule abholt. Er kann später mit den Kids kommen.

Ich flitze zum Klo und blicke mir im Spiegel in die Augen, weil ich in wenigen Stunden – falls ich aufwache – komplett verändert sein werde. Das ist jetzt mein Cape-

Canaveral-Moment. »Ich schaffe das«, sage ich laut zu mir. »Ich werde mit neunzig Berge besteigen.«

Ich quetsche meine Titten zusammen und gucke zum allerletzten Mal auf die Spalte meines Dekolletés. Ich habe mal gelesen, dass die Schauspielerin Scarlett Johansson ihre Brüste »die Mädels« nennt, und das habe ich immer gut verstehen können. Ich starre auf meine linke Brust.

»Leb wohl, mein Schatz«, flüstere ich.

Als ich zurückkomme, macht Tom ein Gesicht, als versuche er, sehr tapfer zu sein.

»Jetzt ist es also so weit«, sage ich zu ihm.

Er streicht mir das Haar aus dem Gesicht. »Wir sehen uns später«, sagt er. »Und du mach keine verrückten Sachen.«

»Ich komme schon klar«, erwidere ich, weil ich instinktiv weiß, dass ich in diesem Moment stark sein muss. Wenn ich jetzt zusammenklappe, wird es schrecklich für ihn sein. »Ich liebe dich«, flüstere ich.

Dann erscheint Sam. »Bereit?«, meint sie. Tom und ich umarmen uns fest, und dann setze ich mich in den Rollstuhl, in dem sie mich wegfahren wird.

38

Klack, klack, klack.

Ich komme zu mir.

Höre ein Piepsen. Und ein Klappern.

Mum. Sie ist da.

Und dann denke ich, innerlich lächelnd: *Natürlich ist sie da.*

Ich drehe den Kopf und sehe, wie sie hoch konzentriert an meinem Bett strickt. Ich kann sehen, dass es fummelig ist. Etwas in beigefarbener Wolle. Sie schaut in die Vorlage, die seitlich an meinem Bett lehnt.

O nein. Nicht noch etwas für Jacob. Er hat schon fünf solcher Kreationen von Mum hinten in seinem Schrank.

»Was machst du da?«, bringe ich etwas mühsam hervor.

Sie starrt weiter auf die Vorlage. »Ich stricke dir eine Brust«, sagt sie. »Eine gestrickte Titte.« Sie hält mir die Seite mit dem Muster hin. »Habe ich in einer Zeitschrift gefunden.«

Ich nicke und schließe lächelnd die Augen. »Das gefällt mir. Eine gestrickte Titte.«

Ich segele auf Wolken dahin, doch nur eine Sekunde später spüre ich ihre vertraute kühle Hand, die mir das Haar aus der Stirn streicht, und ich muss seufzen, als Mums Lippen mich sehr vorsichtig küssen.

»Mein tapferes Mädchen«, flüstert sie.

Als ich das nächste Mal zu Bewusstsein komme, hat man mich aus dem Aufwachraum in ein Krankenzimmer geschoben. Mum klappert immer noch unverdrossen neben mir und hält Wache, bis später Tom und die Kinder erscheinen werden.

Irgendwann bitte ich sie, nach unten zu gehen und mir etwas zu essen zu besorgen. Ich weiß, dass der große Supermarkt unten in der Eingangshalle eine Verlockung für sie ist, der sie nicht widerstehen können wird.

Zum ersten Mal allein, atme ich langsam aus. Ich fühle mich benommen, aber auf gute Weise. Ich kann nicht fassen, dass alles vorüber ist.

Ich hebe die Decke an und spähe unter mein Krankenhaushemd. Meine Haut ist gelb, wo sie mit Jod gereinigt wurde. Über der Stelle, wo einmal meine linke Brust war, klebt ein großes, rechteckiges Pflaster. Der Wundrand ist ziemlich geschwollen, so dass das Ganze aussieht wie eine kleinere Brust mit einem Pflaster obendrauf. Ich stelle fest, dass unter dem Pflaster ein Schlauch hervorkommt. Ich folge ihm nach unten bis zu einem Beutel mit etwas, das wie Himbeerpüree aussieht. Darüber liegt ein Tuch.

Und dann blicke ich hoch und sehe jemanden mit der Schwester sprechen, die in meine Richtung zeigt. Es ist Amma. Mit einem Strauß rosaroter Rosen, schon in einer Vase.

»Na also! Du bist wach«, sagt sie und strahlt. Sie trägt einen flippigen roten Pullover und roten Lippenstift und einen kunstvollen Turban mit riesigen Ohrringen.

»Schön, dich zu sehen«, nuschle ich.

»Gefällt dir meine Gypsy Rose Lee?«, fragt sie, legt die Hand unter das Kinn und zieht einen komischen Schmollmund. »Ich bin gekommen, Ihnen Ihr Schicksal vorauszusagen, Lady«, verkündet sie mit albernem Akzent.

Sie stellt die Rosen auf das Resopalschränkchen neben meinem Bett, küsst meine Wange und wühlt dann in ihrer Stofftasche. »Ich kam gerade hier vorbei und bleibe auch nicht lange, aber ich habe dir Ohrstöpsel mitgebracht«, sagt sie und legt ein paar Dinge auf die Krankenhausdecke. »Und eine Augenmaske. Glaub mir, die Sachen wirst du brauchen. An diesem Ort kann man unmöglich schlafen.« Sie nimmt meine Hand und blickt auf mich herunter. »Wie geht es dir?«

»Ich gehe auf den Brustwarzen oder, genauer, auf nur einer«, sage ich.

»Gut«, sagt sie und lacht über meinen Witz. »Ach, das gute, süße Morphium. Gibt ein herrliches Gefühl. Sieh zu, dass sie dich reichlich damit versorgen, weil das jetzt das einzige Mal ist, wo du diesen Scheiß kriegst, ohne Schuldgefühle haben zu müssen oder im Knast zu landen.«

Wir lachen beide noch, als Tom mit den Kindern in die Tür tritt.

»Hallo«, sagt er leicht verstimmt, als er eine Fremde meine Hand halten sieht. Tilly, Jacob und Bea stürmen an mein Bett. Sie sind beladen mit Blumen, die in keiner Weise mit Ammas mithalten können, aber sie haben selbstgebastelte Karten für mich. Mir tut das Herz weh, als ich sie betrachte, und ich bewundere die von Bea mit einem blauen Schmetterling aus Seidenpapier.

»Tom, das ist Amma«, sage ich zu ihm, und über mein Bett hinweg schütteln sie einander die Hand. Amma sagt Hallo zu den Kids, und Jacob starrt sie wie ein Groupie mit offenem Mund an. Wahrscheinlich kennt er sie vom Fernsehen.

»Dann gehe ich mal wieder«, sagt sie. »Freitag habe ich meine erste Chemo; falls du dann noch hier bist, komme ich dich besuchen. Hat mich gefreut, euch alle kennenzulernen.«

Sie verlässt das Zimmer, und Tom beugt sich vor und küsst mich. »Ich dachte, du wolltest keine Besucher?«, sagt er. Wir hatten nämlich lange darüber gesprochen, wie es nach meiner Operation sein würde – wie er Joss und all die anderen würde fernhalten müssen, die gesagt hatten, sie würden mich besuchen wollen, sobald ich aufgewacht sei.

»Sie ist einfach aufgetaucht«, erkläre ich ihm.

»Wer war das?«, fragt Bea.

»Sie ist eine meiner Lauffreundinnen«, sage ich und streichele ihr Haar. Es ist erst wenige Stunden her, dass ich sie heute früh gesehen habe, aber dieses strahlende kleine Wesen verschlägt mir den Atem.

»Ich mag sie«, verkündet Bea.

»Sie ist sehr glamourös«, sagt Tilly. »Kennen wir sie von irgendwoher?«

»Sie ist Schauspielerin, hauptsächlich am Theater, aber sie hat auch fürs Fernsehen gedreht«, erkläre ich Jacob, als er sich vorbeugt und ich ihn küsse.

Ich bin froh, dass wir über etwas anderes reden können als darüber, dass ich hilflos in einem Krankenhausbett liege.

39

In den nächsten vierundzwanzig Stunden gleitet und schliddert die Zeit dahin, bestimmt wegen des Morphiums. Blaue Tränen gibt es nicht, aber ich habe verrückte Träume. Einer davon ist besonders lebhaft. Ich renne, unter Begleitung von Vangelis' Musik, zusammen mit dem Rudel hübscher Männer am Anfang von *Die Stunde des Siegers* am Strand entlang. Ich werde immer schneller, kämpfe mich nach vorn, bis ich Kopf an Kopf mit Jeremy Irons bin (ich glaube jedenfalls, dass er es im Film war). Er dreht sich zu mir um, grinst und sagt diesen herrlichen Satz aus dem Film: »Mit Hoffnung im Herzen und Flügeln an den Fersen«.

Ich habe keine Ahnung, was der Traum bedeuten soll. Vielleicht einfach nur, dass ich im tiefsten Innern in Jeremy Irons verknallt bin. Doch der Traum lässt mich nicht los – ebenso wenig wie das dringende Bedürfnis, hier so schnell wie möglich rauszukommen … und zu laufen. Ich habe das Gefühl, dass ich jetzt joggen *muss*. Weil Amma, Tamsin und Sian mir besser als alle anderen helfen können, mich mehr wie ich selbst zu fühlen.

Was mich umso entschlossener macht, das Krankenhaus so rasch wie möglich zu verlassen. Amma hat recht: Es gibt hier so viel Gepiepe und so viele Unterbrechungen, dass ich, sobald die Wirkung des Morphiums nachlässt, nicht schlafen kann. Und das Essen ist, abgesehen vom Pfirsich-Melba-Joghurt, zwar nicht direkt grässlich, nur eben unidentifizierbar.

In den frühen Morgenstunden plaudere ich mit der reizenden Schwester über ihr altes Leben in Bulgarien, die Liebesprobleme mit ihrem Freund und über unsere Hunde. Sie selbst hat einen verrückten Zwergspitz, aber als sie erfährt, dass ich etwas mit Jackson zu tun habe, zu dessen eifrigen Instagram-Followerinnen sie gehört, gerät sie ganz aus dem Häuschen.

Das Gespräch über Hunde weckt meine Sehnsucht nach Pooch. Überhaupt vermisse ich alles. Ich vermisse Wishwells. Über meine vielen Besucherinnen bin ich zwar froh und auch, dass Tom die Kinder mehr als gut versorgt und Mum jederzeit bereitsteht, um einzuspringen, trotzdem habe ich das dringende Bedürfnis, wieder auf eigenen Füßen zu stehen. JETZT. Wieder Verantwortung zu übernehmen.

Mr Mabiyan macht seine Runden und versichert mir, dass er großzügig operiert hat – also genügend gesundes Gewebe um den Tumor weggeschnitten hat. Da ich meine Hausaufgaben gemacht habe, weiß ich, dass ein ausreichender Abstand zum Tumorzentrum lebenswichtig ist, und bin erleichtert, das zu hören.

Er untersucht mich und sagt, die Schwester könne den Beutel mit dem Himbeerpüree und den Schlauch aus der Wunde entfernen. Alles geht sehr schnell, und ich komme gar nicht dazu, die Zerstörung genauer zu begutachten, bevor man mich wieder verbindet und sagt, ich solle gut darauf achten, ob meine Nicht-Brust sich mit Flüssigkeit füllt. Es ist alles so körperlich … frisches Blut, Eingeweide, geronnenes Blut … Ich möchte nur noch in meinem eigenen Schlafzimmer sein, weg von hier.

Und wirklich, am späten Freitagabend entlassen sie mich.

Als ich nach Hause komme, ist Pooch außer sich vor Freude. Er dreht sich dreimal im Kreis und pinkelt ein bisschen auf meine UGGs. Die Kraft der Gewohnheit treibt mich in die Küche, wo ich sofort beginne, die Spülmaschine auszuräumen. Tom versteht dies prompt als Kritik und ist sauer und wird dabei von den Kids unterstützt. Und ich werde ins Schlafzimmer verbannt.

Gerührt stelle ich fest, dass jemand unser Bett neu bezogen hat, und auf dem Nachttisch stehen Blumen und daneben eine Karte. Sie stammt von Pierre, Lorna und dem Wishwells-Team.

Die Blumen sind wunderschön, und ich erkenne die Absicht, trotzdem ärgert mich die Botschaft. Wishwells ist kein riesiges Firmenkonglomerat. Und seit wann wird Pierre als Erster genannt?

Im Badezimmer betrachte ich mich im Spiegel. Mein Körper sieht fremd aus und fühlt sich auch so an. Meine Hände und die Ellbogenbeugen sind zerschunden und mit Einstichwunden übersät. Ich fühle mich ziemlich zerschlagen.

Ich starre auf das große rechteckige Pflaster auf meiner Brust. Die Schwellung an den Rändern ist zurückgegangen, meine Brust ist platt, und es ist sehr merkwürdig, dass ich den linken Teil meines Brustkorbs sehen kann. Als hätte man eine Ecke von mir abgehackt, so dass ich jetzt irgendwie total aus den Fugen bin – als hätte jemand frecherdings die Spitze vom großen Brie abgeschnitten. Ich ziehe mein liebstes, ältestes Hemd zum Knöpfen an.

Früher habe ich es am Strand über dem Bikini getragen und fand mich ziemlich sexy darin. Aber jetzt fühle ich mich nicht sexy. Ich fühle mich platt, in jeder Hinsicht.

Tom und die Kids kommen mit einem Tablett herein, und wir setzen uns alle aufs Bett und essen gemeinsam zu Abend. Als säßen wir in einem Boot. Meine Familie scheint superfroh zu sein, dass der Krebs weg ist, und will, dass auch ich mich freue, aber mein Lächeln fühlt sich falsch an. Ich komme mir wie eine halb erfrorene Polarforscherin vor, die gerade nach Hause zurückgekehrt ist – und noch nicht ganz fassen kann, dass alles vorbei ist.

Als die anderen verschwinden, um den Abwasch zu erledigen, schicke ich Amma eine SMS und frage, wie es mit ihrer Chemo läuft.

A: Noch schwer auf Steroiden. Ab Sonntag werde ich mich scheiße fühlen.

Ich: Soll ich dich besuchen kommen?

A: Nur wenn du möchtest, aber mach dir keine Sorgen. Wie geht es dir?

Ich: Bin weinerlich.

A: Das ist die Narkose.

Ich: … und wütend.

A: Normal. Wie solltest du auch nicht wütend sein? Es ist eine brutale Operation.

Ich breche in Tränen aus. Es ist so erleichternd, dass ich die Erlaubnis habe, mich so zu fühlen, wie mir zumute ist.

Ich: Es kommt mir mittelalterlich vor.

A: Ich weiß. Aber das dauert nicht mehr lange. Willkommen im STC (Solotittenclub).

Ich muss lachen, obwohl es nicht lustig ist, nur eine Brust zu haben. Ich starre auf meine rechte Brust unterm Hemd. Allein sieht sie wie ein erschöpftes Euter aus. Ich frage mich, ob sie ihre Schwester vermisst. Und ich frage mich, ob ich wohl Phantom-Nippelschmerzen bekomme, so wie jemand nach einer Amputation.

40

Ich bin mir nicht sicher, wie die Viktorianer die Kunst der Genesung meisterten. Wenn sie krank wurden, fuhren sie offenbar für einen Monat ans Meer, um sich in der Seeluft zu erholen, saßen mit Decken über den Knien in luftigen Loggien und hatten nichts zu tun, außer irgendwelche Heilwässerchen zu trinken, die Zeitung zu lesen und zu dösen. Doch das kann ich einfach nicht. Im Bett fühle ich mich träge und sorgenvoll, und wenn ich dann aufstehe, mache ich zu viel und bin weinerlich und erschöpft.

Leider ärgere ich mich auch über Ruby und Becca in Birmingham und frage mich, was für niveaulosen Ramsch sie dort wohl mit unserem kostbaren Geld kaufen. Von Lornas neuem Online-Einsatz bin ich ebenfalls nicht überzeugt. Ich weiß, ich sollte ihrem Urteil trauen, aber ich mache mir zunehmend Sorgen über die Richtung, die Wishwells ihrer Vorstellung nach nehmen soll.

Ich schicke ihr eine SMS, und sie antwortet, die Öffnungszeiten im Laden seien abgedeckt und ich solle die Zeit lieber zum Gesundwerden nutzen, anstatt mich in ihre Arbeit einzumischen.

Eingeschüchtert kuschele ich mich mit Bea aufs Sofa und gucke Wohlfühlkino – alberne Lieblingsfilme der Familie, die wir uns gewöhnlich für Weihnachten aufsparen: *E. T., Kevin – Allein zu Haus, Overboard – Ein Goldfisch fällt ins Wasser* – und versuche, nicht an das zu denken, was mit mir geschehen ist.

Am Samstag ruft Zippo an, und Tom nimmt ab. Ich finde es schön, ihn am Telefon so lachen zu hören, wie nur Zippo ihn zum Lachen bringen kann. Zippo hat offenbar gerade einen Auftritt absolviert und ist in der Nähe.

»Er fragt, ob er heute bei uns übernachten kann«, sagt Tom und hält die Hand auf das Handy. Er zieht eine Grimasse. »Ist das noch zu früh?«

»Nein. Nein, das ist in Ordnung«, erwidere ich. »Schön, ihn zu sehen.«

Ich schwinge mich vom Sofa, denn mich drückt der Gedanke, dass das Badezimmer gewischt werden und der Haufen Bügelwäsche vom Gästebett verschwinden sollte. Dann fällt mir ein, dass Tilly das Gästezimmer für ihr Kunstprojekt reklamiert hat. Wir sind nicht im Entferntesten auf Besuch eingestellt, aber Tom erinnert mich an die besetzte Bude, in der er damals mit Zippo gehaust hatte. Wenn jemand mit unserer Schlamperei zurechtkommt, dann ist es Zippo.

Ich freue mich auf das Wiedersehen mit unserem alten Freund und ziehe mich zum ersten Mal seit Tagen richtig an und lege Make-up auf. Erst als ich die Tür öffne und sehe, dass er seine neueste Freundin mitgebracht hat, merke ich, dass ich noch nicht belastbar genug bin, um Fremde zu empfangen.

Tom wirft mir einen Blick zu und zieht amüsiert die Augenbrauen hoch, weil Lucy mindestens fünfzehn Jahre jünger ist als Zippo. Und ja, sie ist eine attraktive, hippyhafte Mittdreißigerin, die an ihm klebt und ihn wie ein Hündchen anhimmelt. Das heißt, wenn sie nicht gerade ihre trägen (und trotzdem irgendwie demonstrativen)

Yoga-Dehnübungen macht, die offenbaren, dass sie keinen BH trägt.

Nach einem Monat Weihnachtsurlaub in Kerala sieht Zippo braungebrannt und entspannt aus, er trägt Haremshosen und Bikerboots, und Lucy ist entsprechend ausstaffiert. Sein schütter werdendes Haar hat eine wenig schmeichelhafte Schulterlänge, aber Lucy scheint das nicht zu stören. Und Zippo ist ganz offensichtlich vernarrt in sie. Beide zeigen uns ihre aufeinander abgestimmten Tattoos.

Als ich sehe, wie sie an der Hintertür eine Tüte rauchen, bin ich sauer, dass der Rauch in die Küche zieht, dabei hätte ich mich vor noch gar nicht langer Zeit womöglich selbst zu ihnen gesellt, solange die Kinder nicht in der Nähe waren. Sie trinken eine Flasche Bier nach der anderen und futtern Chips, die ich meide, weil ich hart daran arbeite, keine verarbeiteten Lebensmittel zu essen. Ich fühle mich isoliert, nicht nur von ihnen und all ihrem unschuldigen, harmlosen Spaß, sondern auch von mir selbst, meinem alten Ich, VK, das es nicht mehr gibt.

Reiß dich zusammen, ermahne ich mich, und für eine Weile gelingt es mir. Nicht alles an meinem ersten Ausflug ins gesellige Leben ist schrecklich. Zum Beispiel finde ich es erfrischend, dass nicht über mich oder meinen Krebs geredet wird, aber als es dann immer später wird, beginne ich mich zu fragen, ob Zippo Lucy vielleicht gar nichts erzählt hat. Ich finde keine Möglichkeit, das zu klären, aber die Frage liegt mir auf der Zunge.

Ich komme zu dem Schluss, dass Lucy sich nur für sich und für Zippo interessiert. Wobei sie nicht einmal seine Witze richtig versteht, ebenso wenig wie unsere Anspielungen auf die gute alte Zeit der Neunziger, als wir, während sie praktisch noch in den Windeln lag, ständig durch die Clubs zogen. Das Abendessen wird immer später, bis ich schließlich in die Küche gehe und die Lasagne aus dem Backofen hole. Tom ist zu sehr damit beschäftigt, mit Zippo zu lachen, und ich bin verärgert, weil er versprochen hatte, ich müsse keinen Finger rühren, wenn Zippo kommt.

Lucy zieht ihren Teller weg, als ich mit dem Austeilen beginne.

»Vielleicht solltest du anfangen, vegan zu leben«, erklärt sie mir sehr bestimmt, während sie zusieht, wie eine Gabel Lasagne in meinem Mund verschwindet. »Ich habe gehört, dass es *sooo* viel besser für dich wäre.«

Oh! Also weiß sie doch von meinem Krebs. Das muss sie, wenn sie solche Kommentare abgibt. Aber was genau meint sie? Dass ich nicht krank geworden wäre, wenn ich mich nur ein bisschen gesünder ernährt hätte? Sie lächelt, als sie das sagt, und ich merke, dass sie es gar nicht böse meint, sondern nur Konversation zu machen versucht. Aber trotzdem tut es weh.

Weh tut auch, dass sie die Unterhaltung weiter steuert und jetzt beginnt, Zippo zu missionieren, der vergnügt nach der dritten Scheibe Knoblauchbrot greift. Er grinst sie an, sichtlich entzückt von ihrer jugendlichen Unbefangenheit … oder vielleicht auch nur von ihrem kessen, zellulitisfreien Hintern.

Und da haben wir es, ich tue es schon wieder. Denke hässliche Gedanken. Bin eifersüchtig. Gar nicht ich selbst. Eine große Müdigkeit überkommt mich, und ich flüchte mit Tilly in die Küche.

»Was für ein Baby-Jäger«, sagt sie abfällig.

»Meinst du?«

»Das ist doch so offensichtlich.«

»Kann nicht sein. Zippo ist fast fünfzig. Er ist doch viel zu alt, um jetzt mit Kindern anzufangen.«

»Nein, ist er nicht. Ich habe nämlich was über Internet-Dating gelesen.«

Ich sehe zu, wie sie mit dem Finger den restlichen Frischkäse aus der Plastikschale kratzt. »In diesem Artikel stand, dass alle Männer – unabhängig vom Alter – finden, die ideale Frau für sie sei einundzwanzig. Allerhöchstens Mitte zwanzig«, fährt sie fort und wirft die Schale in den Mülleimer.

»Wie schrecklich deprimierend. Kannst du die bitte auswaschen und recyceln?«

Sie verdreht die Augen, so nach dem Motto »Ja, ich weiß Bescheid, Mum – und würdest du mich vielleicht in Ruhe lassen, wenn wir schon mal dabei sind«. Ihre dubiose Statistik kann keinesfalls stimmen, oder? All die Frauen in ihren Vierzigern und Fünfzigern aus meinem Bekanntenkreis sind doch einfach toll. Wieso sollte Zippo nicht eine von uns attraktiv finden? Jemanden in seinem Alter? Was ist bloß mit der Welt los? Was soll diese Besessenheit von der Jugend, wo doch das Alter eigentlich der einzige Preis ist, den zu gewinnen sich lohnt?

Als wir uns nach Mitternacht bettfertig machen, hören wir, wie Lucy und Zippo unten auf dem Ausziehsofa geräuschvoll Sex haben, und ich fühle mich noch älter.

Gerade will ich Tom erklären, wie mir zumute ist, als das Telefon klingelt. Ich sehe ihn danach greifen und seine Brille aufsetzen. Hoffentlich ist das kein Anruf von der Arbeit, denn er ist zu betrunken, um zu reagieren. Oder *sie*. Janine. Himmel! Wann ging das eigentlich los, dass Janine zu einer *Sie* wurde?

Aber vielleicht fühlt Tom sich ebenso wie Zippo einfach unwillkürlich von einer jüngeren Frau angezogen. Und sie sich von ihm? Indem sie am Wochenende bis in den späten Abend arbeitet und sich so bei ihm beliebt macht? Ich sehe, wohin das führt …

»Lass den Anrufbeantworter rangehen«, sage ich.

Er verzieht das Gesicht und blickt auf das Display. »Es ist Mum«, erklärt er, drückt die grüne Taste, und ich stöhne und drehe mich um.

41

Mit ihrem wie üblich grandiosen Gefühl für Timing hat meine liebe Schwiegermutter Hilary sich diesen unpassenden Moment für »einen Sturz« ausgesucht. Ich nicke schmallippig, als Tom morgens in aller Frühe aufsteht und erklärt, ihm bleibe nichts anderes übrig, als sich auf die fünfstündige Autofahrt nach Devon zu machen. Es ist nicht das erste Mal, dass seiner Mutter »etwas zustößt« und sie Tom quasi dazu zwingt, sie zu besuchen, obwohl eigentlich absolut nichts vorliegt.

»Es klingt ernst«, sagt er.

»Aber wäre sie nicht im Krankenhaus, wenn es so wäre?«

»Sei nicht so.«

»Wie denn?«

Er wirft mir einen Blick zu.

»Ich bin so schnell zurück, wie ich kann. Am Telefon klang sie wirklich sehr durcheinander, und Dad ist nicht mehr in der Lage, ihr zu helfen«, sagt er.

Die einzige gute Nachricht ist, dass er Zippo und Lucy im Auto mit nach Devon nimmt. Zippos Jurtenbaubetrieb liegt nur wenige Kilometer von Toms Elternhaus entfernt; also winke ich ihnen zum Abschied und lege mich dankbar wieder ins Bett.

Mit Toms Abwesenheit kommt mein Genesungsprozess allerdings zu einem abrupten Ende. Anfangs bin ich noch froh, auf den Füßen zu sein und mich zu bewegen, aber dann weigern sich die Kids, im Regen rauszugehen, und ich bin es, die Pooch ausführen muss, dabei bin ich eigentlich noch nicht stabil genug, um den Elementen zu trotzen. Als ich unterwegs Scout anrufe, um ihr von meinem Spaziergang zu berichten, ist sie entsetzt und verlangt, dass ich sofort umdrehe und ins Haus zurückkehre.

Auf dem Heimweg rufe ich Tom an. Wie sich herausstellt, ist seine Mutter tatsächlich schwer gestürzt, und einige Bänder in ihrem Knie sind gerissen, ich muss also zerknirscht und mitfühlend wirken. Und ja, okay, ich fühle mich angemessen gemaßregelt und auch schuldbewusst.

Ich spüre, dass Tom sich wünscht, ich hätte mehr Verständnis dafür, wie hart es für ihn ist, zumal der geistige Zustand seines Dads viel schlimmer ist, als er dachte. Wir hatten zwar schon seit einiger Zeit den Eindruck, dass sein Gedächtnis nachlässt, aber Tom meint, jetzt sei er definitiv dement.

Und weil sonst niemand da ist, überfällt seine Mum nun ihn damit, wie die neuen Schmerztabletten ihre Verdauung durcheinandergebracht hätten, so dass sie zu »manueller Ausleitung« greifen müsse. Da weigert sich der Kopf.

»ZVI«, erkläre ich Tom. Zu viel Information. Er sieht nicht mein entsetztes Lachen und ist sauer, weil ich nicht ausführlicher darauf eingehe, wie furchtbar das alles für ihn ist, aber ich empfinde tatsächlich ungewöhnlich wenig Sympathie. Es ist aber auch wirklich zu viel Information. Seit wann findet Hilary es angemessen, mit ihrem Sohn über ihre Toilettengewohnheiten zu sprechen?

Mum kommt vorbei und schimpft, ich würde zu viel machen, aber dann ist sie es, die einfach nicht geht. Und ich bin so erschöpft, dass ich nicht einschlafen kann.

Am Dienstag bin ich nah am Wasser gebaut und wackelig, zwinge mich aber, wenigstens kurz ins Geschäft zu fahren. Ich hoffe sehr, dass Moira aus dem Urlaub zurück ist, denn ich möchte unbedingt ihr freundliches Gesicht sehen und ihr erzählen, was mir widerfahren ist. Ich kann beinahe zitieren, wie unser Gespräch verlaufen wird: Nachdem ich ihr alles, was sie verpasst hat, berichtet habe, wird es ihr furchtbar leidtun, dass sie nicht für mich da gewesen ist. Aber ich werde ihr sofort verzeihen und dann … dann wird sich das Wishwells-Boot nicht mehr so unsicher anfühlen.

Doch kaum trete ich durch die Ladentür, will Lorna, offensichtlich durch meinen Besuch verärgert, wissen, wieso ich überhaupt hier erscheine, wo sie doch so hervorragend ohne mich zurechtkommen. Ich hatte eigentlich damit gerechnet, dass sie fragen würde, wie meine Operation verlaufen ist. Wenn sie im Krankenhaus gewesen wäre, hätte ich sie jedenfalls besucht.

Aber sie war fleißig. Hinten im Laden ist eine neue Stange für Kleider angebracht. Am Verkauf von Kleidung war ich allerdings nie besonders interessiert, schon weil ich das Gefühl hatte, damit Joelle mit ihrem Geschäft ein paar Türen weiter auf die Füße zu treten.

In Birmingham scheinen alle die ganz großen Spendierhosen angehabt zu haben. Ruby hält mir zwei Muster-Pullover aus einer Kaschmirmischung hin, die sie für die Frühlingskollektion ausgesucht hat, und möchte, dass ich zwischen ihnen wähle, doch das kann ich nicht. Ich habe einfach zu viel zu verdauen.

Außerdem gibt es eine neue Angestellte, die ich noch nie im Laden gesehen habe; Lorna erklärt, Tyra sei ein neues Mitglied des »Teams«. Tyra habe einen Mode-Hintergrund, erzählt sie mir so stolz, als sei das ein entschiedener Pluspunkt für Wishwells, und ich bin sicher, dass das in gewisser Weise sogar zutrifft. Tyra scheint eine nette junge Frau zu sein, mit makelloser Haut und einem Nasenpiercing, aber sie behandelt Lorna, als sei sie die Chefin und nicht ich. Ich biete an, ihr zu zeigen, wie wir die Dinge hier handhaben, aber Lorna betont, das sei schon erledigt, und ich sehe, wie sie die Hand hebt, um mich vom Aufräumen abzuhalten. Sie erklärt mir mit großem Nachdruck, ich solle nach Hause gehen.

»Aber ich möchte noch bleiben«, sage ich.

»Du siehst wirklich nicht sehr gut aus, Keira«, erwidert sie und mustert mich von Kopf bis Fuß. Erst jetzt fällt mir auf, dass Ruby und Tyra beide sehr schick gekleidet sind, und Lorna selbst trägt ein knöpfbares Designerkleid. Ich komme mir in meinen UGGs und Jeans schäbig vor, außerdem fällt mir ein, dass ich mich kaum geschminkt und die Haare nicht gewaschen habe.

Ich überlege, ob ich mich entschuldigen soll, bremse mich aber. Ich muss mich doch wohl nicht dafür entschuldigen, dass ich eine Mastektomie hatte, oder?

»Sei nicht beleidigt«, sagt sie. »Wir bemühen uns einfach, initiativ zu sein, das ist alles.«

Oh! Und meine leicht mitgenommene Erscheinung passt nicht dazu. Verstehe.

42

Zu Hause ist Bea in Tränen aufgelöst, weil ich ihr nicht das richtige Hoodie für ihre Streetdance-Aufführung bestellt habe, Jacob hat nach dem Fußball im ganzen Haus Matsch verteilt, Pooch hat sich in seinen Schlafkorb erbrochen, durch ein Leck im Wintergartendach ist Wasser auf das neue iPad getropft, und als Krönung des Ganzen bekomme ich eine schnippische SMS von der Sekretärin an Tillys College, die mir mitteilt, Tilly habe mehrfach geschwänzt.

Ich poltere nach oben, ignoriere die vernünftige Keira in meinem Kopf, die wie wild mit den Armen rudert, um von mir beachtet zu werden … und verzweifelt versucht, mich an all die Eltern-Blogs zu erinnern, die ich gelesen habe. Plötzlich bin ich ein ungebremstes Monster aus Stress, und ohne anzuklopfen, reiße ich Tillys Schlafzimmertür auf. Sie macht sich gerade fertig, um ihre Freundin Destiny zu besuchen, aber ich werde sie jetzt nicht gehen lassen.

»Also … die Schule hat sich gemeldet. Wo warst du? Hm? Findest du es okay, zu schwänzen?«, frage ich. »Nur weil Dad nicht hier ist?«

Hastig schließt sie ihren Schminkkoffer und steht auf. »Nein.«

Im Zimmer riecht es komisch. Hat sie geraucht?

»Hast du etwa *geraucht*?« Ich klinge schrill.

»Verdammt noch mal«, murmelt sie.

»Sprich nicht so mit mir, mein Fräulein.«

Sie stürmt an mir vorbei aus dem Zimmer, stapft die Treppe hinunter und stößt dabei gegen meine linke Schulter. Ein scharfer Schmerz schießt durch meine Wunde.

»Aua!«, jaule ich.

»Oh, hör auf, zu dramatisieren, Mutter«, sagt sie.

Ich bin fassungslos, dass sie so gemein sein kann.

»Komm sofort zurück und entschuldige dich.«

»Nein!«, brüllt sie. Und dann knallt die Haustür ins Schloss.

Der Krach hallt durchs ganze Haus. Jacob kommt aus seinem Zimmer und klatscht langsam in die Hände. »Und der Preis für die Mutter des Jahres geht an …«

»Halt die Klappe«, fauche ich ihn an und beiße mir auf die Lippen, um nicht etwas sehr viel Hässlicheres zu sagen.

»Du weißt, dass sie nicht geschwänzt hat, Mum. Es ist einfach so, dass ihr College nichts taugt. Sie war nicht im Unterricht, weil sie ihren Freiwilligendienst in St Margaret gemacht hat. Für den Duke-of-Edinburgh-Preis. Vergessen?«

Oh …

MIST.

»Sie hat mir nichts gesagt«, erkläre ich schwach und denke, was für eine Idiotin ich gewesen bin.

Ich gehe in Tillys Zimmer und spüre ihren zurückgebliebenen Hass wie eine pulsierende Energie. Der Geruch ist entschieden schlimmer geworden. Und dann entdecke ich die Ursache: Ihr Glätteisen ist noch an und hat in die beschichtete Frisierkommode einen Fleck gebrannt. Sie hat also keineswegs geraucht.

Ich nehme das Glätteisen hoch und lasse es wieder fallen, weil ich mich verbrannt habe. Und fluche. Ich schreie so laut »Scheiße!«, dass die Tauben vom Dach auffliegen und Pooch anfängt zu bellen.

43

Mir ist wegen Tilly elend zumute, doch als Tom anruft, ist er zu erschöpft, um Verständnis zu zeigen.

»Warum warst du auch so ruppig zu ihr?«, fragt er. »Du weißt doch, wie Tilly ist.«

Ich nehme ihm übel, dass er mich zurechtweist.

»Ich weiß, aber – «

»Hör zu, ich bin morgen wieder zurück«, erklärt er, als sei er der Einzige, der mit unseren Kindern umgehen kann.

»Ich komme schon zurecht.«

»Offensichtlich nicht«, meint er, und ich knalle das Handy auf den Tisch. Die verbrannte Stelle an meinem Daumen pocht.

Da klingelt es an der Haustür, ich schrecke hoch. Das muss Tilly sein.

Aber es ist nicht Tilly. Es ist Sian.

Sie hält eine große, mit Folie bedeckte Schale in der Hand.

»Ich habe dir ein Curry aus dem Café mitgebracht«, sagt sie und hält die Schale hoch. »Ich habe dort heute in der Küche ausgeholfen. Es ist nicht zu scharf. Ich denke, die Kids mögen es.«

»Das ist sehr nett.« Eine Träne läuft mir die Wange hinab. »Tut mir leid. Du erwischst mich in einem schlechten Moment.«

Sie folgt mir in die Küche, und ich stelle die Schale auf den Herd.

Sanft nimmt sie mich in die Arme, vorsichtig, um meiner bandagierten Brust nicht wehzutun.

»Es tut mir leid«, sage ich und weine los.

»Braucht es nicht.« Sie lächelt mich an. »Keira, du musst nicht Superwoman sein.«

»Ich scheine im Moment alles falsch zu machen. Dabei hatte ich mein Leben immer so gut im Griff«, sage ich kleinlaut und bin froh, dass sie da ist und mir zuhört.

»Pass auf, du wirst dich nicht immer so fühlen. Soweit ich sehe, ist dein Leben immer noch ziemlich großartig. Du hast alles, was wichtig ist. Und sogar eine Arbeit, die du liebst.«

»Ja, wahrscheinlich.«

»Es ist nicht so, dass ab jetzt der Krebs bestimmt, wer du bist, Keira. Lass es nicht zu.«

Wir reden noch eine Weile, und ich bin dankbar für ihre tröstlichen Worte – und dass sie mir den Spiegel vorhält und mich an mich selbst erinnert. Sie hat recht. Es gibt so viel, wofür ich dankbar sein kann.

»Fehlt dir dein Job?«, frage ich, weil ich das Gefühl habe, dass sie selbst nicht so gefestigt ist.

»Ja, aber ich finde keinen gleichwertigen neuen, da ich kein Empfehlungsschreiben vorweisen kann, und Lianne, meine alte Teamleiterin … die würde nie etwas Nettes über mich sagen, also hat es keinen Sinn, sie darum zu bitten.«

»Wieso nicht?«

Sie seufzt. »Weil ich so überstürzt gegangen bin. Sagen wir es so: Ich habe mich nicht gerade ans Protokoll gehalten.«

»Was ist passiert?«

»Ich habe gewissermaßen die Nerven verloren, ich habe sie angeschrien und bin gegangen. Nicht sehr professionell, ich weiß. Aber ich hatte einfach die Schnauze voll.«

»Das kann ich dir nicht verdenken. Die ganze Geschichte ist ziemlich stressig. Und diese Lianne klingt schrecklich.«

»Das war sie auch. Aber man kann nicht einfach so verschwinden und dann erwarten, hinterher wie eine erwachsene Frau behandelt zu werden.«

Verglichen damit, scheint Lorna gar nicht so schlimm zu sein.

Tilly kommt um halb elf zurück. Sie hat rotgeränderte Augen, und für einen Moment frage ich mich, ob sie vielleicht nicht nur wütend, sondern auch bekifft ist. *Beruhige dich*, ermahne ich mich, ich habe ihr heute schon zu Unrecht unterstellt, sie hätte geschwänzt und geraucht.

Ich fange sie direkt an der Haustür ab und sage: »Es tut mir sehr leid. Ich hatte deinen Freiwilligendienst total vergessen.«

Sie schaut auf den Teppich und schrammt mit der Spitze ihres Turnschuhs an der ersten Treppenstufe entlang. Pooch kommt angetappt, und sie krault ihm die Ohren.

»Mir tut es leid. Ich war gemein«, sagt sie.

Ich mache einen Schritt auf sie zu. »Wie ist es denn gelaufen?«, frage ich, auch wenn Jacob darauf hingewiesen hat, dass es für diese Frage viel zu spät sei.

Sie zuckt die Achseln. »Es war okay.«

»Nur okay? Ich dachte, du hättest dich auf St Margaret gefreut?«

»Es ist ein Hospiz, Mum. Die meisten Menschen dort können jede Minute sterben.«

Ich mache noch einen Schritt auf sie zu, nehme ihr Kinn in die Hand, und was ich in ihrem Gesicht sehe, ist … ich weiß nicht … Angst? Feindseligkeit? Oder etwas Komplexeres? Sie wird so schnell erwachsen, entfernt sich so schnell, dass ich es kaum ertragen kann. Und wenn es durch mich nur noch schlimmer wird? Und was, wenn das, was ich durchgemacht habe – durchmache –, unsere Beziehung zerstören wird? Nein, das werde ich nicht zulassen. Ich werde nicht zulassen, dass es uns auseinanderbringt.

»Komm«, sage ich und nehme sie in die Arme. Ihre Schultern zucken, während sie leise weint.

Danach mache ich uns beiden eine heiße Schokolade, und sie fragt, wie ich mich fühle.

»Wie die schlechteste Mutter der Welt«, erkläre ich, und sie lacht.

»Immerhin bist du ehrlich zu dir selbst«, erwidert sie frech.

»Ich weiß nicht … ich hätte einfach gern mein Leben zurück.«

»Oh, Mum. Es wird alles gut werden«, versucht sie, mich zu beruhigen, und umarmt mich.

Aber wird es das?

44

Wegen des Termins bei Mr Mabiyan bin ich sehr nervös, denn es wird darum gehen, was sie nach der Operation herausgefunden haben. Zum ersten Mal dämmert mir, dass das Ergebnis auch schlecht sein könnte. Also richtig schlecht. Beziehungsweise scheiße.

Mum will mitkommen, aber ich erkläre ihr, dass Tom – der fest versprochen hat, rechtzeitig aus Devon zurück zu sein – mich begleitet, so dass sie mit Rob zum Wasser-Aerobic gehen kann. Doch dann steckt Tom im Verkehr fest, und ohne eigenes Auto muss ich ein Taxi bestellen und allein zum Krankenhaus fahren. Unterwegs beglückt der Fahrer mich mit dem Brustkrebs seiner Mutter und den feineren Details ihres langsamen, qualvollen Tods.

Allmählich gewöhne ich mich zwar daran, dass mir alle ihre Krebsgeschichten mitteilen wollen, aber nie kriege ich die schönen zu hören. Nie zum Beispiel die, in denen jemand an Krebs erkrankt und dadurch inspiriert wird, sein Leben zu ändern, in die Politik zu gehen und der Welt ewigen Frieden zu bescheren … nein, solche nie.

Vielleicht gibt es in Wirklichkeit auch gar keine gut ausgehenden Krebsgeschichten?

Mr Mabiyan ist so fröhlich wie immer und will gerade das Gespräch mit mir beginnen, als er zu einem medizinischen Notfall gerufen wird. Allein in seinem Büro, kann ich nicht umhin, auf seinem Schreibtisch den braunen Aktenordner mit meinem Namen auf dem Deckel zu bemerken. Ich tue so, als würde ich pfeifen, gucke zur

Decke, ziehe den Ordner zu mir herüber und schlage ihn auf.

Die erste Seite enthält den pathologischen Befund. Mein Magen krampft sich zusammen, als ich genauer hinschiele und versuche, die Medizinersprache zu entziffern. Was ich verstehe, ist, dass meine Brust – inklusive 110 mm meiner Haut sowie meiner Brustwarze – ins Labor geschickt wurde, wo ein Histopathologe namens Dr. Pedro Sousa das Gewebe genommen und »in 17 Scheiben, medial sowie lateral« zerschnitten hat. *Siebzehn Scheiben. Uff!*

Ich male mir Doktor Pedro aus. Er ist in den Dreißigern. Dunkelhäutig. Südamerikaner vielleicht. In meiner Vorstellung trägt er einen Laborkittel und isst, während er durchs Mikroskop lässig meine Tittenscheiben betrachtet, nebenbei ein Sandwich. »Nippel in Scheiben neun und zehn.«

Oh, lieber Gott! Ich spüre, wie mir mein Mageninhalt hochkommt.

Aus diesem Grund lassen sie einen auch nicht die eigenen medizinischen Befunde sehen.

Ich höre Geräusche und klappe hastig den Ordner zu. Die Tür geht auf, und Tom stürzt herein, entschuldigt sich tausendmal. Ich war so sauer auf ihn, weil er nicht da war und zu spät kommt, aber jetzt bin ich so froh, dass er hier ist. Ich umklammere seine Hand, als Mr Mabiyan erscheint. Tom habe ich nichts von Scheiben neun und zehn erzählt. Ich wünschte, ich könnte den Bericht in meinem Kopf löschen.

Mr Mabiyan platziert mich auf die Liege, die Schwester ist jetzt auch da. Vorsichtig entfernt er das große

Pflaster über meiner Brust. Er schneidet ein paar störende Fäden weg und schaut mich mit schiefgelegtem Kopf an wie ein Friseur.

Dann stehe ich auf und kann mich selbst in dem unscharfen Plastikspiegel an der Wand betrachten. Tom kommt und legt den Arm um meine Schulter.

Vor diesem Augenblick habe ich mich gefürchtet, aber es ist überhaupt nicht, wie ich mir vorgestellt habe. Als wir jetzt alle, der Chirurg und Tom und ich, auf die unschuldige Linie starren, die einmal meine Brust war, ist es fast, als wäre ein Mietshaus gesprengt worden, und wir starrten alle auf den flachen Haufen aus Schutt und versuchten uns zu erinnern, wie die Wohnungen einmal ausgesehen haben.

»Die Wunde heilt sehr schön«, erklärt Mr Mabiyan mir und klingt, als sei es keine große Sache.

Ich begegne Toms Blick im Spiegel, und er schaut weg. Ich weiß nicht, was er denkt. »Können Sie uns sagen, was Sie gefunden haben?«, fragt er.

Als Sie meine Brust wie eine Konditortorte bei einem Picknick aufschnitten, hätte ich fast ergänzt.

»Ja. Ziehen Sie sich an und nehmen Sie Platz«, erwidert Mr Mabiyan.

Wieder auf der anderen Seite des Vorhangs, nimmt er in seinem Ledersessel Platz, der ein quietschendes Geräusch von sich gibt, und klappt den Ordner auf. Er wendet sich mir zu, schlingt die Finger ineinander und blickt mir in die Augen, während er das Urteil spricht.

Es ist kurz und klar. Und entspricht dem, was sie von Anfang an vermuteten, so dass ich weiter das Gefühl habe, mich auf einem Fließband zu befinden, und alles verläuft nach Schema F. In den entfernten Lymphknoten hätten sich Krebszellen befunden, sagt er, und deshalb würden jetzt sechs Runden Chemotherapie, Bestrahlung und Hormonbehandlung folgen.

»Klingt das okay?«, fragt er und wieder so, als hätte ich eine Wahl.

Man hat mich gewarnt, dass es eine Anschlussbehandlung geben würde, deshalb sollte ich nicht so schockiert sein, aber das bin ich. Tom greift nach meiner Hand.

Warum lässt mich das Gefühl nicht los, dass ich schon genug durchgemacht habe? Es ist, als hätte ich einen Horrortrip durch die Krebswelt hinter mir und will jetzt nichts als aussteigen. Nur, dass man mich, wie sich herausstellt, nicht aussteigen lässt – im Gegenteil, juhu, sieh mal, ich werde direkt auf die große Achterbahn geschubst.

45

Beinahe hätte Tom Beas Auftritt bei der Streetdance-Aufführung verpasst, weil er erst spät vom Büro kam – obwohl der Termin schon ewig im Kalender steht. Jetzt sind alle im Auto sehr angespannt, und als ich an der Schule beim Rückwärtseinparken in die letzte Lücke gegen die Mauer stoße, brüllt Tom mich an.

»Verdammte Hölle, pass doch auf!«

»Beruhige dich«, schreie ich zurück, wütend, weil er so überreagiert. Immerhin bin ich die gute Einparkerin in der Familie. Ich bin die mit der makellosen Bilanz. Außerdem ist dem Wagen nichts passiert – der schon reichlich Kratzer und Dellen hat, aber für keine einzige davon bin ich verantwortlich. Ich steige aus, knalle die Tür zu und schaffe es kaum, Bea viel Glück zu wünschen. Sie blickt verunsichert zwischen Tom und mir hin und her.

»Echt prima, Mum«, sagt Tilly, als wäre ich für die schlechte Stimmung verantwortlich, und küsst ihre Schwester.

Als wir im Saal Platz genommen haben, guckt Tom auf sein Handy. Ich kann eine Nachricht von Janine auf dem Screen erkennen. Und am Ende einen Kuss.

Einen Kuss. Wer setzt denn einen Kuss ans Ende einer Nachricht?

Ich sehe ihn stirnrunzelnd an, worauf er das Handy ausschaltet und wegsteckt. Ich hasse es, dass wir so zickig und gereizt miteinander umgehen. Ich lese in seinem Gesicht, und da ich ihn sehr gut kenne, finde ich mindestens drei Gründe für die angespannte Atmosphäre.

Erstens – und das ist am wichtigsten –, er ist verärgert über das, was ich nicht sage, nämlich, dass mir seine enge Zusammenarbeit mit Janine ein Dorn im Auge ist, dabei wissen wir beide, dass das das Problem ist. Ich habe ein paar beiläufige spitze Kommentare über sie gemacht, wenn er ihr Loblied sang. Das ist kindisch, ich weiß, aber ich kann es mir nicht verkneifen. Ich nehme es ihm übel, dass er eine Person in seinem Leben hat, die ihm eine Auszeit aus dem Krebs-Spinnennetz schenkt, das sich offenbar über sämtliche Aspekte meines Lebens gespannt hat.

Zweitens, ich bin verärgert, dass er jetzt die Stunden nacharbeiten muss, die ihm fehlen, weil er bei seinen Eltern war. Und nicht nur das; er hat uns alle dazu verdonnert, sie nächstes Wochenende zu besuchen – obwohl er gerade erst dort war.

Drittens, er ist verärgert, dass ich mich in den vergangenen Wochen in Wishwells so habe entmachten lassen – so unfähig war, Pierre und Lorna klarzumachen, was ich will – und mich stattdessen zu Hause über die Situation dort beklagt habe. Für jede neue Jammerarie hat Tom geduldig plausible Erklärungen und Lösungen gefunden, die ich allesamt abgeschmettert habe. Ich weiß, dass seine Geduld langsam erschöpft ist.

Beas Tanz lenkt mich zum Glück ab. Mit stolzgeschwellter Brust blicke ich zur Bühne, wo mein kleines Mädchen herumwirbelt und springt und sie und ihre Freundinnen ihr Können zeigen. Sie sind so konzentriert, so sehr aufeinander bezogen, und erst jetzt dämmert mir, dass sie dafür geübt hat, während zu Hause diese ganzen anderen Dinge passiert sind. Dass sie jetzt da oben steht, mit unerschrockener Miene, ausgelassen und als Teil des Teams, berührt mich auf eine Weise, wie ich es nie gedacht hätte, und als der Tanz vorbei ist, springe ich auf, klatsche begeistert und löse einen verdutzten stehenden Applaus in unserer Reihe aus.

Hinterher kommt Bea zu uns – ihre Wangen glühen noch von der Anstrengung.

»Du warst unglaublich«, sage ich, umarme sie fest, schließe die Augen und küsse sie auf den Kopf. Ich spreche nicht aus, dass ich so froh bin, hergekommen zu sein. So froh, dass ich sie tanzen sehen konnte. So außerordentlich dankbar, dass ich, auch wenn wir uns auf der Hinfahrt alle gezankt haben, jetzt mit meiner Familie hier bin, um sie zu sehen und sie zu unterstützen. Was es auch kosten mag, ich werde immer für sie da sein. Egal, was ist.

Molly, Beas Schulfreundin, steht vor mir, und ich fasse sie am Arm. »Du auch, Süße«, sage ich lächelnd. »Das hätte ich nie gekonnt. Es war fantastisch. Ehrlich.«

Doch zu meiner Überraschung weicht Molly meinem Blick aus. Stattdessen wickelt sie den Saum ihres Hoodies um die Hand, als wolle sie sich vor meiner Berührung schützen. Bea macht ein verlegenes Gesicht, und ich ziehe meine Hand zurück, als hätte ich mich verbrüht.

Mollys Mum Grace ist plötzlich auch da. »Oh, Keira«, sagt sie und legt den Kopf schief. »Ich bin so froh, dass du hier bist. So froh, dass du es geschafft hast«, fährt sie fort und beugt sich vertraulich vor. »Also, vergiss nicht, mir die Termine deiner Chemo zu mailen, damit ich den Plan für die Essenslieferung aufstellen kann«, sagt sie dann. »Jeder in der Schule möchte helfen. Ich weiß, dass das, was du durchmachst, sehr hart ist. *So* hart«, betont sie.

»Das ist sehr nett«, erwidere ich und werfe Bea einen kurzen Blick zu. »Wollen wir unsere Sachen zusammensuchen und nach Hause fahren?«

Mollys Reaktion hat mich mehr erschüttert, als ich wahrhaben will. Ich hasse das Gefühl, dass sie mich für ansteckend hält; vermutlich ist Grace an ihrem Verhalten schuld. Ich ärgere mich, dass sie offensichtlich mit allen anderen Schulmüttern über mich spricht. Wie schon zu Anfang möchte ich immer noch nicht behandelt werden wie eine, die anders ist. Anders als was eigentlich? Anders als mein altes Ich? Mein altes Ich, das sich an Silvester so gut amüsiert hat. *Jenes* alte Ich. Mir fällt wieder ein, wie ich draußen vor Scouts Küche stand und selbstgefällig in meinem perfekten Leben schwelgte.

Doch das war damals. Und dies hier ist, na ja, dies ist, wo ich jetzt bin. Plötzlich begreife ich, was Sian meinte, als sie sagte, sie habe sich verändert, wisse aber nicht, wie. Denn tatsächlich bin ich auch schon irgendwie anders und sehe, wie die Küste des Inselreichs »Alte Keira« langsam zurückweicht und ich mich immer weiter davon entferne. Weiß der Himmel, wie ich mich fühlen werde, wenn ich die ganze Behandlung hinter mir habe.

Wieder zu Hause, bin ich erschöpft und möchte nur noch ins Bett, aber die Waschmaschine signalisiert, sie sei fertig, also gehe ich in den Haushaltsraum.

»Tilly, kannst du kommen und mir helfen?«, rufe ich und warte auf Antwort. Immerhin ist sie es, für die morgen das schwarze Hemd trocken sein muss. Ich bin ein bisschen sauer, dass sie nicht ohne Aufforderung selbst auf die Idee kam, die Wäsche aufzuhängen.

Ich frage mich, wie ich die Kinder bloß erzogen habe, dass sie so gedankenlos sind. Nicht wirklich gedankenlos, um genau zu sein. Eigentlich sind sie wunderbar, lassen sich aber sehr gern von vorn bis hinten bedienen. Das ist mein Fehler, das sehe ich jetzt glasklar. Damit es schneller geht, habe ich alles, was sie betrifft, lieber immer selbst erledigt, sie aber damit auch von mir abhängig gemacht.

Meine Mutter hat Billy und mich nie so behandelt wie ich meine Kids. Wir waren Schlüsselkinder und daran gewöhnt, uns zum Tee eine Dose mit irgendwas Festem darin heißzumachen, fanden es toll, dass wir drei Fernsehsender empfangen konnten, und guckten uns so lange geduldig das Testbild an, bis es endlich losging. Wenn ich mir etwas Neues zum Ausgehen wünschte, wurde ich erfinderisch und funktionierte einfach etwas Altes um. Ich war einfallsreich, bescheiden und stolz darauf, aber es ist mir anscheinend nicht gelungen, meine Kinder mit denselben Werten großzuziehen.

»Raus mit dir«, erkläre ich Pooch und öffne die Hintertür. Er blickt mich an und bleibt eisern an der Tür stehen. »Los jetzt. Los, geh pinkeln.« Ich schubse ihn mit einem sanften Tritt nach draußen.

»Was ist?«, fragt Tilly mit einem leichten Schnauben in der Stimme, als sie im Haushaltsraum erscheint.

»Wenn ich mit der Chemo beginne, werde ich nicht in der Lage sein, dauernd die Wäsche aufzuhängen. Du wirst helfen müssen«, erkläre ich. »Und du wirst auch die Spülmaschine ausräumen müssen. Solche Sachen eben.«

»In Ordnung. Mach dich nicht verrückt deswegen.«

»Mach ich nicht«, entgegne ich.

Schweigend hängen wir die Wäsche auf.

Ich weiß, dass ich es übertrieben habe, als ich die nasse Wäsche in den Korb hob. Mein Arm und meine Narbe pochen.

»Hast du gemerkt, wie Molly sich mir gegenüber verhalten hat?«, frage ich.

»Nein«, erwidert Tilly. »Wieso?«

»Sie war … ich weiß nicht. Sie hat so getan, als wäre ich irgendwie ansteckend.«

»Ignorier es. Sie sind doch nur Kids.«

Ich nehme einen von Tillys Spitzen-BHs, befestige ihn mit den hölzernen Klammern, und plötzlich durchfährt mich ein Schmerz über das, was ich verloren habe. Ich halte inne.

»Wie fühlst du dich jetzt damit?«, fragt sie. »Ist sie immer noch wund … die … ich weiß nicht … wie sagst du dazu?«

»Die tittenlose Titte?«

»So nennst du die Stelle?«

»Was schlägst du denn vor?«

»Wie wäre es mit Stumpf?«

»*Stumpf*? Verdammte Scheiße, Tilly«, sage ich, und sie lacht über ihre eigene Gefühllosigkeit und mein Fluchen.

»Tut mir leid. Klingt echt voll daneben.«

46

Nachdem Bea mit dem Baden fertig ist, lege auch ich mich in die heiße Wanne. Gerade als ich aus dem Wasser steige, kommt Tom mit einem Kräutertee herein. Mag sein, Tilly hat ihm das mit dem Stumpf erzählt. Vielleicht hat mich ihre Bemerkung nur deshalb so verletzt, weil sie stimmt. Meine Brust fühlt sich tatsächlich stumpfartig an … beraubt, als hätte ich etwas Kostbares verloren. Meine Bahncard oder das Portemonnaie oder … ach ja, meine Titte.

Er stellt die Tasse ab, und ich kenne ihn gut genug, um zu wissen, dass dies als Entschuldigung gemeint ist. Ich wickele mich in das Handtuch ein.

»Ich habe dir Bio-Öl gekauft«, sagt er. »Ich war im Supermarkt, und da fiel es mir wieder ein.« Er zieht eine Flasche mit einer orangefarbenen Flüssigkeit aus seiner hinteren Hosentasche. »Mr Mabiyan sagte doch, du sollst dich jeden Abend damit einreiben«, erinnert er mich. »Dann würde die Narbe nicht so schlimm aussehen.«

Er zieht mir sanft das Handtuch weg.

»Guck da nicht hin«, sage ich.

»Warum nicht?«

»Weil …«

… Janine prachtvolle runde Brüste hat. Und weil sie jung und gesund ist. Und weil sich herausstellt, dass Gesundheit die einzige Währung ist, die wirklich zählt. Und weil sie die im Überfluss besitzt und ich Krebs habe.

»Keira, du hattest eine Operation«, sagt er. »Das ist alles.«

Ich bleibe stumm.

»Du bist immer noch du. Du bist immer noch wunderschön«, sagt er und küsst mich. Er gießt sich etwas Öl in die Hand. »Los, komm. Wir veranstalten jetzt eine kleine Ölung. Wie wär's?«

Ich gebe nach, aber es kommt mir sonderbar intim vor, als er meine Narbe berührt. Ein bisschen spüre ich zwar, aber größtenteils ist alles taub.

»Hör auf. Es fühlt sich zu … Ich weiß nicht …«, sage ich und lege meine Hand auf seine.

Er blickt mir in die Augen. »Ich liebe deine Narbe«, verkündet er. »Hörst du mich? Ich liebe sie, weil es bedeutet, dass du noch hier bei mir bist. Genau dort, wo du sein sollst. Und wenn ich sie liebe, kannst du dann nicht auch lernen, sie zu lieben?«

Ich nicke und atme schluchzend tief aus.

»Komm, wir schaffen das«, sagt er und macht sich ans Werk.

Ich habe in meiner Achselhöhle das, was sich, wie ich herausgefunden habe, Strangbildung nennt, eine Nebenwirkung der Operation, bei der Mr Mabyan meine Lymphknoten entfernt hat. In dem weichen Gewebe unter meiner Haut sind danach knollige Bänder entstanden, die jetzt schmerzen, als Tom mir hilft, den Arm zu heben. Und obwohl ich wegen der Narbe überempfindlich bin, kann ich nicht leugnen, dass es sich sehr gut anfühlt, als Tom die Knoten massiert.

»Ich habe mir alles Mögliche vorgestellt, was mit meinem Körper schiefgehen könnte, aber ich wäre nie darauf gekommen, dass wir uns schließlich auf meine linke Achselhöhle konzentrieren«, sage ich zu ihm.

»Ich auch nicht«, erwidert er. »Aber irgendwie mag ich deine Achselhöhle. Für eine Achselhöhle finde ich sie sehr attraktiv.«

47

Am Freitagmorgen wartet Amma schon an der Bank. Bei unserem morgendlichen WhatsApp-Chat schwankte sie noch, wusste nicht, ob sie sich gut genug fühlen würde, um sich nach ihrer Chemo mit uns zu treffen. Aber Tamsin forderte sie auf, »ihren jammerigen Hintern hochzukriegen«, und deshalb freue ich mich, dass sie jetzt da ist.

Irgendwie bewundere ich Tamsin. Es fällt wirklich schwer, sich ihr nicht unterzuordnen. Sie sollte als Motivations-Coach arbeiten, anstatt nur in ihrem Büro zu hocken. Oder das Land regieren. Ja, sie wäre garantiert gut darin. Als Tamsin und Sian uns vom anderen Ende des Parks entgegenkommen, sind sie in ein Gespräch vertieft. Tamsin trägt smaragdgrünes Glitzer-Make-up und silbrigen Lippenstift.

Ich küsse alle. »Wie geht es dir?«, frage ich Amma. Ich hatte mich täglich bei ihr gemeldet, vor allem, um sie moralisch zu unterstützen, aber auch, um zu erfahren, was mich erwartet, wenn meine eigene Chemo beginnt – auch wenn ich weiß, dass jede anders reagiert. Erfreulicherweise sieht Amma strahlend gesund aus, trotz der Chemikalien, die ihr Körper verarbeiten muss.

»Noch nicht tot, wie der Weise sagt«, erwidert sie und nickt in Richtung Tamsin.

»Das ist die richtige Einstellung«, sagt Tamsin. »Und fühlt es sich gut an, dich rauszuwagen?«, fragt sie mich.

Ich nicke. »Nervös. Es ist das erste Mal nach der OP.«

»Ohne diese Brust wirst du dich leichter fühlen, also könntest du eventuell schneller laufen«, frotzelt sie. »Mal schauen, ob du deine Zeit unterbietest. Ich fühle mich heute okay, deshalb denke ich, wir sollten zweieinhalb Runden laufen. Vielleicht auch drei. Was meinst du? Amma? Glaubst du, du schaffst das?«

»Wenn du es schaffst, dann schaffe ich es auch«, erwidert Amma.

Drei Parkrunden, das kommt mir aberwitzig lang vor, aber als ich zwischen Amma, Tamsin und Sian hin und her blicke, sehe ich, dass ich keine Wahl habe. Wenn sie es können, dann muss ich es ebenfalls. Ich rücke mein Oberteil zurecht. Ich habe Mums gestrickte Titte in die eine Hälfte meines Sport-BHs gestopft, und als ich an meinem T-Shirt hinuntergucke, sieht es ganz normal aus. Ich recke meinen Arm, um zu prüfen, ob die Strangwirkung nicht zu heftig ist.

»Gut, dass du für Bewegung sorgst«, sagt Sian zu mir, als wir loslaufen, und ich finde es beruhigend, dass sie mir signalisiert, was ich gerade erlebe, sei völlig normal und werde sich mit der Zeit geben.

»Aye, aye, da ist Morticia«, ruft einer der Bauarbeiter, als wir vorbeikommen.

»Tot umfallen sollt ihr!«, kontert Tamsin und zeigt mit dem Finger auf sie.

»Oooh!«, sticheln die Bauarbeiter vergnügt, weil sie reagiert hat.

Amma sieht mit ihrem blauen Turban großartig aus. Ich bewundere ihren Pony, sage, wie gut er ihr steht und wie elegant sie wirkt.

»Ach, der. Den kann man drunterschieben«, sagt sie

ganz sachlich und zieht einen Streifen Haar, der an einem Band befestigt ist, unter ihrem Turban hervor.

»Wie clever«, sage ich und halte den Pony in der Hand. »Der sieht richtig echt aus.«

»Wir besorgen dir auch einen«, erklärt Tamsin, dabei habe ich seit Anfang der Nullerjahre keinen Pony mehr getragen. »Ich mache dich mit Amanda, der Friseurin, bekannt, und wir versorgen dich dann mit Perücken.« Sie sagt es so bestimmt, als sei das ihre Aufgabe.

»Danke«, erwidere ich lachend.

»Lieber heute als morgen«, meint sie. »Ich rufe sie an und mache einen Termin.«

»Ich weiß allerdings nicht, ob ich so wie Amma sein werde. Bei euch sieht all das so mühelos und cool aus«, erkläre ich und gebe ihr den Pony zurück.

»Meine Mentorin Vapes – diese verrückte Schauspielerin von meinem ersten Job – sagte, egal, wie beschissen du dich fühlst, versuch immer, so gut wie möglich auszusehen. Ich versuche, mich daran zu halten, auch wenn manche Tage sehr viel härter sind als andere.«

»Ähm … erzähl mir davon«, bitte ich Amma, und dann erzähle ich, wie Lorna mich aus dem Laden gescheucht hat, als ich nach der OP dort erschien und nicht gerade schick und trendy aussah.

»Das war gemein«, sagt Tamsin.

»Na ja, vielleicht war es nicht ganz falsch, und ich sollte es eher so machen wie du und mir ein bisschen mehr Mühe geben.«

»Diese Lorna … Sie klingt *richtig* mies«, sagt Sian.

»Ich glaube, sie meint es gut. Vielleicht hat sie recht, und ich bin einfach überempfindlich.«

»Das glaube ich nicht. Zum Beispiel die Sache mit der Preisverleihung. Ich habe darüber nachgedacht«, sagt Sian, und ich bin überrascht und dankbar, dass sie sich an unser Gespräch erinnert. »Wenn sie hingehen wollten, dann hätten sie doch normalerweise darüber gesprochen, oder? Es kommt mir so vor, als hätten sie dich absichtlich im Unklaren gelassen.«

»*Ganz genau.*«

»Und davor hast du doch diese E-Mail-Geschichte erwähnt …«

»Ja! Es ist echt seltsam. Ehrlich, sie schaffen es noch, dass ich langsam glaube, ich werde verrückt. Es ist nämlich eine Nachricht über die Preisverleihung in meinem Posteingang, aber ich schwöre, dass ich die nie gesehen habe. Und Lorna glaubt mir nicht.«

»Na ja, vielleicht haben die *wirklich* was vor mit dir«, sagt Sian.

»Wie meinst du das?«

»Ich habe dir doch erzählt, dass mein Job sehr langweilig war.«

»Ja.«

»Also, das war er auch … über lange Strecken, weil ich die Sachverständige zur Straftatenaufklärung war.«

»Die was?«

»Ich musste die Computer der Leute untersuchen und herausfinden, was die da so trieben. Ihr würdet staunen, auf wie viele hinterhältige Arten manche versuchen, ihren Kollegen in den Rücken zu fallen. Und dafür deren E-Mails zu manipulieren ist ein Klassiker.«

»Und du glaubst wirklich, dass Pierre so etwas getan haben könnte?«, frage ich, und mir fällt ein, dass ich Tom gegenüber so etwas angedeutet hatte und er mich für verrückt erklärte.

»Ich sage dir, mich würde gar nichts wundern«, erwidert sie. »Aber du bist die Chefin, Keira. Du hast ein Recht, zu wissen, was vor sich geht.«

Es stimmt, was sie sagt. Ich sollte mehr Mut beweisen.

»Du durchforstest also E-Mails und Benutzerkonten?«, fragt Tamsin.

»Ja, alles. Aber man muss wissen, wo man sucht. Ein genauer Blick in die Bücher könnte zum Beispiel auch ein Anfang sein. Wenn Pierre sich plötzlich zum Finanzdirektor ernennen lässt, wer weiß, was da seine Motive sind?«

»Aber wir können doch nicht einfach reinmarschieren und verlangen, dass Pierre uns alle seine Unterlagen zeigt«, sage ich.

»Nein, natürlich nicht. Ich würde nachts hingehen und alles auf meine Festplatte kopieren. Dave und ich haben das immer zwischen zwei und vier in der Frühe gemacht.«

»Du bist ja eine ganz Hinterlistige«, sagt Amma beeindruckt.

»Wer ist Dave?«, fragt Tamsin.

Sian wird rot. »Nur ein Typ, mit dem ich zusammengearbeitet habe.«

»Nur ein Typ?«, hakt Tamsin nach und möchte gern mehr erfahren.

Sian beißt sich auf die Lippen. »Nein, nicht nur ein Typ. Jemand ... jemand Spezielles. Ich kann gar nicht glauben, dass ich euch das überhaupt erzähle.«

»Unter uns Brustkrebsladys gibt es keine Geheimnisse«, verkündet Tamsin lächelnd; und während sie versucht, ruhig zu atmen und gleichzeitig zu laufen, erzählt Sian uns von Dave, der ihr »krimineller« Bündnispartner war, sie zum Lachen brachte und auch dazu, das Beste aus sich herauszuholen. Und während sie läuft und sich an all das schöne Geplänkel auf der Arbeit erinnert und rot wird, als sie sagt, wie sehr sie sich jeden Tag auf ihn gefreut hat, begreifen wir, wie viel er ihr bedeutet und wie sehr sie ihn vermisst.

»Und wo ist er jetzt?«, fragt Amma. »Dein Dave?«

»Er war nie mein Dave«, widerspricht Sian. »Zwischen uns ist nie was gewesen. Er hatte keine Ahnung von meinen Gefühlen.«

»Wirklich? Aber es muss doch gegenseitig gewesen sein?«, meint Amma. »Es hätte nicht diese Chemie gegeben, wenn alles nur einseitig gewesen wäre.«

Sian zuckt die Achseln. »Das werde ich wohl nie erfahren.«

»Wieso meldest du dich nicht bei ihm?«, frage ich sie.

»Dafür ist es zu spät. Ich habe mich anders orientiert, und er ist weiterhin in Bracknell«, antwortet sie traurig, obwohl das eindeutig nicht stimmt. Sie hat sich nicht anders orientiert.

»Dann ruf ihn eben an«, erklärt Amma, als sei es das Naheliegendste auf der Welt. Was es natürlich auch ist.

»Das kann ich nicht.«

»Wieso nicht?«, frage ich.

»Weil er nicht Bescheid weiß«, sagt Sian. »Also … na ja, über den Krebs. Warum ich gegangen bin. Und jetzt wäre es zu kompliziert, es ihm zu erklären.«

48

Fast jeden Abend massiert Tom mir Achsel und Brust, aber trotz seiner Hingabe fühlt meine Narbe sich nicht viel besser an. Mal wird sie richtig heiß, mal fühlt es sich an, als würden direkt unter der Haut Mäuse herumhuschen, und manchmal denke ich, Wespen hätten mich gestochen.

Ich rufe Sam an, meine reizende Betreuungsschwester, die mir versichert, das seien nur die Nervenstränge, die sich wieder miteinander verbänden, ich solle mir keine Gedanken machen. Sie sagt, sie werde dabei sein, wenn ich den nächsten Termin bei meinem Onkologen hätte. Ich bin »Sexy Phil« zugewiesen worden, wie Tamsin ihn genannt hat.

Dr Phillip Mayer ist Anfang vierzig und wirkt sehr sportlich. In seinem Büro hängt ein Fahrradhelm, und auf dem Schreibtisch steht ein Foto von seiner Frau und seinen Kindern. Wieder ein Mann, den ich gerade erst kennengelernt habe und der mir sagt, ich solle mich freimachen und hinter den Vorhang treten, bevor er meine Brust untersucht. Er hat eine praktische, beruhigende Art und versichert mir, mein Heilungsprozess verlaufe gut.

Wir reden darüber, warum ich keine Brustrekonstruktion bekommen habe und dass ich bei dem Gedanken an weitere Operationen kalte Füße kriege.

»Es gibt in diesem Zusammenhang kein Richtig oder Falsch«, sagt er. »Manche Frauen entscheiden sich gegen jede Art von Rekonstruktion. Sie möchten, dass alles so bleibt, wie es ist, lassen sich sogar ein Tattoo stechen. Es gibt einen renommierten Tätowierkünstler in der Stadt, der sie für Frauen, die diese Prozedur hinter sich haben, unentgeltlich macht.«

Wie bitte?, denke ich. Einen blauen Anker vielleicht? Oder eine Hipster-Motorradmarke? Oder womöglich ein erstaunliches Trompe-l'Œil, bei dem man aus der Entfernung glaubt, beide Brüste seien noch vorhanden?

Dann kommen wir zu den Behandlungen, und wie schon zuvor Mr Mabyan erklärt Phil mir, dass es sich um eine langwierige Lösung handeln wird. Das hatte ich schon begriffen, deshalb sage ich ihm, er solle einfach loslegen.

»Technisch gesehen, sind Sie geheilt«, sagt er, »aber es könnte noch frei herumschwirrende Krebszellen geben.«

»Dann killen Sie die«, erkläre ich.

»Sie wirken sehr positiv, Keira. Es freut mich, dass Sie es so gut verkraften«, sagt er und blickt zu Tom, der stolz meine Hand hält. »Und da die Heilung so gut voranschreitet, könnten wir mit der Chemo eher heute als morgen beginnen.«

»Also los!«

Doch wie sich herausstellt, habe ich noch ein paar »Hausaufgaben« zu erledigen. Damit meint Phil, ich müsse vorher einen Abstrich machen lassen und zum Zahnarzt gehen, da während der Behandlung jede Art von Infektion zu gefährlich sei, was ein wenig alarmierend klingt. Und dann erklärt mir Sam in einem leicht blasierten Tonfall, dass ich wegen der Steroide im Laufe der Chemo wahrscheinlich um die sechs Kilo zunehmen werde.

Sechs Kilo? Ich kann nicht sechs Kilo zunehmen. Ich bin schon an der Kante meiner Komfortzone. Aber das Thema Diät und Gymnastik führt mich zum Laufen.

»Ich jogge mit einer Ihrer Patientinnen«, erkläre ich Phil. »Tamsin.«

Ich bemerke einen kurzen Blickwechsel zwischen ihm und Sam, den ich nicht deuten kann.

»Wahrscheinlich können Sie dazu nichts sagen?«, mutmaße ich. »Vertraulichkeit und so weiter?«

»Sagen Sie ihr einen Gruß von mir«, erwidert Phil. Er lächelt mich an.

Ich mag diesen Typ. Und ich verstehe, wieso Tamsin ihn auch mag. Ich fühle mich in guten Händen.

49

Tom sagt, ich solle nach Hause fahren und mich ausruhen, stattdessen gehe ich zu Wishwells. Da ich mich für den Arzttermin herausgeputzt habe, sollte ich auch Lornas kritischem Blick standhalten. Nach meinem letzten Besuch glaube ich, dass ich mich besser fühlen würde, wenn ich versuche, mich zu behaupten.

Aber dann sitzt Pierre oben an meinem Schreibtisch und macht einen äußerst selbstgefälligen Eindruck. Das Büro ist mit lauter Kartons vollgestellt, und ich sehe, wie Lorna und Becca versuchen, sie aus dem Weg zu räumen.

»Keira«, sagt Pierre, springt auf und küsst mich auf beide Wangen, als wäre ich eine lange verschollene Fremde. Er setzt Jackson auf das Kissen auf meinem Bürostuhl. »Was für eine Überraschung.«

»Ja, nicht wahr«, sage ich und blicke zu Lorna.

»Wie geht es dir?«, fragt er, aber ich möchte nicht über meine Gesundheit sprechen.

»Danke, besser«, sage ich kurz angebunden. »Was sollen diese ganzen Kartons?«

»Teekannen«, erwidert Pierre, als sei Weihnachten diesmal früher ausgebrochen.

»Darf ich?«, frage ich, öffne einen Karton und hole ein Paket heraus. Es ist meine Teekanne – die Form ist die gleiche, aber das Porzellan ist dick, und das Design sieht billig aus. Offenbar eine von denen, die Pierre in China bestellt hat.

»Gefallen sie dir nicht?«, fragt er, als er mein Gesicht sieht.

»Du kannst die hier nicht verkaufen«, protestiere ich. »Sie sehen ganz und gar nicht wie die von Lisa aus.«

»Aber Lisa passt nicht in unsere Preisstrategie«, kontert Pierre, und zwar so kühl, dass meine Alarmglocken schrillen. Heißt das, er hat mit Lisa schon über Preise gesprochen? Bedeuten diese ganzen Kartons hier, dass er Lisa bereits gekündigt hat? Mir schwirrt der Kopf, als ich die Konsequenzen von Pierres Entscheidung für meine älteste, verlässlichste Lieferantin bedenke.

»Aber hier geht es um Qualität. Um unsere Marke.«

»In Wirklichkeit geht es darum, Profit zu machen«, erwidert er ganz vernünftig.

»Das gefällt mir nicht … diese ganze Strategie«, sage ich zu den beiden. »Ihr habt das einfach ohne jede Diskussion in Gang gesetzt.« Ich versuche, selbstsicher zu klingen, aber dass ich mich gleich gegen beide behaupten muss, macht mich unsicher. »Ich denke, wir sollten die Sache jetzt abbrechen und in Ruhe darüber sprechen, wenn Moira zurück ist.«

Ich sehe, wie Lorna Pierre einen kurzen Blick zuwirft und dann wegschaut.

»Was das angeht …«, sagt Lorna. »Also, die Sache ist so, Keira … Moira kommt nicht zurück.«

Erst denke ich, ich habe mich verhört. »Kommt nicht zurück?«

»Ich wollte es dir nicht sagen, weil du wegen deiner Operation so gestresst warst, aber Moira hat beschlossen, es mit Wishwells genug sein zu lassen.«

Ich glaube ihr nicht. Ich glaube nicht, dass Moira aufhören würde, einfach so, ohne mir Bescheid zu sagen. Mein Herz klopft wie wild.

»Sie wollte dich nicht aufregen«, sagt Pierre und sieht erst Lorna an, dann mich. »Aber in Wahrheit sieht es so aus, dass es uns sehr entgegenkommt.«

Ich starre ihn an und frage mich, was er damit meinen könnte. »Ohne die Mehrkosten für sie können wir uns jetzt Tyra leisten –«

Tyra als *Ersatz* für Moira? Als wenn das möglich wäre! Und … Moment mal … hat Pierre Moira eben tatsächlich als *Mehrkosten* bezeichnet?

»Wir brauchten jemanden, der für dich einspringt«, sagt Lorna und kommt meinem Einspruch zuvor.

»Außerdem können wir nun jemanden Junges, Dynamisches einstellen, jemanden, der uns beim Einrichten des Online-Geschäfts hilft. Eine Social-Media-Expertin. Wir haben schon unsere Fühler ausgestreckt«, fährt Pierre fort.

»Willst du damit sagen, ihr interviewt Leute für einen Posten, über den wir noch nicht einmal gesprochen haben?«

»Ich wusste, dass du dich so verhalten würdest! Warum reagierst du bloß so wütend auf alles!«, ruft Lorna. »Ich weiß, dass du krank bist, aber du musst doch in die Zukunft schauen. Wir wollen nur das Beste für Wishwells.«

»Du musst langfristig denken und begreifen, dass die Zeiten der Einkaufsstraße vorbei sind«, fügt Pierre hinzu. Hatte das nicht auch der Typ von der Stadtverwaltung zu Brian gesagt? Ist Pierre etwa auf diesen Scheiß reingefallen?

Ich kann nicht fassen, was sie sagen. »Ich glaube nicht, dass das stimmt. Sind wir nicht gerade erst Einzelhändler des Jahres geworden?« Ich klinge bissig und bin noch voller Wut, weil sie ohne mich zu der Preisverleihung gegangen sind.

Lorna und Pierre wechseln erneut einen Blick.

»Hör zu, ich stelle fest, dass die Arbeit im Augenblick für dich einfach zu stressig ist«, sagt Lorna. »Du wirst immer gleich sehr emotional.«

Sie hat recht. Ich bin emotional. Aber das kommt daher, dass sie ein gemeines Miststück ist.

50

Ich bin völlig durcheinander wegen Moira. Wie kann sie sich nach all den Jahren einfach so davonmachen? Erst recht, wenn Lorna ihr erzählt haben *muss*, dass ich Krebs habe. Wieso hat sie mich nicht angerufen? Dieses Desinteresse verletzt mich zutiefst, denn ich dachte immer, wir seien Freundinnen.

Ungeduldig warte ich auf unser nächstes Lauftreffen, um von Amma, Sian und Tamsin zu hören, was sie von alledem halten. Aber dann ist zuerst Amma Thema. Sie hat in dieser Woche ihre Haare verloren, aber sie trage die Perücke gern, behauptet sie, und sie wirkt gesund und strahlend.

Als sie die Aufmerksamkeit dann auf mich lenkt, bin ich schnell bei Pierres hässlichen Teekannen und platze damit heraus, dass Lorna und er zu meinem Entsetzen Lisa total betrogen haben.

»Aber es ist doch dein Laden. Natürlich triffst du die Entscheidungen?«, meint Amma.

»Das sollte man denken, aber sie scheinen sich gegen mich verschworen zu haben. Und dann tun sie die ganze Zeit so, als machten sie alles allein mir zu Gefallen. Das ist es, was ich nicht ertrage. Und, noch schlimmer, Tom findet, sie hätten recht und ich müsse unbedingt kürzer treten und die Behandlung durchstehen. Tut mir leid«, sage ich, als ich merke, dass ich beim Reden kein einziges Mal Luft geholt habe. »Heute muss ich wirklich schwer abladen!«

»Es ist doch klar, dass dich das alles ziemlich fertigmacht«, sagt Sian mitfühlend. »Wie läuft es denn mit deiner Behandlung?«

Ich berichte von meinem Termin bei Sexy Phil und dass die Chemo demnächst beginnt.

»Hat er irgendwas über mich gesagt?«, fragt Tamsin.

»Nur, dass er dich grüßen lässt.«

Sie nickt, aber die Art, wie sie den Blick zum Horizont richtet, erinnert mich an den Blick, den Phil Sam zuwarf. Die anderen merken es nicht. Ich warte, dass Tamsin sich wieder mir zuwendet, aber vergeblich, sie sprintet einfach vor an die Spitze.

»Da regt man sich über die Bauarbeiter auf, und dann nennt man ihn ›Sexy Phil‹«, stellt Amma fest. »Ist das nicht eigentlich das Gleiche?«

»Na ja«, Tamsin blickt über die Schulter zurück und stichelt: »Tu, was ich sage, und nicht, was ich tue.« Ich möchte sie zu Phil ausfragen, um herauszufinden, ob alles okay ist, aber als ich sie einhole und neben ihr herlaufe, lenkt sie die Unterhaltung in eine andere Richtung. Und als die anderen mit uns gleichauf sind, erzählt sie, dass sie den ganzen Vormittag mit ihrer Chefin bei der Stadtverwaltung telefoniert habe, weil man ihr das Krankengeld gekürzt habe, so dass ich mich ein bisschen schäme, weil ich über Wishwells lamentiere.

»Scheißverwaltung. Und Arschlöcher wie der hier helfen auch nicht«, schimpft Tamsin und zeigt auf eine Zeitung auf der Bank, an der wir gerade vorbeilaufen. Auf dem Titelblatt ist das Foto eines Mannes mittleren Alters.

»Wer ist das?«, frage ich irritiert.

»Doug Crawley«, antwortet sie. »Er kandidiert für das Amt des Ratsvorsitzenden von Brightmouth, und es heißt, er will Abgeordneter werden.«

»Moment mal …«, sagt Amma, wird langsamer und dreht dann um. Sie nimmt die Zeitung und schüttelt sie auseinander. »Den kenne ich.«

»Wen? Crawley … oder wer ist dieser Typ?«, fragt Sian und zeigt auf einen anderen lachenden, fetten Mann in mittleren Jahren. Er trägt ein bedrucktes Sweatshirt, und über Ammas Schulter hinweg liest sie: »Terry Douglas von Arc Contractors«.

»Nein, nicht den. Den. Crawley. Er war auf dieser politischen Versammlung, die ich vergangenes Jahr besucht habe, als ich für Phillada Wahlkampf machte.«

»Und wer ist das?«, frage ich.

»Phillada Macey. Sie kandidierte für die Frauengleichberechtigungspartei.«

»Du hast bisher gar nicht erwähnt, dass du dich politisch engagierst«, sage ich verblüfft.

»Nicht wirklich … na ja, doch, aber nicht mehr als du wahrscheinlich. Ich unterstütze Phillada, weil sie sich sehr fürs Theater eingesetzt hat. Aber sie musste ihre Kandidatur zurückziehen, da ihr kleines Mädchen krank wurde. Sie hat dann mich als Zählkandidatin auf die Liste gesetzt.«

»Und was ist das?«, will ich wissen.

»Sie haben mich aufgestellt, damit sie überhaupt eine Kandidatin hatten – nicht, dass auch nur der Hauch einer Hoffnung bestand, ich könnte in dem Bezirk irgendwelche Stimmen bekommen. Jedenfalls war ich zusammen mit ihr auf einer Sitzung in der Bibliothek, und

Crawley war auch da. Er hat mich ... also, er hat mich begrabscht.«

»Dich begrabscht?«, wiederholt Sian.

»Na ja, begrabscht ist vielleicht etwas übertrieben. Nichts, wofür ich ihm eine hätte klatschen können. Aber eindeutig ein Fall von Wanderhänderitis.«

Allesamt studieren wir Doug Crawleys lächelndes Gesicht.

»Er wirkt wie ein schmieriger Typ«, sage ich. »Mehr wie ›Crawley-die-Kröte‹.«

»Ja, und jetzt sitzt er weiter unangefochten im Stadtrat«, sagt Tamsin, »und setzt all die Kürzungen durch, die auch mein Krankengeld betreffen.«

»Wir sollten etwas unternehmen«, erklärt Sian.

»Und was?«, fragt Amma.

»Wir denken uns was aus.« Tamsin grinst ihr Cheshirekatzen-Grinsen.

Sie zieht eine Augenbraue hoch, als wollte sie auch mich provozieren. »Nur weil wir gerade an Krebs leiden, können wir doch nicht einfach klein beigeben, Ladys. Los. Hier wird nicht gefaulenzt.«

Wir drehen langsam unsere letzte Runde, heute gibt es keinen Schlusssprint. Als wir zu unseren Autos zurückgehen, versuche ich, einen Moment mit Tamsin allein zu sein. »Alles in Ordnung?«

»Ich denke schon«, sagt sie nach einer kleinen Pause. »Nur, dass sie neue Tests machen wollen. So was hört man nie gern.«

Obwohl ich all die verschiedenen Risiken kenne – und ich habe wahrlich genügend Statistiken im Netz gelesen –, bin ich immer davon ausgegangen, dass wir alle wieder gesund werden. Aber was, wenn das nicht der Fall ist? Was, wenn eine von uns zu den gruseligen Statistikfällen gehört?

Ich komme nicht dazu, mehr zu sagen, weil Amma einen Jauchzer ausstößt. Sie hält ihr Handy hoch.

»Du lieber Gott«, sagt sie. »Ach, du lieber Gott!«

»Was ist?«

»Es ist von Evan …« Sie blickt mit aufgerissenen Augen auf den Bildschirm, hält ihn mir hin, damit ich den Text lesen kann, der mit Jubel-Emojis gepflastert ist. »Ich fasse es nicht! Ich habe sie. Ich habe die Rolle«, sagt sie. Ihre Augen leuchten. Sie hüpft auf der Stelle, das Handy fest umklammert. Dann umarmt sie mich.

»Die Rolle der Politikerin?«, frage ich.

Sie nickt. »Die Rolle der konfliktbeladenen, komplexen, nuancierten, prinzipientreuen, potenziell Scheißkarriere machenden Politikerin. Ja! Drehbeginn in drei Wochen.«

51

Tom hat uns alle zu einem Besuch bei seinen Eltern verdonnert, aber als wir am nächsten Morgen nach Devon aufbrechen wollen, scheint Tilly nicht mitzukommen.

»Ich bleibe hier und passe auf den Hund auf«, erklärt sie triumphierend.

»Wir nehmen Pooch mit«, sage ich und blicke abwechselnd meinen Ehemann und meine Tochter an, während ich mit der kleinen Reisetasche die Treppe hinuntersteige. Offenbar haben sie das hinter meinem Rücken beschlossen.

»Granny will ihn nicht im Haus haben«, sagt Tilly. »Nicht mit seinem Hintern. Nicht auf ihren Teppichen.«

»Beziehungsweise auf diesen Plastikabdeckungen«, grinst Jacob vergnügt. Es ist ein ewiges Familienthema, dass meine pingelige Schwiegermutter all ihre Teppiche mit Plastikplanen abgedeckt hat. Als die Kids noch klein waren, durften wir sie lange Zeit nicht besuchen – *trotz* dieser Plastikplanen. »Bedenkt die Streifen!«

Das ist natürlich wahr, aber ich habe etwas gegen Tillys triumphierenden Ton und finde es nicht in Ordnung, dass Tom zugestimmt hat, ohne es mit mir zu besprechen.

»Ich habe ihr gesagt, sie habe mitzukommen«, erkläre ich Tom, nachdem sie mit Pooch nach drinnen marschiert ist, als wäre sie – und sie allein – die Einzige, die sich überhaupt je um ihn kümmert.

»Sie kommt zurecht.«

»Du vertraust ihr, allein zu Hause?«, frage ich ihn.

»Versuch, ihr ein klein bisschen zu vertrauen«, erwidert Tom. »Es tut ihr gut, sich etwas unabhängiger zu fühlen. Und ich habe den Eindruck, sie braucht Raum für sich.«

Er meint Abstand, nicht Raum. Abstand von mir.

Ich versuche, nicht verstimmt zu sein, denn wahrscheinlich hat er recht, aber trotzdem … Dass er ihr die Erlaubnis zum Hierbleiben gegeben hat, wenn doch strenggenommen ich als Einzige eine plausible Entschuldigung dafür hätte, das ganze Wochenende im Pyjama herumzulungern, ärgert mich. Es hilft auch nicht gerade, dass auf der M25 völliger Stillstand herrscht und wir auf die Windschutzscheibe starren, während der Regen auf uns niederprasselt.

»Wenigstens furzt Pooch nicht«, sagt Tom, als sei das ein Vorteil. Ein Trost ist es jedenfalls nicht.

»Sollen wir *Ich spioniere* spielen?«, frage ich nur halb ironisch. Früher haben wir uns unterwegs im Auto die Zeit immer mit Spielen vertrieben, aber hinter uns starren die Kids auf ihre iPads, AirPods im Ohr, Kiefer entspannt, das Gesicht vom Bildschirm beleuchtet. Sie hören mich nicht einmal. Ich erinnere mich, wie sie, als sie klein waren, in den Laden kamen und Moira sie immer beschäftigte – mit albernen Wortspielen oder Verstecken, und sie lachten die ganze Zeit und konnten nie genug bekommen.

Ich starre aus dem Fenster und seufze. Tom blickt zu mir. »Was ist?«

»Ich muss einfach andauernd an Moira denken«, antworte ich. Und das stimmt – ich kann nicht anders.

»Nicht schon wieder«, sagt er verärgert, und ich wünschte, ich hätte geschwiegen. Ich weiß, es langweilt ihn, wenn ich über die Arbeit spreche – besonders, wenn es um Moiras Kündigung geht. »Ruf sie doch an. Klär die Sache.«

»Nein«, erwidere ich. »Sie sollte *mich* anrufen.«

»Wie du willst.« Er klingt entnervt.

Die Fahrt zu meinen Schwiegereltern dauert ewig. Nach vier Stunden machen wir an einer Raststätte Pause, und Tom besorgt Sandwichs. Als er zurückkommt, sehe ich, wie er gerade seine Kapuze hochzieht.

Dann klingelt offenbar sein Telefon, denn er nimmt die Einkäufe in die eine Hand und fischt mit der anderen in der Tasche danach. Wegen des vielen Verkehrs hat er zunehmend schlechte Laune und bei jeder neuen, unbemannten Baustelle einen Wutanfall bekommen, aber jetzt grinst er plötzlich übers ganze Gesicht.

Durch die regenverschmierte Windschutzscheibe beobachte ich, wie er mit der Schuhspitze gegen die Bordsteinkante stupst. Tilly hat dieselbe Eigenart, wenn sie verlegen ist. Ich kenne jede einzelne von Toms Körpergesten gut genug, um zu wissen, dass er der Person am anderen Ende gerade ein Lob ausspricht und seinerseits eins zurückbekommt.

»Wer war das?«, frage ich, als er wieder einsteigt, obwohl ich es schon weiß.

»Ach, nur Janine«, sagt er.

»Was wollte sie denn an einem Samstag?«

»Hmm?«, fragt er, als habe er mich nicht gehört. Er startet den Motor. »Ach, nichts. Hol die Sandwiches raus. Für dich habe ich eins mit Krabben und Mayo«, sagt er. Aber plötzlich bin ich gar nicht mehr so hungrig.

52

Es wird nicht besser. Als wir bei Toms Eltern ankommen, sind wir alle gereizt. Durch die Glasscheibe in der Haustür sehe ich Hilary durch den Flur humpeln.

»Keira«, sagt sie und küsst mich. Ihr Gesicht wirkt blass und angestrengt, die Strickjacke rutscht ihr halb von den Schultern. Ich rieche das vertraute Dior-Parfüm, vermischt mit einem scharfen Geruch alter Leute. Sie hat sich immer sehr aufrecht gehalten, aber in den letzten Jahren ist sie ziemlich geschrumpft und inzwischen kleiner als ich.

»Tilly?«, sagt Peter, mein Schwiegervater, ohne sich aus seinem bequemen Lehnstuhl im Wohnzimmer zu erheben, und streckt Bea, als wir durch die Tür drängen, die Hand entgegen.

»Nein, das ist Bea«, erkläre ich und sehe Tom alarmiert an. Es sieht seinem Dad nicht ähnlich, seine Enkelkinder zu verwechseln. »Tilly konnte diesmal nicht mitkommen«, sage ich taktvoll, während ich mich hastig ausziehe. Das Zimmer hat ungefähr die Temperatur der Sonnenoberfläche.

Peter blickt mich mit trüben Augen verwirrt an. »Bist du krank, Keira? Hilary sagt, du seist krank.« Er klingt besorgt. Als könne ich jeden Augenblick sterben. Er packt meine Hände, ein verzweifelter alter Mann. Seine Hände sind kalt.

»Mir geht es gut«, erwidere ich. »Ich brauche nur gerade eine Behandlung, danach ist alles wieder in Ordnung.«

Es erschüttert mich, wie sehr meine Schwiegereltern gealtert sind – sogar in den vier Monaten, seit ich sie zuletzt sah. Sie hatten Anfang Dezember eine Gruppenreise nach London gemacht, und wir hatten uns, vor ihrer Theatermatinee, zu einem raschen Samstags-Lunch getroffen. Hier bei ihnen zu Hause war ich fast ein Jahr nicht mehr gewesen. Mein innerer Groll und meine Zickigkeit lösen sich in einer Art schockierten Entsetzens auf. Wie können sie auf einmal so alt und zerbrechlich sein? Hilarys Sturz scheint beide in einen komplett neuen Zustand katapultiert zu haben.

Wo ist mein Schwiegervater mit seiner frechen Streitlust geblieben? Der Mann, dessen größtes Vergnügen es war, sich, in Begleitung von einigen Gins, über die Konservative Partei aufzuregen? Und Hilary – gewöhnlich eine so brillante Köchin – fertigt uns mit Rentnerportionen eines Mikrowellengerichts ab. Tom schiebt Jacob etwas Geld zu, damit er sich mit Bea im Dorf Fish and Chips besorgt.

Hilary – die, wie ich jetzt merke, eine sehr starke eigene Front aufgebaut hat – scheint wild entschlossen zu sein, dass Tom und ich »kein Aufhebens machen« sollen. Sie hält nichts von der Idee eines Treppenlifts, denkt auch nicht daran, das Schlafzimmer ins Parterre zu verlegen, obwohl sie selbst zugibt, dass sie beide über eine Stunde brauchen, um abends ins Bett zu kommen. Sie weigert sich, darüber zu sprechen, *wieso* sie gestürzt ist – es hat eindeutig mit ihrem schwächer werdenden Sehvermögen zu tun. Oder mit den Hüften. Oder dem Rücken. Oder mit allem dreien. Eisern verschließt sie außerdem die Augen vor dem Elefanten im Raum – der Tatsache nämlich, dass Peter eindeutig dement wird. Stattdessen besteht sie in immer schrillerem Tonfall darauf, dass *»alles völlig normal ist«*.

Auf ihr »Alles ist gut«-Spiel eingehend, weigere ich mich, in ein Gespräch über meine Krebsbehandlung verwickelt zu werden; doch dann überredet sie mich nach dem Abendessen zu einer Runde Scrabble, und schon bald sitzen wir allein an dem kleinen runden Tisch vor dem Panoramafenster.

Hilary und ich hatten im Lauf der Jahre unsere Differenzen, ausgesprochene sowie unausgesprochene. Die schlimmste war die »Kinderwagenkontroverse«, als sie darauf bestand, für Tilly das sperrigste Gerät auf Gottes weitem Erdboden zu kaufen, und sechs Monate lang schmollte, als wir uns weigerten, besagten Kinderwagen mit nach Hause zu nehmen (nicht, dass er ins Auto gepasst hätte). Dann ist da noch ihre ewige Verärgerung darüber, dass ich in Wishwells arbeite, denn für sie heißt das offensichtlich, ich unterstütze Tom nicht genug bei seiner Karriere – was allerdings pure Einbildung ihrerseits ist. Und Scrabble ist da stets eine Einladung zum Waffenstillstand.

Über Scrabble kommen wir wieder zusammen.

Nach zwanzig Minuten merke ich jedoch, dass Hilary etwas loswerden möchte.

»Also, ich habe die Prozentzahlen nachgeguckt«, sagt sie und mustert ihre Buchstabenbrücke.

»Die Prozentzahlen?«

»Du weißt doch, die prozentuale Wahrscheinlichkeit, dass er wiederkommt. Dein Krebs.«

Soll ich das so begreifen, dass sie es auf sich genommen

hat, herauszufinden, wie lange ich mich noch mit dieser Mühsal des Irdischen herumplagen muss?

»Hilary«, sage ich, »das möchte ich gar nicht wissen.« Obwohl ich es schon weiß. Obwohl ich es schon weiß, jedoch beschlossen habe, es zu vergessen.

»Aber –«

»Diese Statistiken beziehen sich auf andere Menschen. Und sie rechnen mit einer ganzen Reihe Faktoren, die auf mich nicht zutreffen«, erkläre ich ihr.

»Du –«

Ich unterbreche sie erneut. Sie versteht den Wink einfach nicht. »Und außerdem, selbst wenn eine 99,9-prozentige Möglichkeit bestünde, dass dieser Krebs wiederkommt und mich erledigt, glaube ich immer noch fest daran, dass ich zu den 0,1 Prozent gehöre, die davonkommen.«

Das regt Hilary auf.

»Allein mit einer positiven Einstellung schaffst du das aber nicht«, sagt sie schmallippig, als wäre eine positive Einstellung neumodisches Zeug und einigermaßen anrüchig.

»Das tue ich auch nicht. Ich versuche, es mit Hilfe eines erfahrenen medizinischen Teams und der Unterstützung wunderbarer Freundinnen zu schaffen.«

Und jetzt bist du dran.

Aber sie will nicht. »Ich kenne so viele, die es gekriegt haben und dachten, es wird wieder, aber es wurde nicht.«

Entnervt verdrehe ich die Augen. »Und es hilft, wenn man das weiß?«

»Hilary?«, ruft Peter von seinem Sessel aus. »Hilary?«

Hilary holt tief Luft. »Siehst du, jetzt hast du ihn aufgeregt. Er hasst erhobene Stimmen.«

»Gift«, sage ich und lege meine Buchstaben. »Das macht zwanzig, also verdoppelt … vierzig.«

53

Wenn wir sie besuchen, schlafen wir immer in Toms Kinderzimmer, das sich seit seinen Teenagerzeiten nicht verändert hat. Die weinrot-grau karierte Tapete ist so alt, dass sie beinahe schon wieder modern ist. Hilary möchte das Zimmer, einschließlich des quietschenden Betts, für ihren vorwiegend abwesenden Sohn gern als eine Art Schrein erhalten, in dem die Zeit stehengeblieben ist. Als ich dann später schlafen gehe und auf die plattgelegenen Kissen klopfe, um irgendwie ein bisschen weicher zu liegen, versuche ich, Tom zu erklären, wie sehr mich das Verhalten seiner Mutter ärgert. Wir müssen flüstern, damit uns die Kids nicht durch die Wand hören, und allein dadurch fühle ich mich noch mehr wie ein launischer Teenager.

»Sie möchte doch nur helfen«, sagt er.

»Es ist schon ein bisschen viel, dass sie mich mit Ratschlägen versorgt, wie ich mein Leben zu führen habe, aber für deinen Dad nicht einmal ein medizinisches Gutachten einholen will.«

»Du weißt doch, wie sie ist. Dass du fröhlich und optimistisch bist, geht ihr nicht in den Kopf.«

»Und deswegen muss sie mich runterziehen? *Mir eine Dosis Realität verpassen?*«, entgegne ich gekränkt und imitiere ihren Ton. »Was ist überhaupt verkehrt daran, optimistisch zu sein?«

»Nichts«, sagt er und küsst mich. »Du musst da durch, und zwar auf eine Weise, die für dich funktioniert.«

»Ganz genau. Danke«, erwidere ich besänftigt, weil er es aus meiner Perspektive sieht. »Deine Mutter würde sicherlich gar nicht wissen, was sie mit meinen Lauffreundinnen anfangen soll. Wahrscheinlich würde sie glauben, dass wir ein einziger Unglückshaufen sind, aber da läge sie falsch. Nimm nur Amma. Sie ist gerade im siebten Himmel. Nenne mir bitte mal hier und jetzt eine begeistertere, optimistischere Person auf diesem Planeten.«

Er grunzt, aber ich weiß, was für ein Gesicht er im Dunkeln macht. Sein Anwaltsgesicht. Sein Realistengesicht. Das Gesicht, das ausdrückt: Die Wahrheit, nicht die Fantasie, wird am Ende immer siegen.

»Sei realistisch. Was sie gerade macht … beziehungsweise was sie zu machen plant …«

»Was ist damit?«

»Sie kann die Rolle nicht annehmen, Keira. Sie kann nicht drehen, wenn der schlimmste Teil der Chemo erst noch kommt.«

»Wieso nicht? Wenn sie sich gut fühlt?«

Tom seufzt. »Weil das unprofessionell ist. Ganz abgesehen davon, dass es bescheuert ist, sich selbst so unter Druck zu setzen. Und wenn du auch nur ansatzweise eine Freundin wärst, würdest du ihr das sagen.«

Er dreht sich um, zieht die Decke über sich, so dass ich das Gefühl habe, er zerrt sie über meine Narbe weg zu sich rüber; ich starre an die Zimmerdecke und bin sauer, dass er genauso verbohrt ist wie seine Mutter und das jetzt auf Amma überträgt. Und dass er findet, seine Mutter habe irgendwie recht.

Ich blicke zu den im Dunkeln leuchtenden Sternen hoch, die nach all den Jahrtausenden immer noch ein bisschen flimmern, und denke an meine erste Nacht in diesem Haus, als ich mich vom Gästezimmer hier reinschleichen musste, weil Hilary etwas dagegen hatte, dass wir unverheiratet miteinander schliefen.

Waren Tom und ich damals so anders?, frage ich mich. Natürlich waren wir voller Pläne. Wir wollten um die Welt reisen und ein gesundes, einfaches Leben führen. Ich hatte mir ausgemalt, wie stark und frei ich mich in Zukunft fühlen würde, dabei fühle ich mich jetzt … zwar nicht direkt in der Falle, aber auf jeden Fall eingeengt, zwischen meinen mürrischen Teenagern und den starrköpfigen Schwiegereltern gefangen. Und das Schlimmste ist, dass mir mit einem Mal nicht mehr besonders viel Zeit zu bleiben scheint zwischen jetzt und Hilarys Alter.

Falls ich überhaupt das Glück habe, so lange zu leben.

Mir fällt ein, wie ich letztens mit meinen neuen Freundinnen gelaufen bin und wir gewitzelt haben, das Einzige, was schlimmer sei als Altwerden, sei *nicht* Altwerden. Aber Hilary und Peter kriegen es nicht besonders gut hin, mir das Alter schmackhaft zu machen.

Irgendwann schlafe ich ein, aber dann piept plötzlich ein Handy. Ich wache sofort auf. Es ist drei Uhr früh. Tom rührt sich ebenfalls.

»Hast du das Telefon gehört?«, frage ich.

»Es ist nicht meins«, sagt er ärgerlich. »Meins ist stummgestellt.«

Ich greife nach meinem. Es ist eine Nachricht von Maria, unserer Nachbarin.

»Ich möchte Dich nicht beunruhigen, aber ich denke, Du solltest wissen, dass irgendetwas in Eurem Haus vor sich geht.«

Ich richte mich im Bett auf, mein Puls rast, und ich denke an Tilly, die allein zu Hause ist. Ich rufe Maria an, trotz der frühen Stunde – aber sie hat mir ja gerade geschrieben.

»Was ist los? Ist alles in Ordnung?«, frage ich, als sie drangeht. Tom knurrt und setzt sich verschlafen auf.

»Also, ich glaube schon, ja«, sagt sie. »Tilly muss wohl eine Party veranstaltet haben, und gerade ist die Polizei gekommen.«

54

Als wir zu Hause ankommen, klebt ein plattgedrückter Amazonkarton an unserer Haustür, wo das Glasfenster sein sollte, und auf dem Rasen liegen Flaschenscherben und Zigarettenstummel. Das Haustürschloss funktioniert nicht. Es sieht aus, als sei die Tür eingetreten worden.

»Übel«, sagt Jacob und grinst, als wir vom Auto durch den Vorgarten marschieren. Er freut sich, dass Tilly jetzt richtig Ärger bekommt. Mir scheint, er täte gerade nichts lieber, als seinen Regiestuhl aufzuklappen, mit den Fingern zu schnippen und »Action!« zu rufen.

Und da erscheint auch wie aufs Stichwort unser Filmsternchen.

Tilly löst die Türkette und trippelt, das Gesicht uns zugewandt, rückwärts, Wischmopp und Eimer in den Händen. Die Flurfliesen sind mit schaumigem Wasser bedeckt. Sie steht da in ihren Jeans, dunkle Ringe unter den Augen, und sieht aus, als habe sie nicht geschlafen. Über der Seifenlauge hängt ein miefiger Geruch nach Alkohol und Zigaretten. Schon von hier aus kann ich einen großen Fleck auf dem Treppenläufer sehen.

»Also … ähm … das ist passiert«, sagt sie.

Ich bin nicht beeindruckt. Schließlich hatte sie Zeit, sich auf unser Kommen vorzubereiten. Ich hatte nachts einmal mit ihr gesprochen, als sie eindeutig betrunken war, und dann heute Morgen vor unserem Aufbruch, um mich zu vergewissern, dass es ihr gut ging, aber sie hat bloß geweint. Die ganze Geschichte ist schon schlimm genug – und wird noch dadurch verschlimmert, dass Hilary total schockiert war, weil wir Tilly allein zu Hause gelassen haben, und mir damit irgendwie unterstellte, eine schlechte Mutter zu sein. Tom ist kein schlechter Vater. O nein. Dieses »Debakel«, wie sie es nennt, hat keineswegs etwas mit ihm zu tun. Und dann kam noch die grauenvolle, fünfstündige stumme Heimfahrt durch den Regen hinzu.

Jetzt steht Tilly vor uns, den Mopp in der Hand wie Cinderella oder der Fiedler auf dem Scheißdach, und wir sollen noch Mitleid haben.

»Hast du etwas zu sagen?«, fragt Tom. Er klopft mit dem Fuß auf besonders unheilvolle Weise auf den Boden, wie ein Stier kurz vor dem Angriff.

Tilly versucht offensichtlich einzuschätzen, wie groß das Desaster ist, in dem sie steckt. Sie zuckt zusammen, blickt zwischen uns hin und her. »Entschuldigung?«, sagt sie, und es klingt wie eine wilde Spekulation bei einer Fangfrage.

»Also, was ist mit der Tür passiert?«, frage ich. Das hat sie am Telefon nicht erwähnt.

»Oh … na ja … da waren irgendwelche Typen, die ich nicht kannte«, sagt sie. »Destiny hatte die Party auf Snapchat gepostet, und es kamen Horden von Leuten. Ich habe versucht, sie zurückzuhalten. Ehrlich, das habe ich. Und Alfie auch.«

»Wer ist Alfie?«, fragt Tom.

Sie wird rot. »Mein Freund.«

»Dein *was*?«, sagt Tom. Das ist eindeutig neu.

»Ich habe dir doch gesagt, sie würden es rausfinden«,

meint Jacob zu Tilly, als er an uns vorbei in die Diele geht.

»Du wusstest Bescheid?«, frage ich ihn.

»Das mit dem Freund oder der Party?«, sagt er und hängt seine Jacke auf.

»Beides.«

»Zufällig nur das mit dem Freund. Aber ich wünschte, ich hätte das mit der Party auch gewusst. War es nice?«, fragt er Tilly, und für einen Sekundenbruchteil zwinkert sie ihm zu.

Sie muss es nicht einmal aussprechen, weil er es für sie sagt: »Ja, es war geil.«

»Was denn für fremde Leute?«, fragt Tom und versucht, die Teenie-Frotzelei zu bremsen.

»Ach, nur diese Jungs ... sie waren alle um die neunzehn und wollten rein, und als ich nein gesagt und die Tür zugemacht habe, haben sie versucht, die Tür einzutreten, da habe ich die Polizei gerufen, und die Party wurde aufgelöst«, sagt Tilly.

»Von der Polizei?«, sagt Tom.

»Ja.« Tilly lächelt verlegen, als sei das etwas Gutes. »Sie waren übrigens erstaunlich schnell da.«

An ihrem Ton merke ich, dass wir beeindruckt sein sollen, weil sie so schlau gehandelt hat.

»Du hast verdammtes Glück gehabt, dass sich niemand verletzt hat«, sage ich, während mir all das, was möglicherweise letzte Nacht hätte passieren können, durch den Kopf rast.

»Ich weiß ja, dass es schlimm ist und so weiter«, sagt sie, »aber ohne das mit der Tür wäre ich damit durchgekommen.«

»Ach, wirklich?«, sagt Tom ungläubig. Er dreht sich zu mir um, als erwarte er, ein »Versteckte Kamera«-Filmteam werde hinter ihm auftauchen.

»Denn eigentlich war ich sehr verantwortungsvoll. Ich habe vorher alles fotografiert, und Destiny hat die Sachen im Gästezimmer eingeschlossen. All eure Bilder, alles, was euch gehört, das ganze Zeug. Und ich wollte heute alles wieder zurückstellen«, erklärt Tilly, »genau an die richtige Stelle, so dass ihr es nicht einmal bemerkt hättet.«

»Ist das zu fassen?«, fragt Tom mich.

Ja, denke ich. Sie ist sechzehn. Ich habe auch Partys gegeben, als ich sechzehn war, und um Tilly gegenüber fair zu sein, dies war wahrscheinlich ihre erste Gelegenheit, eine eigene zu veranstalten. Der Apfel fällt nicht weit vom Stamm. Ungünstig für uns.

»Wir haben dir vertraut«, sagt Tom. »Hast du eine Erklärung dafür?«

Manchmal macht er das. Fordert einfach eine Erklärung, wo es keine gibt. Weil Tilly nämlich sechzehn ist und keine Worte hat, die ihre Gedankenlosigkeit rechtfertigen könnten. Wie soll sie den Rattenschwanz an blöden Entscheidungen erklären, die sie eine nach der anderen getroffen hat und die uns das hier eingebrockt haben?

»Ich weiß, es gibt keine Entschuldigung«, sagt sie.

»Du kriegst Hausarrest«, erklärt er, immer noch, ohne zu lächeln, mit tödlich regungsloser Miene. Sein »Pokergesicht« nannte er es einmal. Das setzt er bei Verhandlungen ein, um den Gegner wissen zu lassen, dass er ihn richtig an den Eiern hat.

Bevor Tilly antworten kann, sagt Bea: »Was ist mit Pooch?« Sie hat sich an Tilly und dem Showdown in der Diele vorbeigeschlichen und steht jetzt in der Küchentür. »Er rührt sich nicht.«

55

Während der Fahrt zu unserem Tierarzt, der glücklicherweise gerade Notdienst hat, halte ich den in eine Decke gehüllten Pooch in den Armen. Sein Atem geht mühsam, und er starrt mich irgendwie verzweifelt an.

»Das wird schweineteuer«, sagt Tom.

»Haben wir denn eine Wahl?«, gebe ich zurück.

Wie sich herausstellt, hat Pooch die Schachtel Pralinen gefressen, die ich unter dem Kissen der Küchenbank versteckt und vollkommen vergessen hatte. Der zerkaute Kunststoffeinsatz lag neben ihm auf dem Fußboden. Er hat die ganzen Pralinen verdrückt – auch die mit Kirschlikör. Als Jacob googelt, wie gefährlich Pralinen für einen Hund sein können, kriegen wir alle es mit der Angst zu tun.

Hayley, die diensthabende Tierarzthelferin, schaut sich Poochs Daten im Computer an. »Ist er denn mit seinen Spritzen auf dem Laufenden?«

Ich beiße mir auf die Lippen. »Wahrscheinlich hinkt er ein bisschen hinterher«, gestehe ich.

»Aber die braucht er doch regelmäßig jeden Monat«, sagt Tom anklagend. »Du hast behauptet, du würdest das im Januar erledigen.«

»Es stand ja auch auf meiner Liste«, versuche ich mich zu verteidigen. Pooch hat angefangen zu zittern, und seine Beine geben unter ihm nach. Hayley hilft ihm, sich auf die Bank im Operationsraum zu legen, murmelt etwas Beruhigendes und streichelt seinen Kopf.

Tom funkelt mich finster an.

»Ich hatte einfach anderes im Kopf«, erkläre ich ihm.

»Aber wie konntest du dabei Pooch vernachlässigen?«, flüstert er ärgerlich.

Meine Augen brennen. Das ist nicht fair.

Hayley untersucht Pooch und sagt, dass er über Nacht dableiben müsse, um zu sehen, was passiert, wenn sie seinen Magen ausgepumpt haben.

Pooch blickt mich mit müden, traurigen Augen an und lässt ein kleines, jämmerliches Stöhnen hören, das mir das Herz zerreißt.

»Es tut mir so leid«, erkläre ich ihm und vergrabe die Nase in meiner weichen Lieblingsstelle in seinem Nacken. »Du musst jetzt ein tapferer Junge sein und wieder gesund werden, okay?«

»Und wie stehen die Chancen, dass er überlebt?«, fragt Tom Hayley, nachdem wir einige Formulare ausgefüllt haben.

»Ich fürchte, das kann ich nicht wirklich sagen.«

»Aber wenn Sie eine Prozentzahl nennen sollten …?«

Ich kann mir nicht helfen … aber als ich das höre, sehe ich das Gesicht seiner Mutter vor mir.

»Es steht etwa fünfzig zu fünfzig«, erwidert sie.

Wir bleiben noch, während Pooch sediert wird, dann gibt es keinen Grund mehr für uns, länger dazubleiben.

Auf dem Weg zum Auto sagt Tom: »Fünfzig zu fünfzig ist nicht besonders gut. Nichts, wofür ich einen Kredit aufnehmen würde.«

»Deshalb hasse ich auch Prozentangaben«, blaffe ich zurück – und als ich ihn ansehe, merke ich, dass er begreift, was er da gerade gesagt hat.

»Nein, du hast recht«, ergänzt er hastig. »Natürlich wird er durchkommen.«

Wir sitzen schweigend im Auto. Ich bin wütend, weil er glaubt, ich sei schuld an Poochs Zustand. Und noch wütender bin ich, weil es stimmt.

Gibt es irgendetwas Schlimmeres, als unabsichtlich die Menschen und die Tiere zu verletzen, die man am meisten liebt? Wenn ich an den kranken, bewusstlosen Pooch denke, laufen mir stumm die Tränen die Wangen hinunter – ein Spiegelbild der Regentropfen auf der Windschutzscheibe.

Schließlich sagt Tom. »Es ist nicht deine Schuld, Keira.«

»Doch«, schniefe ich.

Er nimmt meine Hand, aber ich bin untröstlich.

»Ein Freund?«, sagt er, in dem Versuch, das Thema zu wechseln. Ich weiß, dass ihm Tillys Eröffnung schwer zu schaffen macht.

»Alfie. Ich weiß. Verdammte Scheiße.«

Und beide sitzen wir in der Stille da und denken über all das nach. Versuchen zu begreifen, was diese neueste Tatsache bedeutet und dass das Leben sich nicht verlangsamt. Für niemanden, ganz gleich, was gerade los ist.

56

In dieser Nacht schlafen wir alle schlecht, und am Montag früh herrscht in der Küche eine traurige Stimmung ohne Pooch. Ich gucke dauernd auf mein Handy, ob es Nachrichten von Hayley gibt. Mit den fünfzig zu fünfzig, die in meinem Kopf herumrattern, ist es mir fast unmöglich zu funktionieren. Der Gedanke, Pooch könnte nie mehr nach Hause kommen, ist schlimmer als alles, was mir in den letzten Monaten widerfahren ist. Jedes Mal wenn ich mir eine Welt ohne Pooch vorstelle, bleibt mir vor Entsetzen praktisch die Luft weg.

Gerade ersetzt ein Typ einer örtlichen Firma Glasscheibe und Schloss in der Haustür, was hoffentlich unsere Sicherheit wiederherstellt, aber ich bin wirklich verärgert, dass so viele Fremde in unserem Haus waren. Normalerweise wäre es mir vielleicht egal, doch im Moment ist mir die Unantastbarkeit meiner engsten Umgebung besonders wichtig, und Tillys Party kommt mir wie eine Verletzung dieser privaten Sphäre vor. Besonders, was die Badezimmer und Schlafräume angeht. Widerlich. Ich möchte mir nicht *vorstellen*, was darin alles passiert sein mag.

Und dass Tom jetzt den herrschaftlichen Patrizier gibt, hilft auch nicht gerade, sondern lässt mich etwas ratlos zurück. Denn in jenen höheren Regionen, wo laut die kalten Winde der Entrüstung heulen, hört er mich überhaupt nicht.

»Bea?«, rufe ich ärgerlich, weil sie so herumtrödelt. Bei diesem Tempo wird sie zu spät zur Schule kommen.

»Bea, los jetzt«, ruft Tom, entschlossen, noch wütender zu sein als ich. Er will sie auf dem Weg ins Büro absetzen und darf sich nicht verspäten. Er knöpft sein Hemd zu und gibt mir nicht den üblichen Morgenkuss.

»Bea!«, versuche ich es ein paar Minuten später erneut und blicke Tom finster an. Ihr Toast wird kalt. Dann gehe ich, ärgerlich murrend, nach oben, vorbei an dem Handwerker, der ohne jeden Anflug von Bescheidenheit verkündet: »Wenn Sie dann so weit sind, nehme ich eine Tasse Tee. Mit Milch und zwei Stück Zucker.«

Tilly kniet auf dem rosa Flauschteppich vor Bea, die zusammengerollt auf ihrem Bett liegt und erst halb angezogen ist. Sie trägt ihren Morgenmantel und darunter den Schulrock. Tilly reicht Bea Mr Blaubär – einen riesigen Teddy, der sie früher überallhin begleitet hat. Bea packt ihn und weint noch heftiger. Jacob legt die Hand auf Beas Schulter, blickt mich an und macht ein besorgtes Gesicht.

»Was ist hier los?«

Ich weiß, dass sie Angst um Pooch hat, aber das hier ist doch ein bisschen übertrieben.

»Sag es ihr einfach«, fordert Jacob Bea auf.

»Was sagen?«

Bea schnieft laut und antwortet mit piepsiger Stimme: »Pooch hat gar nicht die Pralinen gegessen.«

»Was?«

»Ich war das. Bevor wir zu Omi und Opi gefahren sind. Sie waren unter dem Kissen auf der Bank.«

Eine Woge der Erleichterung erfasst mich. Pooch stirbt also nicht an Pralinenvergiftung. Der arme kleine Kerl hat wahrscheinlich nur irgendeinen Infekt. Ich schiebe Jacob aus dem Weg und setze mich neben sie aufs Bett.

»Das hättest du sagen sollen.«

»Ich habe mich zu …«, sie hickst, »zu … sehr geschämt.«

»Ach, Süße«, sage ich, ziehe sie hoch und nehme sie und Mr Blaubär in die Arme. »Alles wird gut.«

»Ich dachte, du würdest böse auf mich sein, weil das deine speziellen ›Tut-mir-leid-dass-du-Krebs-hast‹-Pralinen sind«, sagt sie mit zittriger Stimme.

Ich habe die ganze Zeit versucht, zu Hause so normal wie möglich zu sein, aber Beas Eingeständnis macht mir wieder einmal deutlich, wie stark sich all das, was ich zurzeit durchmache, auf die Kids auswirkt. Wie sehr ich erwarte, dass sie alles klaglos mit mir durchstehen.

»Es ist nicht schlimm, dass du sie gegessen hast«, sage ich und küsse sie auf den Kopf. »Wirklich.«

Ich blicke hoch zu Jacob. Er beißt sich nervös auf die Lippen.

»Was ist?«, frage ich.

»Ich glaube, ich weiß, warum es Pooch so schlecht geht«, erwidert er.

Dann legt er den Kopf schief, guckt Tilly an, die tapfer aufsteht und ihr Handy aus ihrer hinteren Hosentasche holt. Sie tippt aufs Display und hält es mir hin.

»Ich habe nicht gesehen, wie das passiert ist. Ich schwöre es«, sagt sie.

Im geöffneten Snapchat-Status läuft ein Video auf Wiederholung; es zeigt unsere Küche voller Teenager und Pooch, wie er unter lautem Gejohle eine Dose Guinness trinkt.

»Tilly … was zum Teufel?«

»Ich weiß«, sagt sie. »Die haben ihm die ganze Dose eingeflößt.«

»Was ist hier los?«, fragt Tom, der in der Tür steht.

»Ihre Freunde haben Pooch betrunken gemacht«, erkläre ich ihm.

»Im Grunde hat Pooch einen gigantischen Kater, Dad«, sagt Jacob und ist gefährlich nah daran, laut loszulachen.

»Das ist nicht komisch«, sage ich scharf.

Auch Tilly versucht, nicht zu lachen. »Der arme Pooch. Und dann wurde ihm auch noch der Magen ausgepumpt.«

»Das reicht. Du hast Hausarrest. Ähm bzw. doppelt«, korrigiert Tom sich rasch und zeigt mit dem Finger auf Tilly. »*Und* du kannst den Tierarzt bezahlen.«

»Es ist nicht meine Schuld«, schreit Tilly und poltert hinaus in den Flur.

»Ähm, also, genau genommen doch, verdammt noch mal!«, ruft er hinter ihr her. »Und die Tür bezahlst du auch.«

»Das sind insgesamt neunzig Pfund«, ruft der Handwerker von unten, als Tilly ihre Zimmertür zuknallt.

57

Als ich in der Tierarztpraxis anrufe, bestätigt Hayley, sie hätten keine Schokolade in Poochs Magen gefunden und er sei wundersamerweise nach einer Nacht am Tropf wieder vollkommen in Ordnung. Sie sei sehr überrascht und frage sich, was passiert sein könnte, aber ich schäme mich zu sehr, um ihr von Tillys Party zu berichten, und sage auch nicht, dass unser geliebtes Haustier nun offiziell ein Säufer ist.

Nachdem ich die exorbitante Rechnung bezahlt habe, bringe ich Pooch zum Auto. Er springt auf sein Kissen im Kofferraum und wedelt mit dem Schwanz. Ich knuddele ihn, nehme seinen Kopf in die Hände und blicke in seine braunen Augen.

»Jag mir nicht noch einmal einen solchen Schrecken ein«, erkläre ich. »Uns geht es allen ziemlich schlecht, wenn du nicht da bist.« Und füge hinzu: »Du alter Säufer.«

Ich rufe Tom an und erzähle ihm, dass Pooch wieder gesund ist, aber er ist abgelenkt und das Gespräch angespannt und kurz. Ich merke, dass er immer noch verärgert ist, obwohl der Vorfall mit der Party offiziell erledigt ist, und es stinkt mir, dass er darauf herumreitet und irgendwie mir die Schuld zuschiebt. Wenn ich gemeiner wäre, würde ich ihm sagen, er solle endlich zur Vernunft kommen, er benehme sich wie seine Mutter, aber dann würde er womöglich endgültig explodieren.

Ich bleibe also höflich, weil ich genau weiß, wie es

enden wird. Wir werden alle auf Samtpfoten um ihn herumschleichen und ihn umsäuseln müssen, damit er wieder normal wird; aber im Augenblick habe ich überhaupt keine Lust darauf.

Stattdessen stelle ich das Radio lauter, und als ich fast zu Hause bin, ruft Amma an, und ich drücke den Freisprechknopf am Lenkrad.

»Hallo«, sage ich laut. Ich freue mich, dass sie anruft, und grinse Pooch im Rückspiegel an. Es macht mich überglücklich, seinen lieben, alten Kopf zwischen den Rücksitzen hervorgucken zu sehen. »Wie geht es dir?« Ich möchte unbedingt wissen, wie ihr die Chemo bekommt.

»Ich kann das doch nicht machen, oder?«, erwidert sie, und ich weiß sofort, dass sie über ihre Rolle spricht. Mir zieht sich der Magen zusammen, und ich muss an mein Gespräch mit Tom am Wochenende denken. Das, was er dazu sagte, klang vernünftig. Es sei unmöglich, dass Amma eine so große Rolle übernehme. Nicht jetzt. Nicht bei dem, was auf sie zukomme.

»Sag es mir. Sag es mir ganz ehrlich, Keira.«

Ich weiß, wie viel es ihr bedeutet. Und als ihre Freundin möchte ich, dass sie glücklich ist, aber als ihre Freundin weiß ich auch, dass das nicht mit einer Lüge geht. Ich seufze und nehme all meinen Mut zusammen.

»Ich weiß es nicht, aber eins weiß ich, du musst ihnen die Wahrheit sagen«, erkläre ich ihr so sanft wie möglich.

»Scheiße!«, sagt sie »*Scheiße.*«

»Es tut mir so leid. Ich weiß doch, wie toll dieses Angebot ist, aber vielleicht kommt es einfach nicht zur richtigen Zeit. Und noch etwas weiß ich – es wird weitere Rollen geben.«

»Ach, Keira, und wenn nicht?« Ihre Stimme bricht, und sie beginnt zu weinen.

»Soll ich vorbeikommen?«, frage ich, und sie sagt schluchzend ja.

»Dann rufe ich wohl besser Evan an und beichte ihm.« Sie schnieft geräuschvoll.

»Mach das und setz das Wasser auf, ich bin gleich da.«

An der Ampel mache ich einen unerlaubten U-Turn. Ich bin kaum noch zu bremsen. Es fühlt sich gut an, einer Freundin zu helfen und wieder die zu sein, die ich früher war. Ich bin viel besser darin, andere zu unterstützen als selbst Hilfe anzunehmen. Ich halte beim Blumenladen am Bahnhof und suche einen leuchtend bunten Strauß aus.

Als Amma zehn Minuten später die Tür öffnet, lächele ich sie hinter den Blumen an, aber mein Versuch, sie aufzumuntern, misslingt.

»Wie war das Gespräch mit Evan?«, frage ich. Während der ganzen Fahrt hierher habe ich gehofft, gehofft, es würde doch klappen und er würde ihr versichern, nein, nein, das sei völlig in Ordnung, der Produzent werde es ganz cool aufnehmen.

Doch stattdessen schüttelt sie den Kopf und bricht erneut in Tränen aus. Sie trägt ein Tuch um den kahlen Kopf, einen langen schwarzen Kaftan und eine graue Strickjacke. Sie ist ungeschminkt, und zum allerersten Mal wirkt sie verletzlich und schwach.

»Du hast doch nichts dagegen, dass ich Pooch mitbringe?«, frage ich und folge ihr durch den Flur. An den Wänden hängen gerahmte Theaterplakate, und ein großer hölzerner Garderobenständer ist bestückt mit lauter flippigen Pelzmänteln und Federhüten.

Während bei uns alles eher schäbig aussieht, ist ihr kleines Haus sichtlich das genaue Gegenteil, viel eher Richtung todschick. In der offenen Küche gibt es eine hübsche Anrichte aus Holz mit Porzellantellern, die auf geschmackvolle Weise nicht zusammenpassen, und Haken voller Becher mit Blumendruck – von denen einige, wie ich sehe, von Wishwells stammen. Die Wände sind in einem edlen Babyblau gestrichen.

Pooch wedelt mit dem Schwanz und schnüffelt an den Scheuerleisten. Nach was zu fressen – oder Guinness? Wer weiß das schon heutzutage?

Amma sinkt auf einen Küchenstuhl. Nach all den zerknüllten Papiertaschentüchern zu urteilen, die auf dem Tisch liegen, muss sie eine ganze Weile geweint haben. Ihre Augen sind rotumrändert.

Ich stelle die Blumen ins Spülbecken, setze mich ihr gegenüber und greife nach ihrer Hand, während sie erzählt, wie sie Evan die Nachricht überbracht hat.

»Er hat all die richtigen Sachen gesagt … die richtigen Laute ausgestoßen, aber er hat mich schon abgeschrieben.«

»Das kann doch nicht wahr sein?«

»Du verstehst mich nicht. Man kriegt nicht solche Rollen angeboten und lehnt sie dann plötzlich ab.«

»Nicht ohne einen guten Grund.«

»Ja, ich habe Scheißkrebs«, sagt sie und blickt mich mit nassen Augen an.

»*Hattest* Krebs«, erinnere ich sie.

»Ich glaube nicht, dass ich es bisher richtig an mich rangelassen habe. Und jetzt fühlt es sich so …«, sie schluchzt, »so beschissen furchterregend an.«

Ich gehe um den Tisch herum und umarme sie. Ich kann ihren Schmerz so gut nachempfinden. Pooch schließt sich an, er schiebt seinen Kopf zwischen uns, presst sich an ihr Bein, worauf sie unter Tränen lächelt und ihn streichelt.

»Ich weiß. Ich weiß, wie du dich fühlst. Aber es wird alles gut werden«, sage ich.

»Es war meine Traumrolle.«

Sie wirkt erschöpft, als sie aufsteht, um Tee zu kochen. »Oder vielleicht sollten wir einen Gin trinken«, sagt sie. »Um auf den Anfang des Endes anzustoßen. Oder Arsen, um das Ganze sehr viel schneller zu beenden.« Sie versucht sich in trockenem Humor, sieht aber viel zu traurig aus, um überzeugend zu wirken. »Wir könnten auch auf verlorene Träume trinken.«

Pooch blickt mich mit seinen großen braunen Augen an, und plötzlich habe ich eine Idee.

»Und wie wäre es, wenn du diesen Traum durch einen anderen ersetzt«, frage ich Amma. »Wenn du diese Politikerin stattdessen in echt spielst?«

»Wie meinst du das?«, fragt sie und tupft sich das Gesicht mit einem Papiertuch ab.

»Doug Crawley«, sage ich. »Dieser Schwachkopf, der ohne Gegenkandidaten für den Stadtrat kandidiert. Der Typ, der allen auf die Nerven geht.«

»Was ist mit dem?«

»Knöpf ihn dir vor. Lass dich gegen ihn aufstellen.«

»Du meinst … du meinst, ich sollte tatsächlich in die Politik gehen? Nicht nur als Name auf der Liste?«

»Warum nicht? Du bist intelligent und sehr präsentabel –«

»Ha!«, sagt sie und hält sich das verrotzte Taschentuch an die tränenverschmierten Augen, aber ich sehe ein Glitzern darin.

»Warum dich nicht neu erfinden?«, sage ich.

»Mich neu erfinden«, sagt sie langsam und denkt sichtlich darüber nach. »In meinem Alter?«

»Ja. Absolut. Erfinde dich neu«, sage ich und erwärme mich für meine Idee. »Nutz diesen Moment der Krise als Sprungbrett. Du hast mir doch erzählt, wie schwer das Schauspielerleben ist und wie sehr du trotzdem die Herausforderung immer geliebt hast. Das wäre doch in jeder Hinsicht eine ebensolche Herausforderung. Und du hast auch gesagt, du würdest schrecklich gern eine – wie hast du es noch formuliert? – prinzipientreue Politikerin spielen. Also mach es. Kämpfe für Gleichberechtigung, von der du die ganze Zeit redest. Besiege diesen Mistkerl und übernimm seinen Job.«

»Ich kann mich doch nicht … einfach aufstellen lassen«, sagt sie. »So aus dem Nichts?«

»Wieso nicht? Meinungsstark bist du auf jeden Fall«, necke ich sie.

»Aber ich kann die Schauspielerei nicht aufgeben. Das kann ich einfach nicht.«

»Wieso nicht?«, sage ich. »Wie könntest du deine Zeit besser verbringen? Du wirst für etwas einstehen, woran du glaubst. Überleg mal – anstatt auf deine Traumrolle zu warten, könntest du in die Welt hinausspazieren und dir dein Publikum holen. Du bist doch wie gemacht dafür.«

»Wirklich?«

»Ja. Davon bin ich absolut überzeugt.«

58

Das neue Zentrum – speziell für Krebspatienten entworfen – ist ein schickes Gebäude neben dem größten Krankenhaus der Stadt. Es wurde dank einer kräftigen Finanzspritze von der Macmillan-Krebshilfe-Organisation vor einigen Jahren eröffnet. Und an diesem Morgen habe ich dort einen Termin, den Tamsin mit Angela, der »Perücken-Lady«, ausgemacht hat.

»Oooh! Beeindruckend. Das habe ich nicht erwartet, Dad«, murmele ich, als ich durch die Schwingtür trete, und denke, wie sehr ihm der Bau mit seinen freiliegenden Holzbalken gefallen hätte.

In der luftigen Eingangshalle stehen formschöne violette und grüne Sofas, und ich sehe Tamsin auf der Armlehne eines Sofas sitzen. Sie unterhält sich mit einer Gruppe Frauen, von denen einige Sportkleidung tragen. Als sie mich entdeckt, winkt sie mich begeistert herbei.

Heute trägt Tamsin eine schwarze Tunika über roten Zwölf-Loch-Doc-Martens und um den Kopf ein raffiniert gebundenes Tuch, das vorn zu einer Riesenschleife geknotet ist. Sie hat ihre übliche blasse Grundierung aufgetragen und pinkfarbene Glitzeraugenbrauen aufgeklebt. Wenn ich mich so zurechtmachen würde, sähe ich wie eine Dragqueen aus, aber irgendwie kann Tamsin es sich leisten.

»Da ist sie ja«, sagt Tamsin mit ihrem breiten Grinsen und nickt in meine Richtung. »Das ist Keira aus unserem Bright-Side-Running-Club«, sagt sie und umarmt mich herzlich – und es gefällt mir, sie den Namen unserer kleinen Gang laut aussprechen zu hören. Es klingt, als sei er offiziell und für die Dauer.

Tamsin riecht gut – nach Patschuli und Orange, und sie erklärt, sie habe gerade eine Massage gehabt. Das ist ganz offensichtlich ein weiterer Aspekt der Krebswelt: Hier wird eine Massage nicht als »gefährlich« angesehen. Diese positive Einstellung hatte ich nicht erwartet.

Sie stellt mich der Gruppe vor. Eine der Frauen hat eindeutig schon eine lange Behandlung hinter sich. Sie trägt eine formlose Tunika, ihr Gesicht ist aufgedunsen, und ihre wimpernlosen Augenlider wirken wund, aber sie spielt lächelnd an ihren hübschen spiraligen Emaille-Ohrringen herum.

»Die gefallen mir«, sage ich zu ihr. Und meine es auch so.

»Tamsin hat sie mir zum Geburtstag entworfen«, erwidert sie. »Sind sie nicht wunderschön?«

»Mit Schmeichelei kommt man überallhin, Julia«, sagt Tamsin.

Ich schaue mir die Ohrringe genauer an, überrascht, dass Tamsin ein weiteres Talent besitzt, von dem ich keine Ahnung hatte.

»In meinem nächsten Leben werde ich Goldschmiedin«, erklärt Tamsin ganz sachlich.

»Und ich bin sicher, du wirst sehr erfolgreich sein«, behaupte ich. »Diese hier sind jedenfalls fantastisch. Bei Wishwells wären sie im Nullkommanichts verkauft.«

Eine andere Frau trägt ein Schlüsselband. Sie wirkt, als habe sie das Sagen. Sie schüttelt mir die Hand.

»Tamsin hat mir schon viel von dir erzählt. Euer Laufen

muss großartig sein«, sagt sie und stellt sich als Kathryn vor. Sie hat olivfarbene Haut und herrlich schimmerndes schwarzes Haar. Erst seit ich kurz davor bin, mein eigenes zu verlieren, achte ich mehr auf das Haar anderer Menschen. Ihres ist dick und glänzend.

»Ja, das stimmt, aber ich bin ein bisschen steif«, gestehe ich. »Tamsin ist eine strenge Lehrmeisterin.«

»Also, wenn du eine Massage brauchst, buch dir hier eine«, sagt sie, als sei das keine große Sache. Ich erzähle ihr, was mir passiert ist, als ich bei dem Massage-Institut in der Stadt anrief, und sie verdreht die Augen, anscheinend hat sie das schon tausendmal gehört. »Hier, nimm diese Broschüre.«

Ich blättere sie durch. Es ist alles aufgelistet, was das Zentrum anbietet – begleitende Therapien, Yoga, Qigong, Gesprächsangebote, Finanzberatung und, und, und. Die Frauen, mit denen Tamsin sich unterhalten hat, stehen jetzt alle auf und gehen nach oben zu einem Fitnesskurs in der Sporthalle. Sie umarmen Tamsin zum Abschied. Julia küsst sie mehrfach auf die Wange, so wie man es bei einem Kind machen würde, und Tamsin lacht über ihren Überschwang.

Ich komme ins Grübeln. Zu Hause fühle ich mich so gut unterstützt, dass ich gar nicht das Bedürfnis nach einem Ort wie diesem hatte. Instinktiv meide ich ohnehin alles, was »wohltätig« und »umsonst« ist. Ich habe mir eingeredet, andere hätten es nötiger, aber jetzt begreife ich, dass ich so ablehnend war, weil ich dachte, wenn ich zu so etwas ginge, müsste ich mir eingestehen, dass ich krank bin. Aber das Zentrum ist der erste Ort, wo ich behandelt werde, als sei ich vollkommen normal und würde nicht gerade etwas Grauenhaftes durchmachen. Hier treibt sich meinesgleichen herum. Ich könnte mir in den Hintern beißen, dass ich nicht schon eher hergekommen bin.

Tamsin und Kathryn geben mir auf dem Weg zur Perücken-Anpassung eine Führung durch das Gebäude, und alle, denen ich begegne, sind so freundlich und verströmen ein so optimistisches Das-kriegen-wir- hin, dass ich zutiefst dankbar bin. Als ich sehe, wie eine Frau versucht, mit Krücken zu gehen, und dabei von einer Freiwilligen durch den Korridor geleitet wird und Tamsin ein paar aufmunternde Worte mit ihr wechselt, begreife ich, was für ein unvorstellbares Glück ich habe.

Angela, die Friseurin des Zentrums, hat einen kleinen Salon mit einem Frisiertisch und einem rundum beleuchteten Spiegel, fast wie im Backstagebereich eines Theaters. Sie platziert mich auf einen Hocker. An einer Wand steht ein Regal mit einer ganzen Reihe von Styroporköpfen, jeder mit einer anderen Perücke.

»So. Als Erstes brauchst du eine von diesen«, sagt Angela und spannt mit ihren Fingern ein Ding auseinander, das wie der Fuß einer Strumpfhose aussieht.

Das zieht sie mir über den Kopf, und auf der Stelle fühle ich mich wie eine alte Schauspielerin, die sich auf den Auftritt als Königin Elisabeth die Erste vorbereitet. Nicht mein vorteilhaftester Anblick.

»Und jetzt? … Hast du einen besonderen Stil im Sinn?«, will Angela wissen.

Eine Reihe blöder Ideen geht mir durch den Kopf: Irokesenschnitt, Rockabilly-Frisur, *Blackadder the Third*.

Das alles kommt mir total surreal vor. Aber ich halte den Mund.

»Probier sie alle an«, schlägt Tamsin begeistert vor. »Mach schon. Ich möchte sehen, wie du als Cher aussiehst«, sagt sie, greift nach dem Hals eines Frisurenkopfs und nimmt die lange, schwarze Lockenperücke ab.

Ich probiere sie an. »O ja«, schnurrt sie und tänzelt um mich herum. Haare wehen mir in die Nase, und mein Kopf juckt, aber schon bald müssen wir heftig lachen, und auch sie fängt an, sich Perücken aufzusetzen. Vielleicht ist es ja okay, albern zu sein. Vielleicht ist es in Ordnung, Spaß zu haben. *Ja! Scheiß auf den Krebs!*

»Oh, wie furchtbar!«, lache ich, als sie eine kastanienfarbene Kurzhaarfrisur aufsetzt. Sie zieht vor dem Spiegel eine Grimasse. »Findest du nicht, dass ich wie eine Nachrichtensprecherin aussehe?«

»Nicht wie irgendeine, die mir bekannt ist«, sage ich.

»Außer ich hätte die Apokalypse anzukündigen«, entgegnet sie. »Es folgen die Nachrichten mit Huw Edwards und Tamsin O'Brien im Studio«, improvisiert sie mit todernster Miene und beugt sich zum Spiegel, als wäre er die Kamera. »Ihr werdet alle am Wutvirus sterben, ihr Wichser«, sagt sie und sieht wie eine Wahnsinnige aus. Angela und ich lachen.

»Sie ist verrückt«, erkläre ich Angela, und sie nickt, aber Tamsins Überdrehtheit steckt an.

Schließlich entscheide ich mich für eine Perücke, die meinem eigenen Haar am nächsten kommt, auch wenn ich insgeheim denke, dass ich sie vielleicht nie tragen werde. Es fühlt sich viel zu sehr wie ein Faschingskostüm an oder wie eine bewusste Tarnung, und im Augenblick habe ich nicht das Gefühl, ich müsste etwas verbergen. Als Zugabe nehme ich noch ein paar weiche Haarturbane aus Bambusfasern mit und einen Untersteck-Pony wie den von Amma.

Ich bringe Tamsin nach Hause und danke ihr für den heutigen Tag. Immerhin hatte ich großen Spaß. Und dass ich jetzt gut ausgerüstet bin, wenn während der Chemo mein Haar ausfallen wird, macht das Ganze etwas weniger beängstigend.

»Das Vergnügen war ganz meinerseits«, erwidert sie, aber ihre Fröhlichkeit schwindet mit jedem Meter, den wir uns ihrer Wohnung nähern. Nach ein paar vorsichtigen Fragen gibt sie ein bisschen mehr über Ian preis. Während unserer Laufrunden sagt sie nie ein nettes Wort über ihn, und langsam frage ich mich, ob er wirklich so wenig taugt, wie sie behauptet. Ich kann mir nicht vorstellen, dass Tamsin nicht in der Lage ist, die Unterstützung einzufordern, die sie benötigt; und deshalb möchte ich gern mehr über die Dynamik ihrer Beziehung herausfinden.

»Ich fühle mich ... ich weiß nicht ... Wenn ich dich sehe und höre, wie ihr miteinander umgeht, du und Tom und deine Kids, dann habe ich das Gefühl, etwas verpasst zu haben ... ich meine nicht das mit den Kindern. Die wollte ich nie«, sagt sie, »aber du strahlst etwas aus, das mich daran erinnert, wie eng wir früher miteinander waren, also ich und Mum und Dad.«

»Siehst du deine Familie denn gar nicht mehr?«

»Ian will sie nicht in der Wohnung haben, und eigentlich haben wir auch nie viel miteinander geredet. Ich schicke ihnen immer noch heidnische Ansichtskarten zu Weihnachten, um sie auf die Palme zu bringen. Mum ist nämlich streng katholisch.«

»Wissen sie denn Bescheid ... du weißt schon, über den Krebs?«

Sie zuckt die Achseln und klappt die Sonnenblende herunter, um ihr Make-up zu prüfen. »Sie müssen das nicht wissen. Das würde nur alte Wunden aufreißen.«

59

In unserem Brustkrebsladys-Gruppenchat haben wir beschlossen, an diesem Freitag wie gewöhnlich zu laufen, sofern Amma es schafft, und sie meint, sie sei bereit. Das freut mich, denn diese Woche bin ich aus meinem Laden verbannt, und es freut mich auch, dass ich vor dem Beginn der Chemo noch eine Laufrunde einschieben kann. Ich hätte niemals, nicht in einer Million Jahren, geglaubt, dass das Laufen tatsächlich eine Erleichterung sein könnte oder dass ich es wirklich wollen würde, doch jetzt stelle ich fest, dass ich jedes Mal die Tage bis zum Freitag zähle.

Wenn ich kann, möchte ich in dieser Woche meine Bestzeit laufen, denn ich bin mir sicher, dass meine Fitness im Lauf der nächsten Monate nachlassen wird. Ich weiß, dass das Joggen mich eindeutig stärker gemacht hat – und nicht nur körperlich. Die anderen Frauen zu sehen, mit Menschen zusammen zu sein, die mich verstehen, hat mich auch seelisch gestärkt.

Am Freitagmorgen fahre ich zu Jennifer's Café, um Sian abzuholen, und blicke sehnsüchtig auf die andere Straßenseite zu Wishwells. Lorna hat das Schaufenster neu dekoriert, und es sind eine Menge Kleider und Pashminas ausgestellt. Ich weiß, dass es albern ist, aber beim Hinüberschauen komme ich mir vor, als würde ich einem Ex-Lover hinterherspionieren.

»Es ist lächerlich. Ich sollte einfach hineingehen«, erkläre ich Jennifer. »Und guten Tag sagen.«

»Ja, das solltest du. Ich bin sicher, sie würden sich freuen. Ruby erwähnte letztens, wie besorgt sie deinetwegen sei«, berichtet Jennifer, aber ich scheue mich davor, mich Lorna in meinen Laufklamotten zu präsentieren. Sie würde mich garantiert wieder kritisieren, weil ich »keine Ambitionen zeige«. Und wenn ich daran denke und an all die anderen Dinge, die sie gesagt hat, kribbelt es mir in den Haaren.

Aber da ich mir versprochen habe, mich nicht aufzuregen, wende ich meine Aufmerksamkeit Sian zu, die gerade aus der Küche kommt. Auf dem Weg zum Park erzähle ich ihr von dem Treffen mit Tamsin im Krebszentrum und von Ammas Zusammenbruch wegen der Rollenabsage. Auch Sian findet, dass Amma in die Politik gehen sollte, und es fühlt sich gut an, dass wir einander in unserem kleinen Verbund stärken und stützen können.

»Noch irgendeinen Rat vor meinem Chemobeginn?«, frage ich, denn ein weises Wort aus berufenem Mund ist genau das, was ich jetzt brauche.

»Einer meiner Lieblingsratschläge ist ›Paddys Gesetz‹ vom Freund eines Freundes eines Freundes.«

»Paddys Gesetz?«

»Iss während der Chemo nie etwas, das du besonders gern magst. Du wirst es danach nie wieder hinunterkriegen«, sagt Sian. »Ich habe mir immer diese Hühnchen-Torpedo-Sandwichs aus dem Laden gegenüber vom Krankenhaus geholt, und jedes Mal, wenn ich jetzt da vorbeikomme, muss ich ein bisschen würgen.«

Ich lache. »Ernsthaft?«

»Ernsthaft. Und zieh auch nicht deine Lieblingshöschen an. Oder überhaupt irgendetwas, das du später mit der Chemo assoziieren wirst. Ich musste meine ganzen Sachen wegschmeißen.«

»*Das* Problem wird es mit den BHs vermutlich nicht geben. Die habe ich schon alle weggeworfen.« Ich schüttele den Kopf. »Eigentlich fasse ich es nicht, dass ich jetzt mit der Chemo beginnen werde«, erkläre ich ihr. »Das mit dem Zeitgefühl ist so verrückt. Manchmal kommt es mir so vor, als liege der Januar schon zehn Jahre zurück, dann wieder fühlt es sich an, als seien gerade mal fünf Minuten vergangen. Es ist, als würde ich auf einem Fließband festkleben.«

»Das wird noch eine Weile so weitergehen. Und dann wirst du, so wie ich, auf der anderen Seite ausgespuckt.«

»Ich denke, ich muss einfach einen Schritt nach dem anderen machen und nicht zu weit nach vorn blicken«, sage ich. »Dabei freue ich mich nicht besonders auf das Nachher, wenn ich all meine Haare verloren haben werde.«

»Wahrscheinlich wird dein Haar kurz vor der zweiten Chemo ausfallen – also in gut drei Wochen«, sagt sie.

»Verliert man wirklich *alle* Haare?«, frage ich Sian. »Du weißt schon … einfach alles?«

»Ja, komplett. Oh, abgesehen von den Haaren auf meinen großen Zehen. Die waren wie Rentner am Strand, die in ihren Union-Jack-Liegestühlen sitzen, die Flugzeuge am Himmel beobachten und sich eine Thermoskanne Tee teilen. Bis auf die war mein Körper zum ersten Mal rundum strandfähig, nur leider ohne Strand.«

So schrecklich wird sie schon nicht werden, denke ich, diese Chemo-Geschichte. Sie haben sie doch alle überstanden. Ich kriege das hin, da bin ich sicher. Oder etwa nicht?

»Und wie fühlt sich die Chemo an?«, frage ich Tamsin, als wir unsere Parkrunde beginnen. »Also wenn du beschreiben müsstest, wie du dich gefühlt hast?«

»Oh, na ja, da muss ich überlegen«, sagt sie. »Stell dir vor, du bist in einem fürchterlichen Nachtclub und auf einer grauenhaften Pille, und du hast deine Freunde und deine Schuhe verloren«, sagt sie, »und du kriegst Migräne von dem Krach und Platzangst wegen all der Menschen, die dich bedrängen, und du kannst nicht raus.« Nach dieser Beschreibung mache ich ein alarmiertes Gesicht. »So ist es. Mal zehn.«

»Stimmt, sie hat recht«, lacht Sian. »Es ist genau wie in den Neunzigern.«

»O Gott!«

»Du kannst also nicht behaupten, du seist nicht gewarnt worden.« Ich weiß nicht, ob das ein Witz sein soll. Ich befürchte, nicht.

Amma und ich sind schon bald schneller als die anderen, und als es bergauf geht, fallen wir unwillkürlich in Gleichschritt. Noch vor wenigen Wochen konnte ich nicht einmal den Gedanken an den Berg ertragen, aber jetzt sind wir schon fast oben, als mir auffällt, dass sich mein Tempo kaum geändert hat.

Ich will sie gerade fragen, wie es ihr nach unserem Gespräch vor einigen Tagen geht, da kommen uns die Bauarbeiter entgegen. »Los, weiter«, flüstere ich. »Ignorier sie einfach.«

»Na, du Schöne«, sagt der Schlaue und wackelt mit den Augenbrauen in Ammas Richtung.

»Halt einfach die Schnauze«, erwidert sie.

»Mach dich locker«, gibt er zurück und stupst seinen

Freund an, sichtlich zufrieden, dass sie ihn wahrgenommen hat.

»Ja, und ob ich mich locker mache!«, ruft sie wutentbrannt und reißt sich die Perücke vom Kopf. Es ist das erste Mal, dass ich Amma kahl sehe.

»Scheiße«, sagt der Typ und weicht erschrocken zurück.

»Na, willst du mich immer noch?«, fragt Amma und streckt ihre Brust raus. Er verschüttet seinen Tee und lässt sein Schinkensandwich fallen.

»Dass ihr so ein Haufen sexistischer Wichser seid, hilft wirklich nicht, okay?«, mische ich mich ein, um Amma zu unterstützen. »Wie wär's also, wenn ihr verdammt noch mal die Klappe haltet und ein bisschen Respekt zeigt? Wir haben allesamt Krebs, und alles, was wir wollen, ist laufen, ohne belästigt zu werden.«

Die Bauarbeiter machen entsetzte Gesichter.

»Es tut mir wirklich leid«, murmelt einer der Jüngeren, während sie, einer nach dem anderen, davonstolpern.

Sian und Tamsin haben uns eingeholt, und wir lachen und klatschen gemeinsam.

»Das war großartig. Habt ihr deren Gesichter gesehen?«, fragt Sian.

»Das hat meinen Tag gerettet«, fügt Tamsin hinzu. »Gut für dich, Amma. Und was ist mit dir und deinem schmutzigen Mundwerk«, sagt sie grinsend zu mir. »Ich hätte niemals gedacht, dass du die Sorte Mädchen bist.«

»Das ist das Gute daran, wenn man mit euch zusammen ist. Ich glaube wirklich, dass ich anfange, mich zu verändern.«

Tamsin lacht und klopft mir auf den Rücken.

»Die Kehrseite ist, dass ich jetzt den ganzen Tag so eine blöde Perücke tragen muss«, sagt Amma und versucht, sie wieder ordentlich aufzusetzen.

»Lass sie doch weg«, sage ich zu ihr. »Im Ernst. Du siehst einfach toll aus.«

Und sie tut es. Ihre Kahlheit betont die feine Knochenstruktur und die strahlenden mandelförmigen Augen. Es ist wunderbar, sie so kühn, so ungebeugt zu sehen.

»Wirklich?«

»Ja, wirklich. Na, los. Lass es dir sagen. Du rockst auch mit Glatze.«

»Findest du?«

»Absolut.«

Wir laufen das letzte Stück und weiter bis zum Parkplatz. Wir lachen so sehr, dass wir den großen Range Rover und die Gestalt daneben erst bemerken, als wir wenige Meter entfernt sind und Amma stehen bleibt und die Arme ausstreckt, als hätte sie in den Büschen einen Tiger gesehen. Wir anderen prallen gegen sie und bleiben stehen.

»Was ist los?«, frage ich, doch dann weiß ich Bescheid. Die Frau neben dem Auto ist Isabel Monroe. *Die* Isabel Monroe. Sogar aus der Ferne verströmt sie die Aura eines Stars.

»Oh, Süße«, sagt sie und breitet die Arme für Amma aus, als wir uns nähern. In ihren Augen funkeln Tränen. »Evan hat es mir gesagt. Ich bin sofort hergekommen.«

60

Es ist Samstagmittag, und ich habe mehrmals überlegt, Amma eine SMS zu schreiben. Ich sortiere in der Küche die Wäsche, und meine Gedanken wandern weg von dem Podcast, der gerade läuft, hin zu Amma und Isabel.

Ich weiß, dass ich neugierig bin, aber ich würde schrecklich gern erfahren, was passiert ist, nachdem sie den Park verlassen haben. Das ist wahrscheinlich eins der Probleme, wenn man mit jemandem befreundet ist, der mal in einer Fernseh-Soap mitgespielt hat – man möchte einfach unbedingt wissen, was als Nächstes passiert.

Amma warf mir zum Abschied solch einen grimmigen Blick zu, als sie, immer noch ohne Perücke, in Isabels Wagen stieg. In dem Moment dachte ich, er gelte mir, weil ich sie dazu überredet hatte, zum ersten Mal Glatze zu zeigen, und das ausgerechnet, als ihre Erzfeindin – zumindest nach Soap-Begriffen – aufkreuzt, aber jetzt bin ich mir nicht mehr so sicher. Hätte ich vielleicht doch eingreifen und sie retten sollen? Zum Beispiel eine andere Verabredung Ammas vorschieben?

Ich denke über das Freundschaftsspiel nach, das Frauen miteinander treiben, und daran, wie Bea und Molly gerade ihre neu aufgeblühte Freundschaft genießen. Ich habe Bea heute früh bei Grace abgesetzt, und sie empfing meine Jüngste wie eine gerade zurückgekehrte verlorene Tochter. Inzwischen frage ich mich, ob sie vielleicht die Hand im Spiel hatte und versucht hat, Molly und Bea wieder zusammenzubringen.

Ich denke, Bea wird ihren Weg finden und irgendwann ihre lebenswichtigen BFFs, ihre Best Friends Forever, beisammenhaben – und womöglich gehört dann auch Molly dazu. Wie bei Trivial-Pursuit wird sie sich für ihr Tortenstück die Mädchen aussuchen, die zu ihren Vorstellungen von Freundschaft passen. Sie wird ihre Kindheit und ihr Erwachsenenleben damit verbringen, die einen auszutauschen und die anderen beizubehalten, und ihre Auswahl wird vielleicht folgende Typen umfassen: die Treue (die ein bisschen bedürftig sein kann), die Unternehmungslustige (die sie in Schwierigkeiten bringen wird), die Raffinierte (mit faszinierenden, allerdings unlösbaren Problemen), die Zickige (der verziehen wird, weil Bea ein goldenes Herz hat), die Betriebsnudel (aber Verlässliche) und vielleicht die faszinierende Neue.

Ich weiß, dass Grace versucht, sich ebenfalls ein Tortenstück zu ergattern, mit mir als bester Freundin, aber ihre Hilfsbereitschaft überrollt mich geradezu, und mir fällt keine Gegengabe ein. Sie hat schon einen Plan ausgeklügelt, welche Schul-Mum an welchen Chemo-Tagen welches Gericht für mich kochen wird. Ich habe darauf hingewiesen, dass wir uns wirklich selbst versorgen können, aber sie hat darauf bestanden. Ich weiß nicht, wie Tom und die Kids reagieren werden, wenn all das fremde Essen bei uns landet, und wo ich es überhaupt unterbringe. Wahrscheinlich sollte ich am besten die Kühltruhe abtauen. Als könnte ich einen weiteren Punkt auf meiner To-do-Liste gebrauchen.

Tilly schlurft im Pyjama herein.

»Morgen«, sagt sie gähnend.

»Übrigens haben wir Nachmittag«, informiere ich sie. »Ich dachte, du würdest heute früh mit mir den Hund ausführen.«

Pooch und ich sind morgens schon an den Joggern im Park vorbeigetrottet. Er ist wieder ganz die alte Couch-Potato und schnarcht gerade vernehmlich auf dem Küchensessel neben der Heizung.

»Ich dachte, ich hätte Hausarrest«, sagt sie, öffnet den Kühlschrank und holt einen Saftkarton heraus. Sie öffnet ihn und trinkt daraus.

»Glas«, empfehle ich ihr.

»Es ist kaum noch eins da«, kontert sie, leert den Karton und wirft ihn in den Mülleimer.

»Kannst du den bitte auswaschen und recyceln«, sage ich und ärgere mich, dass sie das nicht in ihren Kopf kriegt.

Ihre Schultern sacken nach unten, und sie stößt einen gequälten Seufzer aus.

»Die Zukunft dieses Planeten gehört dir und nicht mir«, sage ich spitz. Sie spült den Karton aus und wirft ihn in den Recyclingeimer, aber er geht daneben und landet auf dem Boden. Sie sieht, wie ich sie angucke, stöhnt noch mehr und befördert ihn betont langsam in den Eimer. Wenn sie sich die Knöchel am Boden aufschürfen könnte, würde sie das garantiert tun.

Ich beobachte, wie sie zum Toaster geht und einen Bagel reinschiebt, und mir bricht das Herz, wenn ich an mein springlebendiges kleines Mädchen denke, das noch irgendwo in ihr steckt. Ich wünschte, ich könnte verhindern, dass sie mich für die nervigste Person auf Erden hält, aber wahrscheinlich ist genau das das Los einer Teenagermutter.

Ich dachte eigentlich, ich sei ziemlich gut in Kindererziehung, aber wieder einmal stelle ich fest: Immer, wenn ich denke, jetzt weiß ich, wie es geht, merke ich, dass ich keine Ahnung habe. Ich tappe im Dunkeln, hoffe auf Fortschritte und bin in Panik, ich könnte scheitern. Es ist stets eine Gratwanderung, wenn ich meine Tochter bestrafe und sie zurückschlägt, als habe man ihr schwer zugesetzt.

»Wo sind die anderen alle?«, fragt sie, als sie sich schließlich mit ihrem Teller an den Tisch setzt.

»Dad ist kurz im Büro«, antworte ich, »Jacob spielt Fußball, und Bea ist bei Molly.«

»Ich dachte, sie hasst Molly«, meint Tilly und leckt Nutella vom Messer. Sie weiß genau, dass besonders diese Gewohnheit mich rasend macht, aber ich sage nichts.

»Das dachte ich auch, aber plötzlich sind sie wieder Freundinnen, als wäre nichts gewesen.«

Tilly zieht die Augenbrauen hoch. »Na, mal sehen, wie lange es diesmal hält.«

»Ich weiß nicht einmal, warum sie sich überhaupt verkracht hatten.«

»Ich aber«, sagt sie, ihren Bagel mampfend. Ich warte auf eine Erläuterung, aber sie grinst nur. »Das verrate ich dir nicht. Es würde dir nicht gefallen.«

»Komm, sag es mir.«

»Nein.«

»Los.«

Sie seufzt. »Also *gut*. Sie haben sich verkracht, weil Bea Molly erzählt hat, dass wir zu Hause über Grace herziehen. Ich glaube, das ist nicht gerade etwas, das ein Kind über seine Mum hören möchte.«

»Wir ziehen doch gar nicht über Grace her«, sage ich empört.

»Ach, hör auf, Mum. Du sprichst dauernd davon, wie aufdringlich und egozentrisch sie ist.«

Tue ich das?

»Egal. Jedenfalls hat Bea anscheinend eine Bemerkung von dir weitergegeben, bei der es wohl darum ging, du fändest, das mit dem Botox sei bei Grace wohl schiefgegangen. Irgendwas in der Richtung.«

»Oh, ich hoffe doch sehr, dass das nicht stimmt«, sage ich schuldbewusst. Was muss Grace von mir denken? Und sie ist die ganze Zeit so nett zu mir. Ich bin wirklich eine *schreckliche Kuh*.

»Mach dich nicht verrückt deswegen«, sagt Tilly mit einem Achselzucken. »Das ist längst vorbei. Und außerdem habe ich mich darum gekümmert.«

»Und wie?«

»Ich habe es wie in dem Film *Meine Braut, ihr Vater und ich* mit Bea gemacht, das mit dem Kreis des Vertrauens, und habe ihr erklärt, dass alles, was wir als Familie in unserer Küche sagen, auch in unserer Küche zu bleiben hat.«

»Oh, danke«, sage ich, schäme mich aber trotzdem noch immer. Ich beschließe, mit Grace einen neuen Anlauf zu machen.

Ich streiche weiter die Geschirrtücher glatt, während Tilly sich in ihr Handy vertieft. Dies ist ein kostbarer Moment, den ich nicht vergeuden sollte. Außerdem habe ich Tom versprochen, herauszufinden, was es mit diesem Freund auf sich hat. Ich lasse eine Minute still verstreichen.

»Also, du und dieser … Alfie?« Ich beginne so taktvoll wie möglich.

»Ach so, jetzt geht's los«, sagt sie. »Ich wusste, dass das kommt.«

»Ich möchte doch nur wissen …«, sage ich lahm, *wie alt er ist … was seine Eltern machen … in was für einem Haus er wohnt … ob er in der Schule gute Noten hat … ob er gut erzogen ist … und, am allerwichtigsten, ob er plant, dich zu entjungfern.* »… ob du auch bereit für eine Beziehung bist. Das ist alles.«

»Echt … du bist so peinlich«, sagt sie.

»Aber –«

»Wir sind seit drei Monaten zusammen, Mum, also ja, ich bin bereit.«

»Seit drei Monaten?« Wie hat sie einen Freund drei Monate geheim halten können?

»Aber … aber warum hast du ihn uns denn nicht vorgestellt?«

»Ich habe nicht vor, ihn hierherzubringen«, erklärt sie, als sei das die absurdeste Sache der Welt, »damit Dad ihn dann einer Inquisition unterzieht. Oder ich muss dich und deinen … du weißt schon … Muss erklären, was hier los ist.«

»Aber so würde es doch nicht sein«, sage ich gekränkt.

»Nein?«

»Ich wollte nur … es geht um deine Sicherheit«, sage ich und versuche, dem Gespräch eine andere Wendung zu geben. Ich wünschte, sie würde mal zuhören und nicht gleich so abwehrend reagieren. »Darum geht es mir. Das ist alles, Tilly. Ich weiß, du glaubst, du seist erwachsen, aber du bist immer noch mein Baby.«

»Also, wenn es dich beruhigt, ich nehme die Pille. Okay?«, sagt sie und steht auf. »*Nun weißt du's.* Bist du jetzt zufrieden?«

Sie marschiert aus der Küche. Ich starre auf ihren Teller, den sie auf dem Küchentisch stehen gelassen hat.

»Herr des Himmels! Dad«, flüstere ich, »damit habe ich nicht gerechnet.«

61

Es ist Scout, die mich beruhigt … auf eine Weise, wie nur sie es kann. In einer Nonstop-Tirade am Telefon erzähle ich ihr alles, was seit unserem letzten Treffen passiert ist – angefangen mit Hilary bis hin zu Tillys Bombe. Sie hört geduldig zu, während ich im Badezimmer bei geschlossener Tür auf und ab marschiere. Sie macht zwischendurch die passenden dramatischen Geräusche, die mir das Gefühl vermitteln, sie sei zu hundert Prozent auf meiner Seite.

»Hmm«, sagt sie schließlich. »Du hast es gerade wirklich nicht leicht.«

»Ja, und dann ist da noch der Krebs«, ergänze ich und bin erleichtert, weil ich bei ihr alles abladen konnte. Ich setze mich erschöpft auf den Toilettendeckel.

»Ach, ja … das«, sagt sie und lacht traurig.

»Ich bin es so leid, Scouty. Ich bin diese ganzen Dramen so leid. Ich bin kein dramatischer Mensch. Ich wünsche mir einfach, dass alles normal ist, verstehst du?«

»Das wird es auch wieder«, erwidert sie.

»Meinst du?«

»Ja«, sagt sie sanft. »Du musst jetzt einfach die nächsten Monate durchhalten, aber heute in einem Jahr wirst du wie neu sein.«

»Das kommt mir sehr weit weg vor.«

»Das weiß ich, Süße. Und es ist auch nicht wirklich hilfreich, dass du jetzt an der Heimatfront solchen Stress hast.«

»Aber was soll ich machen? Das Leben kommt ja nicht zum Stillstand.«

»Ach, Keira Babira«, sagt Scout und benutzt meinen Spitznamen aus der Kindheit. »Es tut mir leid, dass du all das durchstehen musst. Ich würde mich jetzt gern zu dir beamen und dich umarmen.«

»Früher war alles so einfach«, erkläre ich ihr. »Ist doch wahr, oder?«

»Nein«, lacht sie. »Wir hatten schon immer unsere Dramen. Und fürs Protokoll, als junges Mädchen warst du schrecklich zu deiner Mutter.«

»Wirklich?«

»Ja. Du hast sie immer runtergemacht.«

»Daran erinnere ich mich nicht«, sage ich, obwohl ich weiß, dass sie wohl recht haben wird.

»Also, ignoriere Tilly. Sie schlägt einfach um sich. Sie wird sich beruhigen.«

»*Aber sie hat Sex.*« Ich klinge richtig entsetzt. »Mein Baby.«

»Na und? Du hattest Sex mit Gary Stubbs, als du fünfzehn warst«, sagt sie.

»Stimmt.«

»Und du hast deiner Mutter erst gesagt, dass du keine Jungfrau mehr bist, als du schon über ein Jahr mit Tom zusammen warst. Erinnerst du dich? Du weißt schon jetzt viel mehr über Tilly, als Eileen jemals über dich wusste. Also komm runter. Fang auf keinen Fall einen Krieg mit ihr an.«

Ich weiß, sie hat recht. Sie mag ja Zwillingsjungs haben, aber was sie Kluges über Tilly sagt, trifft es trotzdem auf den Punkt.

»Soll ich es Tom erzählen?«, frage ich. »Das mit der Pille?«

»Nein«, sagt sie, als wäre ich verrückt. »Natürlich nicht.«

62

Ich habe eine Menge darüber gelesen, wie man es durch die Chemo schafft, und zum ersten Mal in meinem Leben ein Thermometer gekauft, um meine Temperatur zu überwachen. Der Apotheker bei Boots war entsetzt, als ich stolz erklärte, ich hätte nie die Temperatur meiner Kinder gemessen und bis heute sei es mein Mantra, »nicht zu glauben, dass ich krank bin«. Oh, und dann bekam ich Krebs. Man stelle sich vor!

Rob hat darauf bestanden, mich und Mum vor der Onkologie abzusetzen, damit uns der Kampf auf dem Krankenhausparkplatz erspart bleibt. Tom wird nach einem Meeting, das er auf keinen Fall verpassen kann, zu uns stoßen. Ich habe ihm gesagt, ich würde auch ohne seinen Besuch zurechtkommen, aber er ließ sich nicht abhalten. Es ist nett von Rob und Mum, dass sie mich begleiten, aber eigentlich möchte ich nicht, dass alle so ein Aufhebens um mich machen. Dadurch gerate ich noch mehr ins Rampenlicht, dabei will ich einfach nur im Dunkeln herumschleichen.

Als wir am Gebäude ankommen, schicke ich Mum für ein paar Snacks zu Marks & Spencer, während ich hoch zur Onkologie gehe. Anders als die anderen Krankenhausbereiche hat die Krebsstation eine Extrasumme erhalten – wahrscheinlich von Wohltätigkeitsorganisationen –, und die Eingangshalle ist frisch gestrichen und freundlich. Da muss man den National Health Service mal loben. Wenn er es richtig macht, ist es tatsächlich eine erstaunliche Institution. Es läuft leise jazzige Musik, das wirkt beruhigend auf mich. Schon bald werde ich auf die Station hinter der Doppeltür gerufen.

Etwa fünfzehn Chemotherapiestühle sind in den Raum gepfercht, jeweils mit zerfledderten Vorhängen dazwischen, von denen einige zugezogen sind, so dass einzelne Kabinen entstehen. Ich sehe Patienten, die an Tröpfe angeschlossen sind, darunter ein sehr alter Mann, dem der Kopf auf die Brust gesunken ist und der Mund offen steht.

Ich wende den Blick ab und konzentriere mich auf die Krankenschwestern, die sich mir vorstellen und mich zu meiner Kabine bringen.

Clarrie hat ein so breites Grinsen, dass ich einfach zurückgrinsen muss. Sie ist seit dreißig Jahren im Dienst und derart kompetent und geschickt, dass ich mich sofort entspanne und gut aufgehoben fühle, als sie mich auf den Stuhl platziert und mir ohne viel Brimborium Blut abnimmt. Das werde zur Analyse geschickt, erklärt sie. Da werde man prüfen, ob meine weißen Blutkörperchen in gutem Zustand sind und mein Immunsystem gut genug funktioniert, um die Medikamente der Chemo zu verkraften.

Ich habe so lange auf diesen Tag gewartet, doch jetzt fühlt es sich ganz anders an, als ich es mir vorgestellt habe. Eigentlich weiß ich nicht, was ich erwartet hatte – irgendwelche schwarz-weißen Grimmigkeiten à la Kalter Krieg plus ein bitterernstes Vollpumpen mit superwirksamen Drogen, aber die Abteilung ist weniger abschreckend, als ich dachte. Hinter den Vorhängen höre ich Lachen und Geplauder.

Sian hat geschwärmt, wie gut Akupunktur gegen die Nebenwirkungen der Chemo helfen kann, und ich habe sogar einen Termin bei einer Ärztin namens Lara ergattert, die bereit ist, ins Krankenhaus zu kommen und mich kurz vor Beginn der Chemo zu behandeln. Kostenlos, wie sich herausstellt. Finanziert aus Spenden. Von all den Menschen, die mit ihren Büchsen klappern. Das ist wirklich mal was Erfreuliches.

Als ich Clarrie besorgt berichte, ich hätte das Gefühl, eine Erkältung auszubrüten, winkt sie einer anderen Frau, die gerade die Station betritt.

»Dann sind Sie in genau den richtigen Händen«, sagt sie und stellt mir Lara vor.

Ich mag Lara auf den ersten Blick. Sie ist ganz ohne Make-up, ihr Gesicht wirkt klar und konturiert, und sie trägt einen flippigen Leinenkittel und einen großen Goldanhänger. Außerdem riecht sie sehr gut.

Wir sprechen ausführlich über das, was bisher passiert ist, dann presst sie ihre Finger in meine Handgelenke und starrt auf das Plakat an der Wand, als horche sie. Offensichtlich studiert sie meinen Puls.

»Was denken Sie?«, frage ich.

»Ich würde sagen, Ihre Milz ist ein bisschen träge«, erwidert sie.

»Und was macht man da?« Denn um ganz ehrlich zu sein, ich habe keine Ahnung, was eine Milz ist und was sie tut.

»Meiden Sie Schweinefleisch und Bananen«, erklärt sie.

»Mist«, sage ich. »Ich liebe Schweinefleisch und Bananen. Wenn auch nicht unbedingt zusammen.«

Sie setzt mir vier Nadeln. Eine in den Fuß, zwei in die Hand und eine in mein Ohr und legt mir eine Maske über die Augen, damit ich entspanne.

Ich habe seltsame, rauschige Empfindungen, mein Gesicht wird erst heiß und dann kalt. Es ist ein komisches Gefühl, tatsächlich wahrzunehmen, wie mein Blut durch den Körper fließt, wie auf einem verrückten kleinen Autobahnsystem mit sehr lebhaftem Verkehr. Ich versuche, den Gesprächen der anderen zu lauschen, aber es fällt mir schwer, mich zu konzentrieren.

Nach einer Weile kehrt Lara zurück, und ich berichte ihr, dass ich richtig spüren kann, wie in meinem Körper etwas passiert. Sie prüft erneut meinen Puls und meint, er sei ein bisschen besser. Ich fühle mich deutlich gekräftigt und längst nicht mehr so weinerlich, offenbar ist also wirklich etwas dran an der Akupunktur.

Eine SMS von Tamsin.

Viel Glück heute. Lächle und denk dran, dass Du auf dem Weg bist. Danke den Medikamenten. Mit ihnen wird es Dir besser gehen.

Mum kommt mit einer Tragetüte hereingerauscht, und ich unterdrücke ein Lächeln, als mir einfällt, dass Tom eine Erkennungsmelodie für sie hatte und jedes Mal wenn er sie erblickte, *Come on Eileen* von den Dexys Midnight Runners summte.

»Und was für Snacks hast du besorgt?«, frage ich.

»Einen Daim-Riegel natürlich.«

Manchmal könnte ich sie wirklich knuddeln. Also mache ich es.

Sie setzt sich neben mich und beginnt zu stricken; bald erscheint eine Schwester mit einem klappernden Rollwagen, vollgepackt mit Kanülen und Verbandsmull, und sagt, meine Blutwerte seien da und wir könnten jetzt mit der Chemo beginnen. Das ist eine gewisse Erleichterung, und ich grinse Mum an, als hätte ich einen Test bestanden.

Dann kommt Clarrie mit einem weiteren Rollwagen und einem Monitor und erklärt, sie installiere jetzt einen Tropf mit einer Kochsalzlösung, die gleichzeitig mit den Medikamenten in meinen Körper laufe. Sie prüft die Medikamente, die gerade von der Apotheke geliefert wurden, und erklärt mir, sie werde mir verschiedene Wirkstoffe nacheinander verabreichen, ein sogenanntes Dosierungsschema, und mein spezielles heiße FEC. Zu meiner Überraschung ist die erste Lösung, die sie einhängt, eine leuchtend orangefarbene Flüssigkeit.

»Sieht aus wie Aperol Spritz«, sage ich zu Clarrie.

»Ja, nicht wahr«, erwidert sie. »Und sie macht Ihren Urin rot.«

»Toll!« Erst blaue Tränen, jetzt rotes Pipi. Man kann der Krebswelt wirklich nicht vorwerfen, sie sei langweilig.

»Wie fühlst du dich?«, fragt Mum in besorgtem Flüsterton, als könnte ich noch einen Rückzieher machen und das Weite suchen. Clarrie beobachtet uns, ein amüsiertes Lächeln auf den Lippen. Vielleicht sieht sie – genau wie ich –, dass Mum mehr Angst hat als ich.

»Mir geht's gut«, sage ich, überrascht, wie unbesorgt ich bin. Aber ich habe ja alles vorher mit Amma, Tamsin und Sian durchgesprochen. Und wenn sie es geschafft haben, dann werde ich es auch schaffen. »Also, wenn ich überhaupt etwas fühle, dann, dass ich Glück habe«, ergänze ich.

»Glück?«, sagt Mum, als sei ich verrückt.

Mir fällt das Buch ein, das Billy mir geschickt hat, zusammen mit einer sehr netten Karte, auf der er mir viel Glück für heute wünscht. Es ist ein bezauberndes Buch mit Illustrationen von Ronald Searle mit dem Titel *Les Très Riches Heures de Mrs Mole*. Searle hatte seiner Frau Monica für jede ihrer Chemositzungen ein Bild gezeichnet, um ihr seine Liebe zu zeigen und ihr die gemeinsame Zukunft auszumalen. Und das war zu einer Zeit, als eine Chemotherapie noch wirklich brutal war.

»Überleg mal, wie viel Geld man investiert hat, um diese sicheren Medikamente zu entwickeln, damit es mir wieder besser geht. Und wie viele Menschen dafür als Versuchskaninchen dienten und nicht wussten, ob es gut ausgehen würde.«

»Da magst du recht haben«, gibt sie zu.

Und deshalb sage ich: »Hallo, Zaubermedizin. Los, mach dein Ding!« Ich sehe zu, wie die orangefarbene Flüssigkeit durch den dünnen Schlauch in meinen Handrücken sickert. Ich erwarte, dass meine Adern warm werden oder kribbelig, so wie bei diesen Wärmepflastern, aber eigentlich fühle ich nichts. Doch dann, einen Augenblick später, flattert mein Herz. Jetzt kann ich nicht mehr zurück. Mein Körper ist schon in einem anderen Zustand. So wie früher, wenn ich schwanger war. Es fühlt sich sehr besonders an, genau wie damals jedes Mal, wenn ich auf den kleinen Schwangerschaftsteststab pinkelte.

»Seien Sie froh, dass Ihre Tochter so positiv eingestellt

ist«, erklärt Clarrie meiner Mum, doch die wirkt wenig überzeugt.

Tom kommt und sieht mitgenommen aus. Danach Rob, der ein Albtraumparken hinter sich hat. Inzwischen haben wir hier schon eine Art Party zusammen. Mit wachsamer, erwartungsvoller Miene sitzen sie allesamt eng zusammengedrängt auf einer Reihe Stühle vor mir, und ich bin versucht, mit dem Finger auf sie zu zeigen und zu verkünden: »... und aus diesem Grund sind Sie gefeuert.« Nur, dass das nicht geht, weil ich an einen Tropf angeschlossen bin.

»Ich habe dir eins mit Garnelen besorgt«, sagt Mum, öffnet die Tüte und reicht mir eins der Sandwiches.

»Das geht jetzt nicht, Mum«, erkläre ich ihr. »Sonst werde ich sie später nie mehr essen können.« Deshalb habe ich auch den Daim-Riegel nicht angerührt. »Paddys Gesetz.«

»Unsinn«, sagt sie. »Wenn du dich jetzt nicht verwöhnst, wann dann?«

Fast hätte ich nachgegeben, doch dann schüttele ich den Kopf. »Bitte sei nicht gekränkt, aber mir wäre es wirklich lieber, wenn du es wegpacken würdest«, sage ich fest. »Oder Tom isst es.«

Er streckt die Hand aus, und sie reicht ihm das Päckchen.

»Wenn du dir so sicher bist«, sagt sie irritiert. Wir sind es beide nicht gewöhnt, dass ich ihr gegenüber so entschieden bin.

»Das bin ich.«

Ich versuche ein anderes Gesprächsthema zu finden, während alle zusehen, wie ich mit Medikamenten vollgepumpt werde. Vielleicht sollten wir eine Runde »Ich sehe was, was du nicht siehst« spielen. Wobei ich allerdings nicht weiß, ob »Nadel«, »blutiger Verband« oder »Tropf« irgendjemanden besonders erheitern würden.

»Wusstest du, dass Tilly einen Freund hat?«, frage ich Mum. »Das ist unsere Sechzehnjährige«, erkläre ich Clarrie.

»O ja«, meint Mum.

»Der große Kerl? Mit den Tattoos?«, fragt Rob.

Tom und ich blicken uns an.

»Er macht Spaß«, sagt Mum lachend. »Oh, ihr solltet eure Gesichter sehen.«

63

Die Chemo dauert Stunden, und mein Hintern wird vom langen Sitzen taub. Nach ungefähr der Hälfte der Zeit wird die Infusion gewechselt, und danach wird lange auf dem Monitor herumhantiert, bis die Dosierung der Kochsalzlösung stimmt. Tom muss zurück ins Büro, deshalb bringen Mum und Rob mich nach Hause, und nur mit Hartnäckigkeit gelingt es mir, sie anschließend zum Gehen zu bewegen. Ich kapiere, dass Mum sich um mich kümmern will, aber ich bin schließlich selbst Mutter und möchte für die Kids möglichst normal sein.

Ich brauche unbedingt ein Bad. Das ist übrigens etwas, das mir auffällt: Krankenhäuser wecken in mir das dringende Bedürfnis, mich zu waschen, ganz gleich, wie picobello dort alles ist. Als ich mich gerade zurückziehen will, steht Grace mit der ersten ihrer Essenslieferungen vor der Tür – einem Auflauf und zwei Lasagnen, dazu einem Riesenkorb mit Schokoladenprodukten, alle in Knisterfolie eingewickelt.

Sie erklärt, das sei das Ergebnis einer Sammelaktion, die sie unter den Müttern in der Schule organisiert habe. Nach der Aufregung mit Pooch möchte ich eigentlich keine Schokolade mehr im Haus haben, aber das kann ich Grace natürlich nicht sagen. Sie strahlt geradezu vor Großherzigkeit und Edelmut.

Bea und Molly stürmen ins Wohnzimmer, und ich höre sie *Wii Just Dance* hochfahren, und so muss ich Grace eine Tasse Tee anbieten. Sie ist sichtlich nicht in Eile.

»Du hättest wirklich keine Sammelaktion veranstalten müssen«, sage ich, bin allerdings sehr gerührt, dass alle so nett waren. Zerstreut lese ich all die Namen auf der Karte mit den Genesungswünschen und denke leicht eingeschüchtert, dass ich mich bei jeder von ihnen werde bedanken müssen.

»Nicht alle haben sich beteiligt«, sagt sie. »Du weißt ja, wie manche Leute sind. Ohne dass ich Namen nennen möchte …« Sie würde allerdings zu gern über eine der anderen Mütter lästern, aber ich lasse mich nicht darauf ein. »Wie geht es dir?«, fragt sie schließlich mit schiefgelegtem Kopf und mitleidsvoll gefurchter Stirn.

»Eigentlich gut«, erwidere ich ehrlich. »Nur ein bisschen müde. Es war ein langer Tag.«

»Na ja, jetzt fühlst du dich vielleicht gut, aber tut mir leid, eigentlich fängt die Scheiße erst an.«

Sofort bin ich verärgert. Ich will von ihr nicht hören, wie scheiße alles ist. Woher weiß *sie* das denn? Trotzdem fange ich augenblicklich an zu zweifeln. Daran nämlich, dass das, was da in meinem Blutkreislauf zirkuliert, womöglich doch nicht die fröhliche Zaubermedizin ist, sondern irgendetwas unerbittlich Finsteres.

»Ich bleibe positiv«, sage ich mit einem dünnen Lächeln.

Und sie schaut mich an, als wäre eine solche Einstellung verrückt, doch dann klingelt es erneut an der Haustür, und ich blicke auf die Uhr. Wer kommt denn *jetzt*?

»Du solltest nicht so viel Besuch haben«, erklärt Grace und macht es sich auf dem Küchenhocker bequem, ohne dass ihr die Ironie ihrer Bemerkung aufgeht.

Vor der Tür steht Jennifer. »Ich hoffe, ich komme nicht ungelegen. Ich habe dir eine Lasagne vom Café mitgebracht. Die Veggie-Variante, die du so magst.«

»Vielen Dank«, sage ich. »Tritt ein.«

Mit verärgerter Miene steht Grace auf, als ich Jennifers Lasagne neben ihre blaue Le-Creuset-Auflaufform und die beiden anderen Lasagnen auf die Arbeitsplatte stelle.

»Die wirst du ebenfalls einfrieren müssen«, sagt Grace. »Du solltest meinen Auflauf essen, solange er noch frisch ist.«

Jennifer macht ein verlegenes Gesicht. »Ich wollte mich nicht aufdrängen.«

»Ich bin gerührt, ehrlich. Ich danke dir«, sage ich ganz bewusst.

»Ich denke, Keira braucht ihre Ruhe. Molly!«, ruft Grace unerwartet laut. »Molly, komm, wir gehen.«

Halbherzig bewege ich sie dazu, wenigstens noch ihren Tee zu trinken, aber eine Minute später sind sie fort. Jennifer ist sichtlich verblüfft, dass ihre Großzügigkeit solche Erschütterung verursacht hat. Ich erkläre ihr, dass Grace einen Essensplan mit den Müttern aus der Schule organisiert hat.

»Das wusste ich nicht«, sagt Jennifer. »Ich wollte nur helfen.«

»Ich weiß. Und das tust du auch. Danke.«

»Du warst so nett zu Sian. Es tut ihr so gut, mit euch zu laufen«, sagt Jennifer. »Sie hat nämlich nicht besonders viele Freunde. Manchmal bin ich mir nicht sicher, ob es eine so gute Idee war, von Bracknell hierherzuziehen.«

»Ach?«

»Aber es ging ihr so schlecht«, fährt Jen fort, »und

Mum und ich waren hier, und sie hatte dort niemanden, der sie unterstützte.«

»Aber sie hatte doch Menschen, denen sie nahestand«, sage ich. »Sie spricht von diesem Typ, einem Dave von der Arbeit.«

Sie macht ein überraschtes Gesicht. »Tatsächlich? Den hat sie nie erwähnt.«

Ich hätte gedacht, dass Sian von ihm erzählt hat, doch offensichtlich nicht. Jetzt fühle ich mich schuldig, weil ich Sians Vertrauen missbraucht habe. »Bitte verrate ihr nicht, dass ich dir etwas gesagt habe. Bitte, Jennifer. Versprich es mir.«

»Wir sind doch Freundinnen. Natürlich verspreche ich es«, erwidert sie.

Warum kann ich bloß in letzter Zeit nicht meine Klappe halten?

64

Jennifer ist gerade erst gegangen, als Tom nach Hause kommt, und als wir dann alle am Abendbrottisch sitzen, bin ich erschöpft. Ich erzähle Tom von Grace und Jennifer und dem Lasagne-Fiasko. Ich hätte wirklich die Kühltruhe in der Garage abtauen sollen, wie ich vorhatte, denn es war eine Art Tetris-Würfel-Umbau nötig, bis alles reinging.

»Eigentlich wollte ich Pasta machen«, sagt Tom, als ich ihm den Auflauf zeige.

»Wir müssen aber den hier essen. Er ist mit Kurkuma. Und Hühnchen, glaube ich.«

Grace' Auflauf ist dann doch überraschend köstlich, und ich schreibe ihr eine SMS mit ein paar Emojis, um es ihr mitzuteilen. Bestimmt wird es ihr nach dem unglücklichen Besuch guttun, wenn sie hört, dass wir ihre Mühe zu schätzen wissen.

Danach nehme ich ein Bad und untersuche die Blutergüsse an meinen Händen, wo die Kanüle eingesetzt war. Ich soll demnächst einen Portkatheter bekommen, der für die nächsten Monate fest unter meiner Haut sitzen wird. Das macht angeblich die Verabreichung der Medikamente sehr viel einfacher und schneller, ich muss dann nur noch halb so lange im Krankenhaus bleiben. Ich hoffe, es ist die richtige Entscheidung und tut nicht allzu weh. Seufzend lasse ich mich unter den Schaum sinken, schließe die Augen und versuche, mich zu entspannen. Am liebsten möchte ich alles vergessen.

Als ich später auf dem Bett liege, gesellt Tom sich zu mir.

Er nimmt meine Hand.

»Und wie fühlt es sich an?«, fragt er. Er meint die Chemo-Medikamente. Den farbenfrohen kleinen Cocktail aus Fluorouracil, Epirubicin und Cyclophosphamid, der in mir zirkuliert.

»Hmm … ein bisschen benommen. Und als sei ich bis oben hin voll. Anders kann ich es nicht beschreiben. Als sei ich wieder schwanger. Und ein bisschen wie auf einem Boot – irgendwie flau im Magen, aber nicht richtig.«

Tom sagt, die Kids seien versorgt, und schlägt vor, das Licht ein wenig zu dämpfen und uns ein Audiobuch anzuhören. Das rührt mich, denn er spürt offenbar, dass ich für heute genug geredet habe, ihn aber brauche. Ich rolle mich auf die Seite und kuschele mich an ihn.

»Ich habe es herausgefunden«, sage ich, schon halb im Schlaf.

»Was denn?«

»Den echten Vorteil, wenn man nur eine Titte hat.«

»Und zwar?«

»Den hier«, ich rücke ganz dicht an ihn heran, »dass keine gequetschte Brust mehr im Weg ist.«

Und fast sofort nicke ich weg.

65

Um vier Uhr früh wache ich auf, am ganzen Körper klatschnass. Schweiß läuft mir über Rücken und Gesicht. Ich setze mich auf, fühle mich taumelig, und mir ist schlecht. »Scheiße«, sage ich zu Tom. »Ich glaube, ich muss kotzen.«

Er reibt meinen Rücken. »Vielleicht geht es vorüber«, sagt er. »Es bedeutet jedenfalls, dass die Chemo ihren Job macht.«

Ich nicke, kämpfe gegen das Gefühl extremer Seekrankheit und halte mich an der Bettkante fest. Jetzt bricht mir der Schweiß aus Stirn und Augenlidern. Ich atme langsam tief ein und versuche zu visualisieren, wie die Zaubermedizin in jeden Teil meines Körpers vordringt. Aber irgendwann wird die Übelkeit so heftig, dass ich zum Klo auf dem Treppenabsatz haste.

Ich möchte nicht, dass Tom mich in unserer En-Suite-Toilette hört und durch das Licht gestört wird. Er hat genug Stress auf der Arbeit. Ich sinke auf den Läufer und kühle mir den Rücken an der gekachelten Wand.

Während ich dasitze und darüber nachdenke, dass ich die Klobürste ersetzen muss, zwinge ich mich, positiv zu bleiben. In diesem Moment wird meine Strategie zum ersten Mal ernsthaft auf die Probe gestellt, denn ich fühle mich *richtig beschissen*.

Ich zwinge mich, an das zu denken, was Tom vorhin gesagt hat, nämlich, dass es ein Zeichen für die Wirkung der Medikamente sei. Ich visualisiere, wie ich, in Form eines konstanten Stroms pinkfarbener Emojis, Liebe in meine Knochen und Organe schicke. Dann denke ich daran, warum ich das alles auf mich nehme. Ja, sage ich zu mir, ich habe es im Griff.

Zentrales Kommando Mutterschiff: Alle Chemoraketen scharf und abgefeuert! Fickt euch, Krebszellen. Ich kriege euch.

Mir fallen Ammas Worte ein: Wenn mir nach der ersten Chemo nicht schlecht werde, bliebe ich wahrscheinlich die ganze Zeit verschont. Aber mir ist, als müsste ich mein ganzes Inneres herauswürgen.

Ich atme stoßweise aus und fange an zu frieren, nachdem mein verschwitzter Körper sich abgekühlt hat. Ich versuche mich auf die Fotomontage aus Familienbildern an der Wand gegenüber zu konzentrieren. Eigentlich wollte ich sie schon längst durch neuere ersetzen, bin aber nie dazu gekommen. Es gibt zum Beispiel ein Bild von Dad, mit Tilly als Baby auf den Schultern, vor dem Hintereingang von Wishwells, und das bezaubernde Foto von Tom und mir nach einem Festival, beide total verlottert und mit Rucksäcken auf dem Rücken.

Ich erinnere mich noch an unsere zueinander passenden Rucksäcke. Sie müssen irgendwo auf dem Dachboden sein. Als ich mit Tilly schwanger war, hörte es mit unserem Herumreisen abrupt auf. Den Machu Picchu, den Grand Canyon und die Ebenen der Serengeti habe ich nie gesehen. Wieso ist mein Leben so schnell vorbeigeflogen?

Ich gehe auf die Knie und beuge mich über die Schüssel. In meinem Mund sammelt sich Spucke, und ich kneife die Augen zusammen. Ich will mich nicht übergeben.

Und jetzt geht mir auf, warum die Leute von einer Löffelliste sprechen – der Liste all der Dinge, die man im Leben noch machen oder erreichen möchte, bevor man den Löffel abgibt. Und in einem so elenden Moment wie diesem fallen einem offenbar plötzlich allerlei unerfüllte Wünsche ein. Ich setze mich wieder auf den Boden. Schweißperlen bedecken meine Oberlippe, mein Schädel pocht, und ich zittere. Ich habe mich, glaube ich, noch nie so allein wie in diesem Moment gefühlt. Es hatte mich geängstigt, die Küsten der alten Keira verlassen zu müssen, aber dies hier fühlt sich so an, als hätte ich den gesamten Planeten verlassen.

Ich denke an all die Menschen, die ich nicht kenne und die genau jetzt das Gleiche durchmachen. All die Menschen auf der Welt, zitternd zusammengekrampft neben ihren Kloschüsseln. Ebenfalls allein.

Außer, dass wir eben nicht allein sind, sage ich mir. Wir sind Millionen. Wir sind nicht allein. Nur jeder für sich.

»Dad«, flüstere ich. »Dad, wenn du ein Engel bist, los, komm und umarme mich. Okay?«

Denn ich bin nicht allein. Das weiß ich, als ich jetzt das Knarzen der Flurdielen höre und mein höchstpersönlicher Traktorstrahl erscheint.

»Ach, Baby«, sagt Tom und hockt sich neben mich. »Komm zurück ins Bett. Es ist eiskalt.«

Er zieht mich hoch, und ich lehne den Kopf an seine Schulter.

»Alles wird gut«, sagt er in beruhigendem Ton. »Du musst einfach schlafen.«

Ich fühle mich ganz schwach und weinerlich vor Dankbarkeit. Für seine starken Arme und seine sanften

Worte. »So wie du dich jetzt fühlst … das wird vorübergehen.«

Ich nicke, aber die Tränen laufen mir übers Gesicht. »Du kennst die Redewendung: ›Ratlos wie auf hoher See‹?«, sage ich. »So fühle ich mich. Ohne Halt. Als säße ich in einem Boot und segelte fort von meinem alten Ich. Alle sind um mich versammelt, all meine Freunde – und du und die Kids –, und treiben das Boot voran, aber ich habe nicht die geringste Ahnung, wohin.«

Wir kuscheln uns ins Bett, und er nimmt mich fest in die Arme, aber ich muss immer noch weinen.

»Und ich habe nie die Serengeti gesehen«, sage ich unter Tränen.

Aber Tom versteht nicht. Er streicht mir über das schweißnasse Haar. »Pssscht. Alles wird gut. Und außerdem, die Serengeti ist gefährlich. Wusstest du denn nicht, dass es dort Löwen gibt?«

66

Amma ruft am nächsten Morgen an und sagt, physische Anstrengung werde mir helfen, die Medikamente durch meinen Körper zu treiben. Sian und Tamsin sind nicht zu erreichen, also bleiben wir beim Laufen zu zweit.

»Es wird ein langsames Joggen mit Plaudern werden«, erkläre ich ihr. »Zu mehr fühle ich mich nicht imstande.«

»Dann also ein Bonsai-Lauf. Mehr schaffe ich ebenfalls nicht, jetzt, wo die zweite Chemo wirkt.«

Meine Laufschuhe anzuziehen ist ungefähr das Letzte, wonach mir zumute ist. Aber Amma geht es wahrscheinlich noch viel schlechter, sie ist auf der immer anstrengender werdenden Reise ja schon ein paar Schritte weiter. Das spornt mich an. Was sie kann, kann ich sicherlich auch. Außerdem bin ich neugierig, wie es mit Isabel weitergegangen ist.

Es ist ein kalter, aber sonniger Tag, und ich ziehe mich warm an. Heute Morgen im Radio wurde Schnee angesagt, in der Luft liegt dieser gewisse metallische Geruch. Wir haben abgemacht, dass ich Amma abhole, und als ich vor ihrem Haus parke, steht sie schon auf der Treppe und schließt die Tür ab. Sie trägt mit Pailletten besetzte Handschuhe, eine Designersonnenbrille, ebenfalls paillettenbesetzt, und eine schwarze Mütze mit einem riesigen flauschigen Bommel. Sie sieht glamourös und glücklich aus, als habe sich etwas in ihr gelöst.

Wir gehen bis zu der kleinen Abkürzung bei den Bahngleisen, wo die Blätter auf dem Boden spröde vom Frost sind. Ich war hier noch nie, weiß aber, dass wir bei dem großen Park herauskommen, der sich am Fluss entlang bis in die Stadt zieht. Wir joggen über den Zebrastreifen, aber dann bittet sie mich zu warten. Sie zieht den Reißverschluss ihrer Jacke auf und holt einen Fünfer raus. Bei dem Obdachlosen am Parktor, der auf einem Elektro-Verteilerkasten sitzt, bleibt sie stehen.

»Morgen, Bob«, sagt sie und reicht ihm das Geld. »Schöner Tag.«

»Nein, Amma«, sagt er und blickt auf den Schein. »Den kann ich nicht nehmen. Nicht schon wieder.«

»Geh und trink was im Warmen«, sagt sie und lächelt.

»Bist du sicher?«

»Bin ich. Und versprich mir, dass du ins Hostel ziehst, wenn der Schnee kommt.«

»Du weißt, dass ich es dort hasse«, grummelt er.

»Ich bestehe darauf. Hier wirst du erfrieren«, sagt sie und sieht ihn scharf an. Er nickt und lächelt. »Ach, ich habe übrigens das Buch gelesen, das du empfohlen hast«, sagt sie, als wir weitergehen.

Ein zahnloses Lächeln breitet sich auf Bobs Gesicht aus. »Wirklich?«

»Ich bin eigentlich nicht so die Krimi-Leserin, aber du hattest recht, es war echt spannend.«

Sie bemerkt mein Erstaunen. »Ich kenne Bob seit Jahren«, erklärt sie, während wir den Park betreten. »Der arme Kerl hat einfach keine Chance. Ein Jammer, dass so jemand nicht Lehrer an einer Schule sein kann. Er ist so ein heller Kopf. Außerdem macht es mich wütend, dass sie keine besseren Schlafplätze anbieten. Vielleicht muss ich mich mal darum kümmern.«

Sie grinst mich bedeutungsvoll an, und wir laufen langsam los. Heißt das, sie denkt ernsthaft daran, sich um einen Sitz im Stadtrat zu bewerben? Mein Herz hüpft bei der Vorstellung, dass sie über meine Idee nachgedacht hat.

Ich habe keine Chance, weiter nachzufragen, denn sie löchert mich sofort wegen meiner Chemo. Es ist so kalt, dass ich beim Erzählen Dampfwölkchen ausstoße. Die Sonne funkelt auf dem Fluss, und zwei Schwäne gleiten vorüber.

»Also … Was ist passiert? Mit Isabel?«, frage ich endlich, als wir am Musikpavillon vorbeikommen.

»Tja, das war sehr interessant. Und aufschlussreich«, erwidert Amma.

»Ich will alles wissen.«

»Ich weiß, aber was ich dir jetzt erzähle, darfst du niemandem weitersagen.«

»Ich verspreche es«, erkläre ich. »Kommt in den Tresor.«

Sie nickt zufrieden, und ich werde ihr Vertrauen nicht enttäuschen. Ich habe immer noch ein schlechtes Gewissen, dass ich Jennifer von Sians Schwarm, David, erzählt habe. Den Fehler mache ich nicht noch einmal. »Also?«, ermuntere ich sie.

»Na ja, am Anfang war es ganz schön seltsam. Wir saßen im Auto, und sie weinte und weinte. Sie sagte, es gehe ihr so schlecht, weil ich all dies durchmachen müsse.«

»Und du, wie fühltest du dich?«

»Irgendwie benommen wahrscheinlich. Und dann wurde ich ärgerlich, weil sie *meinen* Krebs zu *ihrem* gemacht hat.«

»Und wie hast du reagiert?«

»Zuerst habe ich sie bedauert, aber als ich merkte, dass ich mich um ihre Gefühle sorgte, wurde ich stinksauer und habe aus allen Rohren kräftig zurückgeschossen. Ich weiß nicht … vielleicht hatte es damit zu tun, dass du gesagt hast, ich solle mich neu erfinden. Oder weil ich selbstbewusster war, nachdem ich es diesen Bauarbeitern gezeigt hatte. Oder vielleicht, weil sie mich kahlköpfig erwischt hat und ich jetzt niemandem mehr etwas vormachen konnte. Jedenfalls habe ich kein Blatt vor den Mund genommen. Habe ihr gesagt, wie angefressen ich war, nachdem sie die Rolle in dem Film bekommen und mich nach ihrem Erfolg abserviert hat.«

»Alle Achtung. Das war mutig.«

»Ich weiß«, sagt Amma und blickt mich an. »Und dann … weißt du, was dann passiert ist?«

Sie verlangsamt und bleibt jetzt stehen, macht ein paar tiefe Atemzüge.

»Alles in Ordnung?«

»Können wir kurz anhalten?«, fragt sie, und ich nicke. Wir setzen uns auf eine Bank.

»Das würde Tamsin nie erlauben«, bemerke ich.

»Dann verrate es ihr nicht«, sagt Amma, mit der Hand auf der Brust. »Aber ich muss wieder Luft kriegen. Ich glaube, wir sollten erst reden und dann joggen. Auch die Bonsai-Strecke ist heute zu hart für mich.«

Ich warte, bis sie wieder ruhig atmet.

»Und was hat Isabel gesagt? War sie sauer?«, frage ich.

»Sie ist quasi zusammengebrochen.«

»Zusammengebrochen?«

»Ja. Sie hat mir gestanden, ich sei immer talentierter gewesen als sie und der einzige Grund, warum sie die Rolle bekommen habe, sei …«, sie dreht sich zu mir um und packt meinen Arm, um es noch dramatischer zu machen, »sie hat dem Besetzungschef in dessen Büro einen geblasen.«

»Wie bitte?«

»Ja, ich weiß! Sie sagte, er habe ihr sehr klar gemacht, dass er mehr von ihr halten würde, wenn sie ihm ihre Wertschätzung zeigte. Dann gab er ihr etwas zu trinken, und sie tat es halt. Und das Schlimmste ist, dass ich mich erinnere! Ich erinnere mich, wie unangenehm der Typ war. Dass er irgendwie komisch drauf war und zu Isabel meinte, ich hätte ihn nach meinem Vorsprechen vernichtend angesehen. Und dann bekam sie die Rolle, und ich dachte nicht mehr daran, aber als sie es mir erzählte … ergab alles einen Sinn.«

»Du spinnst.«

»Nein. Und danach, als sie dann Erfolg hatte und Evan sie unter Vertrag nahm, schämte sie sich zu sehr, um es mir zu erzählen. Nachdem sie Greg kennengelernt hatte, fürchtete sie, ich würde ihm das mit dem Besetzungschef erzählen und damit alles ruinieren.«

Ich stoße einen Pfiff aus. »Das ist echt ein saftiges Geheimnis!«

»Ich weiß. Und ich bin wütend. Auf sie, weil sie so dumm ist, und auf diesen Arsch von Besetzungschef, der sie missbraucht hat. Aber die größte Wut habe ich, weil alles so eine unsinnige Verschwendung ist. Dieser ganze Herzschmerz.«

»Und was ist danach geschehen?«

»Wir sind in die Kneipe gegangen und haben zu viel getrunken, so, wie wir es immer gemacht haben. Deswegen konnte ich auch nicht auf deine Nachricht reagieren. Ich hatte einen grauenhaften Kater. Chemo und Alkohol sind keine gute Verbindung.«

»Du lieber Himmel«, sage ich lachend.

»Dann haben wir beide ordentlich geheult und Frieden geschlossen, und sie hat mich eingeladen, Greg und ihr Baby kennenzulernen. Sie sagte, es habe sie so erleichtert, es mir endlich zu sagen. Ein Geheimnis, das sie zehn Jahre lang bewahren musste!«

»Armes Mädel.«

»Es ist nicht nur der Machtmissbrauch und was sie empfunden haben muss, es sind die Auswirkungen ... die Tatsache, dass sie sich deswegen schämt und ihren Erfolg überhaupt nicht genießen kann, weil sie ihn unter falschen Voraussetzungen errungen hat.«

»Wollte sie sich denn nicht äußern, als die Geschichte mit MeToo losging?«, frage ich.

»Nein, sie wurde nur noch panischer. Weil sie fürchtete, dann in die Öffentlichkeit gezerrt zu werden, als so eine Art Poster Girl. Ganz zu schweigen davon, was das für Greg und für Bear, ihr Baby, bedeutet hätte. Es hat also keinen Sinn, dass ich ein Fass aufmache, aber ich bin ins Grübeln gekommen durch Crawley-die-Kröte.«

»Wieso? Was ist mit ihm?«

»Weil er genau so ein Widerling ist wie dieser Besetzungstyp. Und wenn ich schon das Opfer seiner Wanderhände war, dann wette ich, dass er bei Frauen, die nicht so taff sind wie ich, eine viel schärfere Grenze überschritten hat. Das *weiß* ich natürlich nicht, aber zutrauen würde ich es ihm.«

»Da könntest du recht haben.«

»Und deshalb habe ich beschlossen, ihn mir zur Brust zu nehmen«, sagt sie und klopft sich mit ihren behandschuhten Händen auf die Schenkel. »Nicht als Zählkandidatin, sondern wirklich.«

»Oh, juhu. Also los!«, rufe ich lachend und klatsche sie ab.

»Das verdanke ich alles dir, Keira«, sagt sie. »Ich wäre nie auf die Idee gekommen, aber jetzt ist der Weg wirklich vorgezeichnet. Und das ist noch nicht das Beste. Gestern Abend habe ich Phillada angerufen.«

»Wen?«

»Du weißt doch, Phillada? Für die ich Wahlkampf gemacht habe.«

»*Und*?« Ich kann es nicht fassen, dass sie so ein Tempo vorlegt.

»Sie ist überzeugt, ich würde großartig sein, und ist bereit, sich mit ihrem ganzen Gewicht und ihrem gesamten Netzwerk für mich einzusetzen. Sie hat mir praktisch angeboten, meine Wahlkampfmanagerin zu sein, Keira. So dass ich das, was sie begonnen hat, fortführen und zu Ende bringen kann. Ist das nicht irre?«

Ich grinse sie an, und sie steht auf und weist auf den glitzernden Asphalt. »Wo wir gerade davon reden ... Los, lass uns sehen, ob wir das letzte Stück rennen können. Und du hast recht: Tamsin hätte eine solche schlampige Disziplinlosigkeit niemals gestattet. Nicht einmal bei einem Bonsai-Lauf.«

67

Ich hatte nicht damit gerechnet, dass das Einsetzen eines Ports eine größere Operation ist – und wieder eine Vollnarkose fällig sein würde. Und doch befinde ich mich nur wenige Tage nach meiner Chemo erneut auf der Station des Krankenhauses, ziehe Kompressionsstrümpfe an und unterschreibe Haftungsausschlussformulare.

Es ist eigenartig, dass ich, die, abgesehen von den Entbindungen, bis zu diesem Jahr nie im Krankenhaus war, jetzt vom Personal wie eine Art alter Hase behandelt werde. Und in gewisser Weise akzeptiere ich die Tatsache, dass ich dem System ausgeliefert bin, sehr viel bereitwilliger.

Ich warte endlos in meiner kleinen Kabine, beobachte, wie Menschen in Krankenhauskitteln vorbeikommen und im Empfangsbereich herumschleichen. Ich passe genau auf und versuche herauszufinden, wer auf der Station wofür verantwortlich ist und ob irgendein Zuständiger bemerkt hat, dass ich da bin. Aber das ist unmöglich.

Als die entsprechende Schwester mich tatsächlich endlich wahrnimmt, ist sie sehr sachlich und geht davon aus, dass ich Bescheid weiß und mich mit den OP-Vorbereitungen auskenne, aber trotzdem kommt mir alles viel beängstigender vor als bei meiner Mastektomie. Kein beruhigendes Wort kommt von ihr. Und es hilft auch nicht gerade, dass eine Putzfrau beschließt, dies sei genau der richtige Moment, den Korridor zu wischen.

Als dann ein sehr junger Chirurg erscheint, muss er einen Bogen um die Putzfrau und ihren Wischmopp machen. Sie bewegt sich langsam, aber resolut und weicht niemandem aus, auch ihm nicht.

Er ist sichtlich in Eile und stellt sich nicht vor. Kein Herr, kein Nachname wird offeriert, vermutlich hat er sich soeben erst seinen weißen Kittel geschnappt und ist hier reinmarschiert, wie Leonardo DiCaprio in *Catch Me If You Can*. Und, klar, ich muss nicht unbedingt auf Du und Du sein mit einem Mann, der mich gleich aufschneiden wird, aber irgendeine halbwegs menschliche Geste wäre doch nett. Nun, so ist es halt in Krankenhäusern. Die meisten in der Belegschaft sind großartig, aber ein paar eben nicht.

Mr Wer-zum-Teufel sucht keinen Augenkontakt mit mir, während wir in Quiz-Geschwindigkeit durch die Möglichkeiten sausen, bevor er mir unverblümt mitteilt, er werde mir einen Port in die Brust legen.

An dieser Stelle stoppe ich ihn. Ich erkläre ihm, ich hätte den gern im Arm. Und weil ich kein Frischling mehr bin und dieses Doktor-Patienten-Ding nichts mit Befehl und Gehorsam zu tun hat, wird es ein Dialog.

»Ach, und wo wir gerade miteinander plaudern«, sage ich, »vielleicht nennen Sie mir Ihren Namen?«

»Ähm, George«, erwidert er und errötet.

Ich lächele und muss an die Bauarbeiter denken. Herrgott! Noch vor sechs Monaten hätte ich wohl nicht den Mut gehabt, mich so zu behaupten.

Doch Tatsache ist, dass ich Tamsins Narbe von ihrem Port gesehen habe. Die Narbe würde garantiert unter einem Bikiniträger hervorgucken, und das möchte ich nicht. George ist widerstrebend bereit, ihn an die Innenseite meines Oberarms zu setzen, und ich kann nicht umhin festzustellen, wie abgeklärt wir im Grunde über die Operationen sprechen. Als wäre George ein Klempner und wir diskutierten darüber, wo er den Wasserhahn in der Küche anbringen soll.

Dann erscheint die bezaubernde Sam, hält einen kurzen Schwatz und fragt, wie es mir geht, bevor sie mir zeigt, was sie mir einsetzen werden. Es ist das erste Mal, dass mir jemand überhaupt erklärt, was ein Port ist.

Und die Antwort lautet, dass es sich um ein Plastikteil mit einem langen Schlauch handelt, der in eine Ader eingebracht wird, die zum Herzen führt. Bei Sam klingt alles sehr klar und logisch und erinnert mich wieder daran, wofür er gut ist – der Port ermöglicht es, dass die Zytostatika schneller einsickern, »wie eine Benzinpumpe«, sagt sie munter.

Na ja, ich vermute, die Erweiterung der Betankungskapazität des Mutterschiffs kann nur von Vorteil sein. Also nicke ich, und bald darauf werde ich in den OP-Saal gerollt und denke dabei an meine Unterschrift unter den Haftungsausschlussformularen und daran, dass Menschen manchmal einfach nicht mehr aufwachen.

68

Als ich wieder zu mir komme, bin ich auf einer anderen Station. Hier gibt es eindeutig mehr bewusstlose und halb bewusstlose Patienten. Ich mustere den dicken Verband an meinem Arm. Ich spüre nicht sehr viel, habe aber den Eindruck, ziemlich malträtiert worden zu sein. Tom ruft an, sagt, er komme vorbei; ich bitte ihn, fortzubleiben und mich schlafen zu lassen. Noch nie in meinem Leben habe ich mich so müde gefühlt.

In den folgenden Tagen schaffe ich es zu Hause kaum aus dem Bett. Ich bin voller Schuldgefühle, dass ich so weinerlich und schwach bin – vor allem, weil ich nicht mit den anderen laufen gehen kann. Tamsin erinnert mich per SMS, dass es wahrscheinlich die Narkose sei und wir uns wieder treffen, wenn ich mich nach dem Wochenende besser fühle. Toll ist auch nicht, dass Tom eine heftige Woche im Büro hat und – richtig geraten! – das ganze Wochenende durcharbeiten muss. Mit ihr. Mit Janine. Aber er verspricht, *verspricht* mir, es werde das letzte Mal sein. Am Montag sei ein wichtiges Meeting.

Ich rufe Lorna an, um sie auf den neuesten Stand zu bringen.

»Ich vermisse die Arbeit«, sage ich zu ihr, in der Hoffnung, sie hört auf zu behaupten, ich sei nicht besonders »initiativ«. »Ich weiß, dass ich im Moment keine Hilfe bin, aber ich möchte mit einbezogen werden. Ich kann hier nicht einfach rumsitzen und nichts tun.«

Sie seufzt. »Also gut, am Montag haben wir eine Strategiesitzung, ich denke … wenn du möchtest … könntest du dafür vorbeikommen. Dann kann ich dir erklären, was wir vorhaben.«

»Das wäre schön«, entgegne ich, dankbar für den Knochen, den sie mir hingeworfen hat.

Tilly, Jacob und Bea kommen sporadisch bei mir im Schlafzimmer vorbei, um zu sehen, ob alles in Ordnung ist; als ich sie dann aber am Samstagnachmittag in der Küche streiten höre, zwinge ich mich aufzustehen. Ich hasse es, wenn sie sich über die Hausarbeit, die ich täglich ohne Murren erledige, in die Haare kriegen, und verärgert schicke ich Tilly Gassi gehen mit Pooch. Während Jacob sich durchaus Mühe gibt, spielt sie sich immer mehr auf. Verdrückt sich abends und kümmert sich, soweit ich sehe, keinen Deut um die Hausarbeit. Ich weiß nicht, wohin das alles noch führt, habe aber im Moment nicht die Kraft, es zu klären.

Am Sonntag sind die Kids alles andere als begeistert, als ich erkläre, dass es zum Mittagessen nur Pasta gebe und nicht den Braten, den sie eigentlich wollten. Jacob beschwert sich, er sei noch hungrig, nachdem er zwei Teller Spaghetti vertilgt hat, und ein weiterer Streit bricht darüber aus, wer die letzte Portion Schoko-Eis kriegt. Wie üblich haben sie den leeren Karton einfach in der Kühltruhe stehen lassen.

Ich bitte sie, den Tisch abzudecken, die Spülmaschine einzuräumen, die Wäsche nach oben zu bringen und in die Schubladen einzuordnen – aber das alles zu überwachen kommt mir genauso mühsam vor, wie es selbst zu erledigen. Und es dauert nicht lange, bis ich sie anschreie, sie sollen mit den Streitereien aufhören, worauf sie sich in alle Richtungen verziehen, um bloß so weit weg wie möglich von mir zu kommen. So viel zu meiner glücklichen Familienzeit.

Ich rufe Joss an und berichte ihr, wie sauer ich auf die Kids bin.

»Ich habe dir doch gesagt, du sollst keine kriegen«, stichelt sie. »Ich habe dir gesagt, du sollst die Beine zusammenkneifen, aber hast du vielleicht *zugehört*?«

Ich lache, ihr lockeres Mundwerk heitert mich auf. »So, genug von mir. Erzähl mir von der realen Welt. Erzähl mir lieber, wie lustig dein Leben ist.«

»Das kann ich nicht.«

»Wieso nicht?« Das sieht ihr gar nicht ähnlich.

»Mit dem Solo-frei-und-ungebunden-Sein ist es auch nicht so weit her.«

»Nein? Ich dachte, du würdest begeistert alles vögeln, was einen Puls hat.«

»Der Reiz des Neuen ist verflogen. Und es war niemand dabei, der auch nur im Entferntesten als Kandidat für meine Traumhochzeit am Strand in Frage käme.«

»Das kannst du doch nicht im Ernst noch wollen?« Schon seit ihren Teenagerzeiten hat sie diese romantische Vorstellung von einer Hochzeit auf Bali. Über ihre alberne Fantasie vom Traumprinzen am weißen Strand haben Scout und ich immer gelacht, besonders, als dieser Traummann über die Jahre von Mal zu Mal grotesker wurde.

»Nein, wahrscheinlich nicht. Ich wünsche mir nur ein bisschen Normalität, verstehst du? Jemanden, mit dem ich die komplette Staffel einer Serie gucken kann.«

Ich verabreiche ihr eine Dosis Realität, was die Gefahren einer Langzeitehe angeht, indem ich ihr von meinem Kummer über Tom berichte. Ich kenne sie gut genug, um zu wissen, dass sie sich mit Urteilen zurückhalten wird. Außerdem findet sie, was ich über Janine denke, sei lächerlich. Trotzdem geht mir die ganze Zeit der Gedanke nicht aus dem Kopf, dass sie zusammen im Büro sind.

»Tom liebt dich«, sagt sie. »Tief und fest. Du liest da zu viel hinein.«

»Findest du?«

»Das weiß ich.«

Kurze Zeit später kommt Tom aus dem Büro und erkundigt sich, wie mein Tag gewesen sei. Ich möchte ihm erzählen, dass ich die Nase voll davon habe, immerzu die Kids zur Ordnung zu rufen, und dass sie nur helfen, wenn sie dazu aufgefordert werden, und schmollen, wenn ich es tue. Aber wieder einmal habe ich nicht die Kraft dazu.

Stattdessen konzentriere ich mich darauf, den Verband an meinem Arm abzuwickeln. Sam hatte am Telefon erklärt, ich könne ihn entfernen und dürfe endlich baden. Tom steht wie erstarrt in der Tür und sieht mir zu; seine Augen füllen sich mit Tränen, als wir beide feststellen, wie lädiert und mitgenommen mein Arm ist.

»Ach, Liebste«, sagt er. Und um fair zu sein, von dort, wo er steht, kann er nicht einmal alles genau sehen.

»Es wird sich beruhigen«, sage ich, fühle mich aber nicht so tapfer, wie ich klinge.

Toms Entsetzen über seine einbrüstige, zerschlagene, demnächst kahle Frau tut weh. Ich möchte ihn trösten, weiß aber nicht, wie.

»Du bist so tapfer«, sagt er und umarmt mich. Sein Pullover ist kalt, und ich spüre, wie mir die Tränen kommen. Ich möchte ihm sagen, dass ich nicht tapfer bin. Dass dieses schreckliche Jetzt mir nur klarmacht, dass die Reise durch die Krebswelt noch sehr lange dauern wird. Dass ich mir sehr entfremdet von mir selbst vorkomme … sehr weit entfernt von der Person, die ihre Familie zusammenhalten konnte. Aber das weiß er. Ich wette, er vermisst mich auch.

69

Ich hatte gehofft, am Morgen würde es mir ein bisschen besser gehen, aber ich fühle mich ziemlich wackelig, als ich mich auf den Weg in den Park mache, um die Mädels zu treffen, ehe ich ins Geschäft zur Strategiesitzung gehe. Ich erhoffe mir von ihnen dringend Ratschläge, wie ich mit Lorna umgehen soll; Tom habe ich nicht erzählt, dass ich zu Wishwells gehe. Ich wollte ihn nicht damit belästigen, als er heute zu unmenschlich früher Stunde aufstehen musste. Heute ist sein großer Tag bei Gericht, und eigentlich sollte er den Fall gewinnen, aber selbst nach der monatelangen Arbeit, die er investiert hat, ist das absolut nicht sicher, und ich weiß, wie besorgt er ist. Er braucht nicht noch mehr Stress.

Ich habe ihm auch nichts von der Benachrichtigung der Bank erzählt, dass ein paar meiner Lastschriften geplatzt seien. Mein Wishwells-Gehalt ist zwar pünktlich überwiesen worden, allerdings nur ein Bruchteil dessen, was mir zusteht. Offenbar handelt es sich um einen Fehler, aber das muss ich mit Lorna und Pierre klären.

Pooch war noch nicht draußen, also schleppe ich ihn mit in den Park. Er ist störrisch und jault kläglich. Kälte mag er überhaupt nicht.

Sian und Amma warten an unserer Bank. Sian sehe ich zum ersten Mal nach meiner Chemo, also bringe ich sie auf den neuesten Stand, einschließlich der Operation.

»Ist alles in Ordnung, Keira?«, fragt Amma nach einer Weile. »Du siehst ein bisschen blass aus.«

»Ich denke schon«, antworte ich, obwohl ich mich in Wirklichkeit nicht besonders gut fühle.

»Setz dich einen Moment, solange wir auf Tamsin warten«, sagt sie und hilft mir sanft auf die Bank.

Ich blicke zu dem Geländer auf der anderen Seite des Wegs, es ist ein bisschen verschwommen, wie ein TV-Effekt. Amma und Sian setzen sich rechts und links neben mich, und Sian legt mir eine kühle Hand an die Stirn.

»Du bist ziemlich heiß. Ich glaube, du hast Fieber.«

»Mir ist eher kalt«, erwidere ich und klappere mit den Zähnen, spüre aber trotzdem Schweißperlen auf der Lippe.

Amma nickt Sian zu. »Los«, sagt sie und zieht mich hoch.

»Wohin gehen wir?«

»Zur Notaufnahme«, erklärt sie.

»Was? Mach keinen Quatsch.«

»Ich glaube, du hast eine Infektion. Ich bin mir zwar nicht sicher, aber wir sollten nicht damit spaßen.«

»Aber …« Ich gerate in Panik, denn mir fällt ein, dass Sam mir dringend empfohlen hat, meine Temperatur zu messen und wachsam zu sein, was Infektionen und meine weißen Blutkörperchen angeht. »Ich will da nicht hin.«

»Pech gehabt. Du musst«, sagt Amma. »Wen soll ich anrufen?«

Ich zucke zusammen, und meine Beine geben nach, als sie meinen Arm packt. Es tut sehr weh, und sie entschuldigt sich. Ich bitte sie, Mum anzurufen, da Tom noch in dem Meeting sitzen wird, und dann übernimmt sie Pooch, während Sian und ich ins Auto steigen.

Auf dem Weg zum Krankenhaus besteht Sian darauf, dass ich Sam anrufe, weil sie eine direkte Verbindung zur Notaufnahme hat und mich dort schon mal ankündigen kann. In ihrem Büro erreiche ich nur den Anrufbeantworter und hinterlasse deshalb eine Nachricht auf ihrem Smartphone. Wir rasen über alle Ampeln und fahren direkt vor die Notaufnahme.

»Das ist doch albern, es ist alles in Ordnung mit mir«, sage ich zu Sian, als sie abbremst und in einer Krankenwagenbucht hält. »Ich muss zur Arbeit.«

»Vorsicht ist besser als Nachsicht«, sagt sie. »Geh direkt hinein, während ich parke.«

»Viel Glück dabei«, sage ich.

»Los, geh«, befiehlt sie.

Ich mache mich auf den Weg, fühle mich aber sehr zittrig. Als wäre ich total zugedröhnt. Im Nu ist Sians Arm da und stützt mich. Sie führt mich zur Rezeption.

70

Offenbar hat Sam meine Nachricht erhalten und mich angekündigt, denn als ich bei dem verglasten Tresen ankomme, haben sie bereits meinen Namen, und eine Schwester übernimmt mich von Sian und führt mich, an umherwandelnden Verletzten vorbei, die im Empfangsbereich warten, rasch in einen kleinen Nebenraum. Ich hätte nichts gegen Warten gehabt; im Fernsehen läuft gerade *Homes Under the Hammer.*

Sobald Sian sieht, dass ich in guten Händen bin, geht sie hinaus, um einen Parkplatz zu suchen. Die Krankenschwester stammt aus Slowenien und hat stahlgraue Augen, die mich von oben bis unten mustern, während sie sich ein Paar blaue Gummihandschuhe überstreift. Sie misst meine Temperatur, und es sieht offenbar schlecht aus, genau wie Sian es vermutet hatte.

Sie wirft einen Blick auf meinen Port, und schon, als sie ihn nur leicht berührt, schreie ich auf vor Schmerz. Sie gibt den Versuch auf, ihn zu benutzen, und macht drei Versuche, in meiner wunden Hand eine Vene zu erwischen. Schließlich findet sie eine und füllt sechs Teströhrchen mit meinem Blut.

»Die schicke ich ins Labor«, sagt sie und klebt Schilder auf die Röhrchen.

»Und wie lange dauert es, bis die Ergebnisse kommen?«

»Etwa eine Stunde.«

»Oh, das ist aber schnell!«

Ich würde gern auf Sian warten, aber die Schwester sagt, wegen des zusätzlichen Infektionsrisikos solle ich mich von anderen fernhalten.

Des zusätzlichen. Ja, das sagt sie. Als gebe es etwas, das ich schon habe. Ich bekomme es ziemlich mit der Angst zu tun, weil sie es so ernst nimmt.

Im Untergeschoss durchqueren wir rasch eine Station, wo Menschen sich von Herzinfarkten und kleineren Operationen erholen. Wir schieben uns durch eine Doppelschwingtür, an der »Eintritt verboten« steht. Dahinter befindet sich eine große Zentrale mit Krankenschwestern, die auf eine Menge Computer, Monitore und Geräte starren. Man schickt mich in einen Nebenraum, wo ein Bett steht und ich an einen Herzfrequenzmonitor angeschlossen werde. Eine Pflegerin misst meine Temperatur, runzelt die Stirn und verschwindet sofort wieder, noch ehe ich sie fragen kann, was das bedeutet.

Ich hole mein Handy heraus, aber es hat keinen Empfang.

Dann versuche ich, eine der Schwestern auf mich aufmerksam zu machen, sie scheinen überall herumzuhetzen, nur nicht in meiner Nähe; immer, wenn eine vorbeieilt, versichert sie, jemand werde bald nach mir sehen. Aber bald ist nicht. Die Minuten ticken, während ich allein daliege, auf die fleckige Wand und den Hygienemülleimer starre und meine Panik wächst.

Endlich erscheint eine junge Ärztin mit einem Klemmbrett und zwei Pflegerinnen im Gefolge. Sie liest sorgfältig mein Krankenblatt und widmet sich dann ganz mir. Ich mag sie sofort.

»Es sieht so aus, als hätten Sie eine Infektion«, erklärt

sie. »Außerdem haben Sie Neutropenie, das bedeutet, dass die Zahl Ihrer weißen Blutkörperchen gesunken ist. Wenn wir die nicht wieder erhöhen, könnte es kritisch werden.«

»Kritisch? Was heißt das?«

»Ich fürchte, es besteht die Gefahr einer neutropenischen Sepsis.«

»Sepsis? Stirbt man nicht an Sepsis?«

Die Ärztin legt mir die Hand auf die Schulter und lächelt freundlich auf mich herab. »Keine Panik. Wir wissen, was wir zu tun haben. Sie werden jetzt sofort intravenös Antibiotika bekommen.«

Ich fühle mich so hilflos und verletzlich, wie ich da auf dem Bett sitze und sie mich an einen Tropf anschließen. Und dumm. Naiv. Wenn Sian nicht gewesen wäre, wäre ich womöglich in ernsthaften Schwierigkeiten. Vielleicht hatte Hilary recht, und mit positivem Denken allein ist das nicht zu schaffen. Und die Erkenntnis, dass meine Strategie vielleicht nicht funktioniert, bringt mich den Tränen gefährlich nah.

Sie kommen zu dem Schluss, dass mein Port infiziert ist, aber die Schwester möchte auch, dass die Verbrennung von Tillys Glätteisen an meinem Daumen untersucht wird. Ich ziehe das Pflaster ab und sehe, dass die Wunde inzwischen grün und verklebt ist. Kein Wunder, dass sie wehgetan hat. Und es ist die Tatsache, dass mein Körper sich nicht selbst heilen kann, die mich am meisten entsetzt.

Ich beobachte den Herzfrequenzmonitor und versuche die Zahlen zu deuten, während die Antibiotikagabe ständig überprüft wird. Mir wird immer klarer, dass mein Leben in den Händen anderer Menschen liegt.

Trotz Hilarys nörgelnder Stimme im Hinterkopf mache ich meine positiven Visualisierungen und sage mir, alles wird gut, aber die piependen Maschinen und die umhereilenden Pflegekräfte machen es fast unmöglich.

Eine Stunde vergeht, und ich fange an, mich wegen meines Lebens »da draußen« zu sorgen. Ich komme mir so abgeschnitten von allem vor. Hat Amma Mum erreicht und Pooch zu Hause abgeliefert? Wird Tilly in Panik geraten, wenn sie erfährt, dass ich im Krankenhaus liege? Was wird Lorna tun, wenn ich nicht zu der Sitzung erscheine? Dass ich über nichts davon irgendeine Kontrolle habe, macht alles nur noch schlimmer.

Ich schließe die Augen, versuche die aufsteigenden Tränen wegzudrücken und sage mir, dass ich aufhören muss, mich wie ein Baby zu benehmen. Aber eine solche Angst habe ich noch nie erlebt. Ich muss immerzu daran denken, was die Ärztin sagte: Keine weißen Blutkörperchen. Sepsis. Gefahr.

Aus dem Mittelstufenbiologieunterricht im letzten Jahrhundert habe ich noch so viel behalten, um zu wissen, dass weiße Blutkörperchen in solch einer kritischen Situation entscheidend sind. Wie soll mein Körper eine Infektion bekämpfen, wenn er keine weißen Blutkörperchen hat?

Plötzlich höre ich draußen Stimmen. Tom betritt das Zimmer. Er trägt seinen Mantel über dem Arm. Ich richte mich im Bett auf.

»Was machst du denn hier?«, frage ich, als er mich auf die Stirn küsst. Es ist ein wichtiges Meeting, und er sollte dort sein, nicht hier. Dennoch bin ich erleichtert, dass er da ist. Ich nehme seine Hand und drücke sie fest.

»Janine sagte, Sian sei ins Büro gekommen und habe nach mir gefragt. Sie hat mich dann hierhergefahren.«

»Aber was ist mit Andrew? Ist er nicht verärgert?«

»Das klären wir später«, erwidert Tom.

Schlimm genug, dass ich mit einer Infektion hier liege, aber einfach schrecklich ist, dass er das für ihn wichtigste Meeting des Jahres meinetwegen sausen lässt.

71

Ich muss zur Beobachtung über Nacht bleiben und versuche zu schlafen, bin aber wie betäubt vor Müdigkeit und Schock. Doch schließlich sinkt meine Temperatur, und ich falle in einen dieser verrückten tiefen Schlafzustände, bei denen man, wenn man endlich erwacht, das Gefühl hat, sich durch flüssigen schwarzen Teer nach oben zu kämpfen.

Tom holt mich nach Hause und bringt mich ins Bett. Mum – die die ganze Nacht wach war und sich natürlich halb krank gestrickt hat – wuselt mit besorgtem Gesicht um mich herum. Aber obwohl alle mich behandeln, als läge ich im Sterben, geht es mir in den folgenden vierundzwanzig Stunden von Minute zu Minute besser.

Ich fasse Mut und rufe Lorna an, um mich zu entschuldigen, weil ich nicht zur Sitzung erschienen bin. Sie klingt verärgert. Als sei ich absichtlich nicht gekommen.

»Ich kriege einfach sehr widersprüchliche Informationen von dir«, erklärt sie. »Erst sagst du, du möchtest dabei sein, und dann kommst du nicht.«

Hat sie überhaupt ein Wort von dem verstanden, was ich gesagt habe? Offensichtlich begreift sie nicht, dass ich in einer lebensbedrohlichen Situation war.

»Ich konnte nichts dafür. Es war ein medizinischer Notfall.«

»Das sage ich doch schon die ganze Zeit, Keira. Du musst einfach zu Hause bleiben und dir Zeit lassen, um gesund zu werden«, sagt sie. »Hier passiert im Moment sowieso nichts, abgesehen von unserem Influencer-Abend nächsten Donnerstag.«

»Zu dem komme ich«, teile ich ihr mit. »Auf jeden Fall.«

»Wenn du möchtest«, sagt sie, als denke sie, ich würde sowieso wieder abspringen. Sie klingt ganz und gar nicht so, als hätte sie mich gern dabei.

»Und … ähm … Lorna, wir müssen über Geld reden.« Ich spreche es höchst ungern an, erkläre ihr aber mutig, dass meine Lastschriften nicht ausgeführt werden konnten, weil mein Gehaltsscheck so niedrig war. »Ich bin sicher, dass es sich um einen Irrtum handelt …«

»Ich sage Pierre, er soll dich anrufen«, entgegnet sie knapp und legt auf.

Ich würde gern mit Tom darüber reden, werde jedoch von nagender Angst befallen. Haben sie mein Gehalt vorsätzlich gekürzt, weil ich nicht im Geschäft war? Ich habe keine Ahnung, wie das bei uns mit dem Krankengeld geregelt ist. Falls ich überhaupt etwas bekomme bzw. auf wie viel ich Anspruch habe. Und weil ich das nicht weiß, fühle ich mich so abgehängt von Wishwells wie noch nie.

Tom ist allerdings unerreichbar. Ich habe den Eindruck, die Tatsache, dass er das Meeting verlassen hat, um zu mir in die Notaufnahme zu kommen, ist in der Kanzlei nicht besonders gut aufgenommen worden. Er sagt zwar, Janine und Dan hätten sich gut ohne ihn zurechtgefunden, aber offensichtlich erzählt er mir nicht alles. Ich weiß, dass sein Kollege Dan ihm gehörig auf den Geist geht, und ziemlich wahrscheinlich hat er sich jetzt vorgedrängt und den Ruhm, der Tom zugestanden hätte, für sich reklamiert.

Tom rechnet jeden Augenblick damit, dass Andrew endlich seine Beförderung bekanntgibt – dass er es bisher nicht getan hat, ist beunruhigend. Aber Andrew ist auch bekannt dafür, Dinge hinauszuzögern. Doch ich weiß, wie sehr das Tom beschäftigt, und wage nicht, das Thema anzusprechen.

Am Mittwoch reden alle vom Schnee, aber gefallen ist noch keiner, also bringe ich die Kinder zur Schule. Gerade als ich mich für die Arbeit umziehen will, ruft Kathryn vom Krebszentrum an und fragt, ob ich kurzfristig einen Massagetermin wahrnehmen möchte, der gerade frei geworden sei. Meine Schultern sind wie Bretter, und ich sage ja, gern.

In dem warmen Behandlungsraum empfängt mich Chris, der Masseur, mit nackten Füßen, aufgerollten Hosenbeinen und in einem Kittel. Er hat einen Bart und lange Haare und die intensivsten grauen Augen, die ich je gesehen habe.

Er liest meine Krankengeschichte und stellt eine Menge Fragen. Ich sitze auf dem beheizten Massagestuhl, und er erklärt, er werde mir eine sanfte Akupressur geben. Mir ist völlig gleich, was er macht. Es ist einfach nur wunderbar, verwöhnt zu werden.

Als er mit meinem Rücken beginnt, muss ich unwillkürlich stöhnen. Unter seinen Fingern lösen sich Monate der Anspannung. Und an einem bestimmten Punkt merke ich, wie mir die Tränen kommen.

»Lassen Sie alles raus«, meint er beruhigend. »Das ist vollkommen normal.«

Tatsächlich? Ich atme zitternd aus, als die Tränen laufen. Später massiert er meinen Schädel, und als ich zufällig in den Spiegel schaue, sehe ich, dass meine Haare wie bei einem elektrischen Schock in alle Richtungen stehen, aber ich wirke high und glücklich. Der Mann ist ein Zauberer.

Danach trinke ich einen Kräutertee und plaudere mit Kathryn, und ich fühle mich so normal wie schon seit Monaten nicht mehr.

Draußen hat es inzwischen zu schneien begonnen. Auf dem Weg zum Auto erhalte ich eine SMS von Grace. Sie teilt mir mit, dass die Schule die Kids früher nach Hause schickt, sie werde Bea und Molly abholen, damit ich ein bisschen ausspannen kann. Der weiche, still fallende Schnee passt zu meiner Stimmung. Ich fühle mich leicht und schwebend.

Gerade als ich ins Auto steigen will, sehe ich eine Frau, die mich von der nächsten Parkbucht anlächelt. Sie will offenbar ins Zentrum. Sie war eine aus der Freundinnengruppe von Tamsin – die, für die Tamsin die hübschen Ohrringe gemacht hat.

»Julia«, stellt sie sich noch einmal vor.

»Wie geht es dir?«, frage ich.

Sie zuckt die Achseln. »Kann nicht klagen. Und dir?«

»Ich hatte gerade meine erste Chemo, habe also noch einen langen Weg vor mir. Aber ich hatte eben eine unglaubliche Massage von Chris. Tamsin hat ihn empfohlen.«

»Tamsin ist einfach großartig«, sagt sie. »So positiv.«

»Ich weiß.« Ich lächle. Eigentlich muss ich weiter, aber Julia hat sichtlich keine Eile und will mich noch nicht gehen lassen.

»Was ich sagen will, sie ist so fröhlich für jemanden im Endstadium«, erläutert sie.

Ich starre sie an. »Entschuldige. Im *was*?«

»Ihr Krebs ist unheilbar. Wusstest du das nicht?« Sie beißt sich auf die Lippe, als sie merkt, dass ich keine Ahnung habe.

»Aber sie ist doch in Behandlung«, protestiere ich.

»Weil noch eine kleine Chance besteht, dass sie anschlägt«, erwidert sie und will los, sichtlich erschrocken, weil sie zu viel verraten hat. »Und vielleicht hilft es ja«, sagt sie betont fröhlich. »Wollen wir's hoffen.«

72

Tom kann zum Glück sein Meeting nicht verlassen, und so gehe ich allein zu meinem Termin bei Sexy Phil, dem Onkologen. Ehrlich gesagt, bin ich erleichtert. Nach dem, was ich über Tamsin gehört habe, bin ich völlig durcheinander, und ich weiß, dass Tom das nicht verstehen würde.

Julias Worte rattern mir unablässig im Kopf herum. Das kann doch nicht wahr sein … oder? Allerdings ergeben jetzt plötzlich alle möglichen Dinge einen Sinn … z. B., dass Tamsin ihre Prognose oder ihre Behandlung nie wirklich mit uns besprochen hat. Ist sie die ganze Zeit mit uns gelaufen – hat uns aufgemuntert und zum Lachen gebracht, obwohl sie selbst mit den verheerendsten Nachrichten konfrontiert war?

Ich muss immerzu an unsere erste Begegnung denken, kurz bevor ich selbst meine Diagnose erhielt. »Ich bin noch nicht tot«, hat sie damals gesagt. Vielleicht sollte das gar kein Witz sein. Wollte sie mir da schon zu verstehen geben, dass es nur noch eine Frage der Zeit sei, bis sie es sein würde?

Phil scheint nicht beunruhigt zu sein, als ich ihm von dem infizierten Port erzähle und was darauf im Krankenhaus passiert ist. Ich berichte ihm, wie exzellent das System bei meiner schnellen Behandlung funktioniert hat und wie erstaunlich wirksam die Antibiotika waren. Ich gestehe ihm auch, dass ich beinahe leichtsinnig gewesen wäre und nichts unternommen hätte, und er erinnert mich daran, dass er mich gewarnt habe, die größte Gefahr für mich sei ich selber.

Er prüft meinen Port und meine Achsel und erklärt, die Blutergüsse sollten in einigen Tagen verschwunden sein. Mein Arm prangt in einem fürchterlichen marmorierten Schwarz-Grün, und das kleine Plastikteil, das aus meiner Haut herausguckt, ist so empfindlich, dass es nicht berührt werden darf. Es kommt mir vor wie diese Szene aus *Alien*, wo Sigourney Weaver auf ihren Bauch guckt und feststellt, dass da etwas drin ist. Wenn ich das Teil berühre, fängt es in meinem Bauch ganz komisch an zu bibbern.

Nachdem ich ihm erzählt habe, dass es mir, abgesehen von dem Zwischenspiel in der Notaufnahme und der Nahtoderfahrung, mehr oder weniger gut geht, kommen wir schließlich auf das Thema Joggen.

»Ich habe etwas über Tamsin gehört«, sage ich, und meine Stimme beginnt zu zittern. »Vor Kurzem. Darüber, dass sie unheilbar krank ist …?«

»Hmm.« Er senkt den Blick. »Ich weiß, dass Sie befreundet sind, doch ich kann darüber nicht sprechen – «

Aber hat er es damit nicht bestätigt? Denn er hat es nicht verneint. Er hat mich nicht korrigiert. Das ist der Moment, in dem ich in Tränen ausbreche. So richtig! In dicke Tränen. Wie ein Kind. Weil ich mich plötzlich wie eins fühle.

Sexy Phil will etwas sagen, aber ich weine zu heftig, um es zu hören. Sam führt mich in einen kleinen Nebenraum, und ich weine und weine.

»Ich will nicht, dass sie stirbt«, sage ich zu ihr und nehme das nächste Papiertaschentuch entgegen.

»Es tut mir leid, dass es Sie so mitnimmt«, sagt sie. Sie versucht, ihre Aussage neutral zu halten, weil sie ebenso wenig über Tamsin sprechen darf wie er, aber an ihren Augen sehe ich, dass meine Vermutung stimmt.

Und dann platzt mit einem Mal alles aus mir heraus. Nicht nur meine Verzweiflung wegen Tamsin, sondern auch alles andere.

Ich erzähle ihr, dass Tom sein Meeting verpasst hat, um in der Notaufnahme nach mir zu sehen, und wie schwierig zu Hause alles ist. Dass die Kids gereizt und wenig hilfreich sind und dass es mir schon wie eine Herkulesaufgabe vorkommt, auch nur die Hälfte dessen zu tun, was ich normalerweise ganz selbstverständlich erledige. Ich erzähle, wie müde und wund und verängstigt ich bin, und sie hört verständnisvoll zu. Es tut gut, mir dies alles von der Seele zu reden. Und schließlich komme ich zum Thema Lorna, und die Tränen fließen immer schneller.

»Die meisten hören während der Chemo auf zu arbeiten«, sagt sie. »Für mich klingt es so, als sollten Sie sich unbedingt eine Pause gönnen, Keira.«

73

Am nächsten Morgen albern die Kids nur herum, und ich überlege, vielleicht einen Schneemann mit ihnen zu bauen, fühle mich aber für eine Schneeballschlacht nicht widerstandsfähig genug; also schaue ich lieber vom Fenster aus zu und puste auf meinen dampfenden Tee.

Ich hatte nicht geplant, das Haus zu verlassen, aber ich weiß, dass ich den Tag nicht überstehe, wenn ich nicht mit Tamsin rede, die auf meine SMS nicht reagiert. Kurzentschlossen packe ich ein paar vegane Brownies ein, die Bea gebacken hat, und fahre zu Tamsins Wohnung.

Als ich an der Tür klopfe, denke ich anfangs, niemand sei da. Ich höre nichts, und hinter dem Fenster ist kein Licht. Dann geht die Tür auf, und ein dürrer Mann steht da. Er ist wahrscheinlich kaum älter als vierzig, sieht aber aus wie ein Siebzigjähriger. Seine Haut ist fahl und ledrig. Er blickt mich misstrauisch an. Das wird also Ian sein.

Ich erkläre, wer ich bin, und widerstrebend lässt er mich eintreten.

Tamsin sitzt im Schlafzimmer unter einer schwarzen Satindaunendecke, auf dem Schoß eine große, flauschige Katze. Ich sehe eine Konsole mit einer schwarzbeschirmten Lampe und einen Glastisch, vollgestapelt mit Romanen.

»Keira«, sagt sie, aber ihre Stimme ist schwach. »Was für eine schöne Überraschung.«

Ich gehe zu ihr und küsse sie. Ihre Haut wirkt fast durchsichtig. Sie trägt keinerlei Make-up, und ich kann die Adern auf ihrem Schädel sehen. Mir dämmert, wie viel die Schminke vorher verdeckt hat. Dass ich sicherlich gemerkt hätte, wie krank sie ist, wenn sie sich nicht so gut verborgen hätte.

»Ich habe mir Sorgen gemacht«, sage ich. »Und ich hoffe, es ist dir recht, dass ich vorbeigekommen bin. Ich war gerade in der Nähe.«

»Natürlich. Es ist schön, dich zu sehen«, erwidert Tamsin keuchend. »Ian hast du schon kennengelernt.« Er steht im Türrahmen und beobachtet uns. Ich habe ihn nicht bemerkt. Ich nicke ihm zu.

»Brauchst du irgendetwas? Ich gehe jetzt einkaufen«, sagt er zu Tamsin, aber ohne viel Überzeugung. »Bevor wir einschneien.«

Sie schüttelt den Kopf und entlässt ihn mit einem müden Winken.

»Was machen die Mädels?«, fragt sie. Ich erzähle ihr von unserem Treffen und dem Krankenhausdrama am Freitag. »Kenne ich alles«, meint sie und nickt.

»Ich bin Amma und Sian so dankbar. Von allein wäre ich nie hingegangen. Ich bin eine solche Idiotin.«

»Nein, bist du nicht. Es ist hart, all das zu akzeptieren.«

Einen Moment später hören wir die Haustür zufallen.

»Würdest du so nett sein und mir einen Tee machen?«, fragt Tamsin, nun etwas munterer. Sie ruckelt sich zurecht, um bequemer zu sitzen.

»Selbstverständlich.«

»Mach dir auch einen«, sagt sie.

Ich gehe in die Küche. Auf der Anrichte beim Wasserkessel liegen lauter Pillenfläschchen. Ich inspiziere sie, auf allen steht Tamsins Name. Nur sehr wenige Medikamente erkenne ich wieder. Die meisten sind starke Schmerzmittel, wofür die restlichen sind, kann ich nur raten. Ich setze den Kessel auf und kehre zurück zu Tamsin.

»Ich möchte nicht neugierig sein, aber ich habe in der Küche all diese Pillen gesehen.«

»Es ist in Ordnung, Keira«, sagt sie mit einem traurigen Lächeln. »Julia hat mir erzählt, dass sie die Katze aus dem Sack gelassen hat. Ich hatte mich schon gefragt, wie lange es dauern würde, bis du draufkommst.«

»Ist es also wahr? Dass es …, dass du …«

»Im Endstadium? Ja, es scheint, dass der lästige Krebs zurück ist, und zwar mit Wucht. Diesmal scheint es mein Gehirn zu treffen. Und was ich habe, ist selten. Selbstverständlich habe ich nichts Unkompliziertes.«

»Ach, Tamsin«, sage ich und greife nach ihrer mageren Hand. Meine Augen füllen sich mit Tränen. »Es tut mir so leid.«

»Na ja, es ist nicht gerade eine komplette Überraschung. Das Leben *ist* endlich, falls du es noch nicht bemerkt haben solltest«, sagt sie und grinst mich auf ihre typische freche Weise an.

»Aber … was ist mit einer Therapie? Die muss es doch geben?«

»Phil sagt, das hier sei die beste Behandlung und sie täten alles, was sie können, für mich, aber Ian hat noch sehr viel im Internet recherchiert.«

Ich würde sie gern daran erinnern, dass Amma uns davor gewarnt hat, irgendetwas aus dem Netz zu glauben, aber ich erkenne an ihrem Gesicht, dass dies nicht der richtige Moment dafür ist.

»Und es gibt möglicherweise eine Heilmethode in Mexiko in einer Klinik, die Ian gefunden hat. Die haben einige vielversprechende Ergebnisse. Und er möchte unbedingt, dass ich da hinfahre, nur können wir uns das nicht leisten.«

»Aber … wenn du es nicht tust, was dann?«

Sie wirft mir einen Blick zu. »Na ja, wer weiß? Wenn ich Glück habe, habe ich ein paar Monate.«

»Ein paar Monate? Zum Leben?«

»Nein, zum Sterben.« Ein weiteres düsteres Grinsen.

»Oh, lieber Gott.« Ich will nicht wahrhaben, was sie gerade gesagt hat.

»Frag nicht ihn«, sagt Tamsin und lacht über meine Gotteslästerung. »Glaub mir, ich habe schon viel gebetet, und es hat nicht funktioniert. Und jetzt bin ich bereit, alles zu versuchen. Vielleicht ist Mexiko die Lösung.«

»Wenn du das möchtest …, dann muss es einen Weg geben, wie du dort hinkommst.«

»Ich weiß leider wirklich nicht, wie«, sagt sie. »Ich könnte betteln und mir von allen, die ich kenne, Geld borgen, doch das wäre immer noch nicht genug.«

»Gib nicht auf«, dränge ich sie. »Verlier nicht die Hoffnung. Wir finden einen Weg.«

»Alles, was ich mir wünsche, ist ein bisschen Zeit«, sagt sie traurig. »Etwas mehr Zeit.«

Ich mache ihr Tee, aber sie weigert sich, etwas zu essen. Ich möchte sie ungern allein lassen, doch sie sagt, sie möchte schlafen, und so gehe ich, als sie einnickt.

Draußen im Schnee wühle ich in meiner Parkatasche nach dem Autoschlüssel. Ich muss Amma und Sian Bescheid sagen. So schnell wie möglich.

Meine Hände zittern, und irgendeine Reklame fällt aus meiner Tasche, fluchend hebe ich sie auf. Ich will sie schon zerknüllen und in den Mülleimer werfen, als ich stutze. Es ist der Flyer, den ich vor Monaten eingesteckt habe, die Ankündigung für den Benefizlauf im April.

74

Es liegt immer noch Schnee, so dass wir uns nicht zu unserem Freitagslauf treffen können, aber die Straßen sind freier. Ich habe eine Krisensitzung einberufen, und Sian und Amma haben es gewagt, sich in einem Café mit mir zu treffen. Eigentlich wäre ich gern zu Jennifer gegangen, aber das ist zu nah bei Wishwells, und ich kann es nicht riskieren, Lorna oder Pierre zu begegnen. Nicht heute. Ich bin nicht stark genug und wäre ihnen nicht gewachsen. Es wäre etwas anderes, wenn Moira da wäre, aber Moira ist *nicht* da, rufe ich mir in Erinnerung und spüre die Schärfe meines Grolls wie eine Stecknadel, an der ich mich immer wieder steche.

Doch heute habe ich drängendere Sorgen. Ich habe nachts kaum geschlafen und dachte immerzu daran, wie allein Tamsin sich fühlen muss. Wie hoffnungslos. Und da kam mir die Idee, was wir machen könnten. Wie wir ihr die Hoffnung zurückgeben könnten. »*Mit Hoffnung im Herzen und Flügeln an den Fersen.*« Ja, genau darum ging es doch in meinem Traum mit Jeremy Irons. Das hatte er mir sagen wollen. Das Laufen hatte uns zusammengeführt, und das Laufen würde auch dieses Desaster in Ordnung bringen.

Zuerst muss ich den beiden jedoch mitteilen, dass Tamsin Krebs im Endstadium hat. Am Telefon gestern ist mir das nicht gelungen, also nehme ich meinen Mut zusammen, fasse Amma und Sian bei den Händen und berichte ihnen, was ich gestern herausgefunden habe. Sie sind beide genauso schockiert, wie ich es war, und völlig erschüttert, als ich ihnen erzähle, dass Tamsin sich mehr Zeit wünscht. Wir weinen alle ein bisschen und umarmen uns wechselseitig.

»Wir müssen etwas tun«, erklärt Sian, und ich drücke fest ihre Hand. Ich weiß, dass beide diese furchtbare Nachricht ebenso aufwühlt wie mich.

Amma schnieft und putzt sich die Nase. »Aber was?«

»Sie scheint ganz versessen auf diese Mexiko-Idee, kann es sich aber nicht leisten. »Vielleicht ist ja das Sammeln knallharter kalter Kohle die Lösung?«, schlage ich vor.

»Aber wie?«, fragt Sian.

Ich lege den Flyer auf den Tisch. »Also, das ist ein bisschen verrückt. Den habe ich nämlich gestern in meiner Tasche gefunden und dachte plötzlich, das könnte die schnellste Methode sein, um an Geld zu kommen.«

»Schaffen wir das denn?«, fragt Amma, nimmt den Flyer in die Hand und hält ihn Sian hin. »10 Kilometer, schreiben sie. Und das ist eine verdammt lange Strecke, und ich bin nicht gerade in Bestform.«

»Das ist mir klar, aber es ist doch egal, wie schnell wir die Runde schaffen«, erkläre ich ihr. »Selbst wenn wir am Ende nur im Schritttempo durchs Ziel kommen. Es geht darum, Geld für Tamsin zu sammeln.«

»Was meint ihr? Hätte sie ein Problem damit?«, fragt Sian. »Sollten wir das nicht vorher abklären?«

Ich denke kurz nach. »Ja, du hast recht. Das sollten wir.«

Ich wähle Tamsins Nummer, und wir beugen alle den Kopf über das Handy, das ich flach in der Hand halte, und lauschen. Sie nimmt ab, und wir sagen alle: »Hallo.«

»Wir sind im Café. Alle miteinander«, erkläre ich.

»Ihr faules Volk«, kichert sie. »Ihr solltet draußen im Schnee sein. Kaum kehre ich euch für eine Minute den Rücken, schon passiert so etwas!«

»Wir hatten eine Idee«, sagt Amma. »Die dich betrifft.«

Tamsin kichert immer noch, und ich kann mir gut ihr Cheshirekatzen-Grinsen vorstellen.

»Ach so. Ihr habt also getratscht.« Falls sie es mir übelnimmt, dass ich die anderen informiert habe, lässt sie es sich nicht anmerken. »Dann mal los …«

Ich blicke Sian und Amma an, beide nicken. »Wir werden im April bei dem 10-Kilometer-Lauf im Park mitmachen.«

»Was? Das ist in weniger als einem Monat.«

»Wir laufen, um Geld für deine Behandlung zu sammeln«, fügt Amma hinzu.

Ein Schweigen entsteht. *O Gott*, denke ich. *Ist sie entsetzt über die Idee?* Ist sie mir böse, weil ich so etwas vorgeschlagen habe?

»Das ist sehr lieb von euch«, sagt Tamsin. Ihre Stimme ist heiser. »Aber …«

»Wenn wir mit dem Spendensammeln sofort anfangen, könnten wir eine ganze Menge zusammenkriegen«, sagt Sian. »Wenn wir jeden ansprechen, den wir kennen.«

»Wir werden uns ordentlich anstrengen müssen«, sage ich. »Aber zu dritt kennen wir doch jede Menge Leute – und ich könnte unsere hiesigen Geschäfte kontaktieren.«

»Aber selbst wenn ihr einiges Geld zusammenbekommt, könnt ihr alle denn auch tatsächlich zehn Kilometer laufen?«, fragt Tamsin. »Jede von euch?«

»Na ja, ich habe es noch nie probiert«, meint Sian.

»Ich auch nicht.« Amma verzieht das Gesicht.

»Die weiteste Strecke, die ich je gelaufen bin, war im Park«, erkläre ich.

»Und vergesst nicht, zwei von euch sind außerdem mitten in der Therapie«, erinnert Tamsin uns.

»Stimmt«, gebe ich zu. »Da war noch was. Aber wäre es nicht einen Versuch wert?«, sage ich und versuche, Tamsin mit unserer Begeisterung anzustecken. »Wir könnten es vielleicht schaffen, wenn du uns trainierst.«

Sie lacht. »Wirklich?«

»Keira hat recht. Einen Versuch ist es wert«, meint Sian.

»Richtig. Nur wegen des Krebses können wir doch nicht einfach klein beigeben«, sage ich und zitiere, was Tamsin selbst einmal gesagt hat.

»Das würdet ihr wirklich für mich tun?«, fragt sie.

»Dafür sind Freundinnen doch da.«

Ich lächle Amma an, weil ich weiß, wir haben Tamsin für unsere Sache gewonnen.

»Also gut, Ladys, dann sollte ich mich wohl besser von meinem Sterbebett erheben und euch am Montag im Park erwarten. Sofern das Wetter es erlaubt.«

Ich lege auf, und Amma, Sian und ich klatschen einander ab. Ich strahle die beiden an.

»So … dann sollten wir uns jetzt eintragen«, sage ich, blicke auf den Flyer und tippe die Adresse der Website in mein Handy.

75

Bea hat zuletzt viel Zeit mit Molly verbracht, Tilly war mit ihrem Projekt fürs College beschäftigt, und Jacob war mindestens zwei Tage bei Biffa, so dass wir an diesem Abend zum ersten Mal seit längerer Zeit alle bei einem Familienessen zusammensitzen. Seit meinem Treffen mit den Mädels im Café bin ich total aufgedreht und nervös, und mir schwirrt dauernd unser Plan im Kopf herum.

Die Küche ist warm und gemütlich, und ich habe den Tisch extra hübsch gedeckt. Draußen vor dem Küchenfenster fällt sachte der Schnee. Tom kommt von der Kanzlei nach Hause und trampelt auf der Fußmatte an der Hintertür den Schnee von den Schuhen. Er sieht müde und gestresst aus.

»Es ist verdammt kalt.« Er gibt mir einen flüchtigen Kuss und fährt Bea liebevoll durchs Haar.

»Und was gibt es diesmal?«, fragt Jacob und hebt die Folie von dem Topf, der mitten auf dem Tisch steht.

»Ich glaube, eine Quiche mit Fisch«, erwidere ich. »Pass auf, sie ist heiß.«

»Wieso essen wir die ganze Zeit diese komischen Sachen?«, fragt Tilly, als ich eine Schüssel mit Erbsen auf den Tisch stelle.

»Weil die Leute uns helfen wollen. Und ich will nicht kochen.«

Tilly nickt. »Ah, in Ordnung.«

»Du könntest es doch lernen oder«, frage ich.

»Würde mir gefallen«, meint sie zu meiner Überraschung. »Alfie kocht für seine Eltern.«

Ich versuche, mir meine Neugier nicht anmerken zu lassen. Das ist das erste Mal, dass sie Alfie erwähnt, nachdem sie letztens davongestürmt war. Tom erkennt ebenfalls die Bedeutsamkeit des Moments, wirft mir einen Blick zu und versucht, nicht zu feixen, während er sich am Spülbecken die Hände wäscht. Ich schüttele ganz leicht den Kopf. Wenn wir Tilly necken, wird sie hochgehen wie eine Rakete.

»Ach ja?«, sage ich so beiläufig, als würde ich jeden Tag mit meiner Tochter über den kulinarischen Sachverstand ihres Freunds plaudern. »Was kocht er denn?«

Im Geist habe ich mir ein hässliches Bild von Alfie gemacht, weil er mit meiner Tochter schläft, doch diese Neuigkeit stellt ihn in einem etwas anderen Licht dar.

»Er sagt, er macht ein Super-Chili.«

»Mir gefällt ein Mann, der seine Gewürze liebt«, erklärt Tom ein wenig zu begeistert und mit albernem Akzent, als er sich an den Tisch setzt, und Tilly verdreht die Augen, während die Unterhaltung weitergeht.

Es ärgert mich natürlich, dass ich nicht etwas mehr herauskriegen konnte. Nach dem, was ich von Jacob weiß, ist Alfie auf dem College im selben Jahrgang wie Tilly, aber das ist es auch schon. Ist er groß oder klein? Lustig oder langweilig? Abgesehen von der Tatsache, dass wir ihn garantiert demnächst in der Sendung *Meisterköche* sehen werden, könnte meine Erstgeborene genauso gut mit dem *Unsichtbaren* zusammen sein.

Immerhin, es ist ein Anfang.

Wir essen die Fisch-Quiche und hören Jacob zu, der

uns in allen Einzelheiten von seinen Fortschritten bei Fortnite berichtet, dann erzählt Bea uns alles, was sie in der Schule über Heinrich VIII. gelernt hat, und vom anstehenden Klassenausflug zum Tower of London. Wir sind schon fast mit dem Essen fertig, als ich endlich die Gelegenheit bekomme, auch etwas zu sagen.

»Also, es gibt Neuigkeiten«, verkünde ich. Mit meinen Fingern mache ich einen kleinen Trommelwirbel auf dem Tisch, lasse es aber sofort sein, als mir der Arm wehtut. Sie wissen über Tamsin Bescheid, weil ich am Abend vorher sehr aufgewühlt war, als ich von ihr nach Hause kam, deshalb bin ich froh, dass ich etwas Erfreulicheres berichten kann.

Tom blickt zu mir. »Was gibt es?«

Ich lächele. »Na ja ... Ich habe mich bei einem Benefizlauf angemeldet.«

»Einem was?«, ruft Tom. Seine Gabel fällt klappernd auf den Teller.

»Meine Laufgruppe und ich werden an einem ... ihr werdet es kaum glauben ... einem 10-Kilometer-Benefizlauf teilnehmen, um Geld zu sammeln, damit Tamsin nach Mexiko zur Therapie fliegen kann.«

»10 Kilometer?«, fragt Tilly ungläubig.

»Und ihr plant tatsächlich, da mitzulaufen?«, fragt Jacob. »Und nehmt nicht den Bus?«

»Oder ein Taxi?«, schlägt Tilly vor.

»Oh, allerschönsten Dank auch«, sage ich und merke, wie Wut in mir aufwallt. »Ich hätte gedacht, dass ihr zumindest den Anstand besitzt, um –«

»Schon gut, Mum, wir sticheln nur ein bisschen«, sagt Tilly, legt überraschenderweise die Arme um meinen

Hals und drückt mich, zum ersten Mal seit ich weiß nicht wie lange, ganz fest.

»Wann habt ihr das beschlossen?«, will Tom wissen. Er ist der Einzige, der nicht lächelt.

»Heute.«

»Und wann findet der Lauf statt?«

»Im April.«

»Na, schön für dich«, sagt Jacob.

Ein Schweigen entsteht, als Tom die Kinder anblickt.

»Was ist?«, frage ich.

Tom fährt sich mit der Zunge über die Zähne und lässt sich Zeit. »April ist nicht mehr sehr fern. Nur noch etwas über einen Monat, genauer gesagt. Da bist du noch mitten in deiner Chemo.«

»Und?«, bemerke ich forsch.

»Noch vor wenigen Tagen warst du zu schwach, um aus dem Bett zu kommen. Gar nicht zu reden von deinem infizierten Port. Du bist verrückt, auch nur an einen Wettlauf zu denken. Du hast selbst gesagt, dass du deine Behandlung ernst nehmen musst – dass der Zwischenfall in der Notaufnahme dich in Angst und Schrecken versetzt hat.« Seine Worte tun weh.

»Ich möchte einfach etwas *tun*. Etwas, das einer Freundin hilft«, versuche ich zu erklären.

»Aber du kennst diese Frau doch kaum«, protestiert Tom. »Es tut mir ja leid, dass sie –«

»Stirbt«, konstatiere ich, »sie wird tot sein – sofern ich nicht etwas dagegen unternehme. Sofern wir das nicht alle tun. Amma. Sian und ich. Ich habe so viel, Tom, und sie kämpft, aber du würdest es nicht merken. Sie ist die tapferste Person, der ich jemals begegnet bin.«

»Ich halte dich immer noch für verrückt«, sagt er.

Verrückt finde ich etwas übertrieben.

»Also, ob ich nun verrückt bin oder nicht, ich werde es machen. Und ich würde es zu schätzen wissen, wenn ihr mich alle sponsert«, erkläre ich ihnen.

Tom wirft seine Papierserviette auf den Tisch und steht auf. »Ich gehe Mum anrufen«, sagt er und wirft mir einen wütenden Blick zu.

»Was ist los mit ihm?«, fragt Bea und sieht mich an.

»Ich glaube, er ist einfach gestresst«, sage ich.

»Und er glaubt, was du tust, sei gefährlich«, meint Tilly.

»Und stimmt das?«, fragt Bea und hat plötzlich eine piepsige Stimme.

»Nein«, erwidere ich und nehme sie in die Arme. »Nicht, wenn ich vorsichtig bin. Nicht, wenn ich ordentlich trainiere.« Nicht, wenn ich mich nicht überanstrenge oder eine Infektion bekomme oder sonst irgendetwas in der Krebswelt schiefgeht. Aber ich möchte, dass sie mir glaubt. Ich möchte ihre unbesiegbare Mummy sein.

»Ich habe auf YouTube eine Doku über Brustkrebs gesehen«, sagt Jacob und starrt auf die offene Tür, durch die Tom soeben hinausgestürmt ist. »Es ist immer hart für den Ehemann.«

In diesem Augenblick ist mir nicht danach, Mitleid mit Tom zu haben. Nur mit Tamsin. Ich bete zu Gott, dass wir unser Versprechen tatsächlich werden einlösen können.

Kurze Zeit später finden auch Bea und Jacob einen Grund, die Tischrunde zu verlassen.

»Mir gefällt es, dass du etwas für jemanden anders tust«, sagt Tilly und verblüfft mich, weil sie meine Stimmung begreift. »Ich habe neulich was über die Lehren des Dalai Lama gelesen.«

Manchmal haut sie mich schlicht um. »Wirklich?«

»Ja. Er meint, glücklich werde man, wenn man anderen hilft«, erklärt sie.

Ich nicke. »Ah, okay. Und ... könntest du jetzt die Spülmaschine einräumen?«

»Klar«, erwidert sie und steht auf. Da sehe ich, dass sie auf ihrer Papierserviette herumgekritzelt hat.

Ich greife danach. »Was ist das?«

»Ach, nichts. Du hattest doch gerade gesagt, dass Tamsin sich mehr Zeit wünschen würde ...«

»Tilly, das ist fantastisch!« Sie hat die Worte gezeichnet. »Zeit für Tamsin«, in verschnörkelten gotischen Buchstaben. Je länger ich sie anschaue, desto mehr sieht das Ganze wie ein Logo aus.

»Wirklich?«

»Ja, wirklich! Darf ich es benutzen?«

»Na klar.«

»›Zeit für Tamsin‹. Das ist es. Toll!«

»Ich werde kommen und zuschauen, wenn ihr lauft, Mum«, sagt sie. »Und ich werde eine Patenschaft übernehmen, wenn du möchtest. Also wir alle werden das. Na ja, jedenfalls alle, mit Ausnahme von Dad vielleicht.«

Sie blickt zu der offenen Tür. Offensichtlich kommt er nicht zurück. Tränen treten mir in die Augen, und ich nehme Tilly ganz fest in die Arme. »Vielen Dank, Liebes«, flüstere ich. Wenigstens *sie* ist auf meiner Seite.

76

Oben höre ich Tom am Telefon lachen. Er legt auf, als ich das Schlafzimmer betrete.

»Deine Mutter scheint guter Dinge zu sein«, sage ich und greife nach meiner Handcreme.

»O nein, das war nicht sie«, erwidert er. »Das war Janine.«

Ich bin sauer, weil ich mithören musste, wie heiter und verspielt seine Stimme klang, während er mir gegenüber so pampig war, aber ich spüre, dass ich nur meine eigene hässliche Eifersucht offenbare, wenn ich ihn darauf anspreche.

»Arbeitet sie noch so spät?«

»Ja. Ich weiß nicht, was ich ohne sie täte«, erwidert er. »Die letzten Tage waren ziemlich chaotisch. Eigentlich sollte ich im Büro sein, aber sie hat alles im Griff.«

Fast hätte ich etwas Zickiges über die heilige Janine gesagt, kann mich aber noch rechtzeitig bremsen. Die Atmosphäre zwischen uns ist angespannt, und ich warte, ob er noch etwas sagt. Als er es nicht tut, begreife ich, was das heißt: Er spricht nicht mit mir über die Arbeit, weil er mir sonst am Ende die Schuld daran gäbe, dass er letztens wegen meines Notfalls ins Krankenhaus musste. Und selbst wenn es strenggenommen meinetwegen war, dass er es nicht zu dem Meeting geschafft hat, weiß er doch, dass das nicht von mir gewollt war.

»Hast du mit deiner Mutter gesprochen?« Ich merke, dass ich schnippisch und verärgert klinge.

»Was? Ja. Ich werde wieder hinfahren müssen. Wahrscheinlich an zwei Wochenenden nacheinander«, sagt er und steigt ins Bett. Er macht sofort sein Licht aus. »Das heißt, wenn du einverstanden bist.«

»Wieso nicht?«, frage ich ungehalten.

Tom schweigt. Ich liege stumm im Bett und schäume innerlich … wegen seiner Mutter, wegen Janine und auch wegen seiner Reaktion auf meine Nachricht von dem Benefiz-Lauf für Tamsin.

»Hast du die Heizung ausgedreht?«, fragt er.

»Nein. Die Kids frieren. Ich lasse sie heute über Nacht an.«

»Okay. Gute Nacht«, sagt er und rollt sich auf die Seite.

Aber ich kann nicht schlafen. Liege stundenlang wach. Was passiert da gerade? Mit uns? Mit mir und Tom? Es scheint so viel zu geben, was wir einander nicht sagen können. Ich weiß, dass Tom gestresst ist, und ertrage es nicht, dass ich einer der Hauptgründe dafür bin. Ich möchte mich wieder fühlen wie früher – wie mein altes Ich. Die alte Keira sorgte stets für Frieden und brachte immer alles in Ordnung. Wir gingen nie im Streit schlafen – oder in einem Nicht-Streit so wie eben, doch das geschieht jetzt immer öfter.

Gar nicht zu reden vom Thema Sex. Freitagnacht ist gewöhnlich Kuschelzeit, wenn nicht mehr, aber heute Abend könnten wir genauso gut in getrennten Zimmern liegen.

Wie wird es sein, wenn all dies vorüber ist und ich für immer die neue Keira sein werde? Und was, wenn ich es nicht schaffe, so wie Tamsin es vielleicht nicht schafft?

Das wird nicht passieren. Ich werde nicht zulassen, dass das passiert. Mir … oder ihr.

Mitten in der Nacht fällt der Strom aus, aber ich halte den schwachen Alarm der Tiefkühltruhe in der Garage irrtümlich für eine entfernte Autosirene. Als wir am Morgen nach unten gehen, ist es eiskalt und dunkel. Der Frost hat die lecke Stelle im Dach des Wintergartens aufgerissen, es ist Schnee eingedrungen, und weil die Heizung an war, ist er geschmolzen, so dass wiederum Wasser in die Elektrik lief.

»Ich dachte, das Dach sollte repariert werden?«, sagt Tom in anklagendem Ton. »Du hast gesagt, du würdest ein Angebot einholen?«

»Ich hatte einfach keine Zeit, um nach einem Handwerker zu suchen.«

Er zieht die Augenbrauen hoch, als sei das eine weitere Sache, die ich verpatzt habe, so als hätte ich Zeit gehabt, da ich ja nicht zur Arbeit ging. »*Du* hättest es doch tun können«, schieße ich vorwurfsvoll zurück. »Ich sehe nicht ein, wieso ich für alles hier im Haus verantwortlich sein soll.«

»Es gibt keine Internetverbindung«, klagt Tilly.

»Es ist eiskalt«, ergänzt Jacob. »Und heißes Wasser gibt es auch nicht.«

»Die ganzen Lebensmittel in der Kühltruhe werden verdorben sein«, sage ich zu Tom.

»Na ja, wir wollten die doch eigentlich sowieso nicht«, verkündet er boshaft.

Zum Glück erscheint um elf der von Jennifer empfohlene Elektriker. Inzwischen klappern mir die Zähne.

Der Mann ist allerdings so nett und freundlich und kompetent, dass es mir sofort besser geht. Ich stampfe mit den Füßen, während er den Schaden begutachtet und ordentlich erschrickt. Tom hat recht: Eine vollständige Reparatur wird ein Vermögen kosten, aber der Elektriker meint, er könne die Sache provisorisch so weit richten, dass im Haus alles weiter funktioniere, nur dürften wir den Wintergarten für eine Weile nicht betreten.

»Ich hoffe, es ist nicht indiskret«, sagt er, als ich ihm in der Garage die Taschenlampe halte, während er am Sicherungskasten herumfummelt, »aber Jennifer hat mir erzählt, dass Sie gerade eine Krebsbehandlung durchmachen.«

Ich hatte Jennifer gesagt, ich hätte nichts dagegen, wenn sie die Krebskarte zöge, da wir dringend jemanden bräuchten.

»Meine Schwester hatte das auch.«

»Das tut mir leid«, sage ich und bin überhaupt nicht in der Stimmung, mir eine weitere Krebsgeschichte anzuhören. Ich friere zu sehr, um eine tote Schwester zu bedauern.

»Sie sagt, es sei das Beste, was ihr je widerfahren ist«, erklärt er zu meiner Überraschung. »Sie hat sich komplett neu erfunden. Hat sich von ihrem Mann getrennt, ist gereist, hat abgenommen und sagt, sie sei so glücklich wie noch nie.«

»Nun, das klingt wirklich gut«, sage ich. »Meine Freundin Amma denkt auch daran, sich neu zu erfinden«, erzähle ich ihm. Und weil wir hier in der Garage allein sind, berichte ich ihm plötzlich von unserem Lauftreff und dem Bright-Side-Running-Club.

»Ich könnte doch meinen Kumpel bei der Lokalzeitung mal anrufen. Wir spielen zusammen Fußball. Vielleicht schreibt er ja was über Sie. Einfach nur, um Interesse zu wecken. Denn Sie versuchen doch, Geld zu sammeln, richtig? Also, je mehr Öffentlichkeit Sie bekommen, umso besser.«

»Na ja, schon, das heißt, natürlich«, erwidere ich, als hätte ich selbst bereits daran gedacht. »Meinen Sie, wir sind eine Nachricht wert?«

»... ähm, hundert Prozent«, sagt er. »Sie joggen während Ihrer Krebsbehandlung, um Geld für Ihre Freundin zu sammeln. Das ist doch echt eine Story, Mrs Beck.«

Trotz der Kälte wird mir auf einmal ganz warm. Er hat recht. Es ist wirklich eine Story. Jedenfalls, wenn wir es tatsächlich hinkriegen.

77

Für den Abend im Laden ziehe ich meine flippigsten Klamotten an. Dieses Event bei Wishwells gibt es schon seit ein paar Jahren. Es war Lornas Idee, all die Vlogger und Blogger zu einer privaten Präsentation unserer Frühlingskollektion ins Unternehmen einzuladen, und inzwischen ist es im Kalender zu einem festen Termin geworden.

Ich habe mich so darauf gefreut, wieder zurück zu sein, aber das Geschäft hat sich seit meinem letzten Besuch sogar noch stärker verändert. Als ich durch die Tür trete, erkenne ich den Laden kaum wieder, und ein unbestimmter Schmerz durchzuckt mich. Vielleicht kommt es daher, dass ich diese vier Wände immer so sehr als die meinen empfunden habe, als Teil meiner Identität. Doch jetzt komme ich mir wie ein Eindringling vor. Und darüber hinaus … als sei noch ein weiteres Stück von mir weggenommen worden.

Sei nicht albern, sage ich mir. Wishwells gehört mir und wird immer mir gehören. Ich kann nicht erwarten, dass es auf ewig unverändert bleibt, und Lorna und die Mädels haben während meiner Abwesenheit auf jeden Fall schwer geschuftet. Der Laden sieht toll aus. Ich kann mich nicht beklagen, nur weil ich keinen Anteil daran habe. Das ist mein Problem, nicht ihres.

Ruby scheint sich über mein Kommen zu freuen, und Lorna küsst mich flüchtig auf die Wange.

»Du siehst besser aus, als ich dachte«, sagt sie. Ich bin mir nicht sicher, ob das ein Kompliment ist.

»Ich versuche, gesund zu leben.«

»Gehst du noch joggen?«, fragt Ruby.

»Ja … und zufällig wollte ich mit euch darüber reden«, sage ich zu ihr und Lorna. Und ich erkläre ihnen, dass wir an dem 10-Kilometer-Lauf teilnehmen werden, um Geld für Tamsin zu sammeln. Noch während ich rede, schüttelt Lorna den Kopf.

»Keira, das kannst du nicht machen«, protestiert sie. »Du bist immerhin mitten in einer *Krebs*therapie. Du kannst ja kaum arbeiten, geschweige denn laufen.«

Das ist unfair. Es ist schließlich nicht so, dass ich nicht arbeiten *möchte*. Sie hat mich nicht gelassen. Ich merke, wie ich innerlich hochgehe. Ich kann es nicht ausstehen, wenn man mir erklärt, ich sei zu etwas nicht fähig.

»Ich weiß, aber ich muss das machen«, entgegne ich. Eigentlich hatte ich sie fragen wollen, ob Wishwells mich sponsern möchte, aber sie würde es gar nicht kapieren.

»Zehn Kilometer sind eine ganz schöne Strecke«, sagt sie mit einem Blick, als sei ich eindeutig verrückt. »Du solltest auf dich aufpassen. Dich nicht anstrengen. Tom wird dich damit doch sicherlich nicht durchkommen lassen, oder?«

Ich merke, dass es sinnlos ist, ihr unser Vorhaben begreiflich zu machen. Ich lasse das Thema fallen und versuche, mich stattdessen nützlich zu machen, während Ruby gerade ein volles Tablett mit Prosecco-Flöten jongliert.

»Ist sie nicht großartig«, sagt Becca, seufzt sehnsüchtig und stupst mich an, als wir beide hinten an der Kasse stehen, und ich muss mir einen ordentlichen Ruck geben, um mich in ihren Kopf hineinzudenken. Sie findet all diese Leute »initiativ«, um Lornas Wort zu benutzen, aber mich zu begeistern, wirklich für all dieses Zeug zu *begeistern*, fällt mir im Moment schwer.

»Wer?«

»Sie dort. Willow«, erwidert sie und zeigt diskret auf sie. »Du weißt schon. Sie ist diese YouTuberin.«

Die junge Frau streift an den Regalen entlang. Sie trägt Jeans mit hohem Bund, auffällige Turnschuhe und eine kurze, bauchfreie Daunenjacke, die ihre trainierte Taille zeigt. Über ihrem Arm hängt eine Designerhandtasche, und sie kaut Kaugummi. Sie kann kaum älter als achtzehn sein, aber ich sehe, dass sie sich schon die Wangen hat aufspritzen und irgendetwas Komisches mit ihren Lippen hat machen lassen. Ihre Augen sind riesig und die Wimpern mit Glitzersteinchen besetzt. Ein enormer Bodyguard steht hinter ihr, die goldberingten Hände respektvoll über dem Schritt seiner glänzenden Jogginghose gefaltet. Er trägt eine Sonnenbrille, obwohl es siebzehn Uhr und draußen schon dunkel ist.

Schließlich kommt Willow mit den Artikeln, die sie ausgesucht hat, zur Kasse. Natürlich muss sie nichts bezahlen, ebenso wenig wie die anderen Influencerinnen hier. Wir hoffen einfach, ihnen gefällt alles, was sie mitnehmen, so gut, dass sie es auf ihren Kanälen präsentieren. Ich plaudere mit ihr, während ich die Sachen in Seidenpapier wickle.

Plötzlich merke ich, dass Ruby und Becca mich anstarren. Ruby hustet vielsagend.

»Was ist?«, frage ich.

Ich fasse mir an den Kopf und streiche verlegen mein

Haar zurück. Und ich brauche einen Moment, um zu begreifen, dass meine Haare ausgefallen sind. Buchstäblich, einfach so. Wo ich entlanggestrichen bin, ist es einfach abgefallen. Auf das Seidenpapier. Und über Willows Artikel.

Willow sieht entsetzt zu, wie ich versuche, die Haare wegzupusten, aber sie sind überall. Ich versuche, die Situation zu retten, aber sie streckt eine Hand mit den langen Acrylnägeln aus.

»Es ist okay, danke. Ich lasse alles hier.«

Ich flüchte in das kleine Klo auf halber Treppe zum Büro. Und als ich in den Spiegel gucke, sehe ich eine riesige kahle Fläche an einer Seite meines Kopfs. Ich ziehe an meinem Stirnhaar, und es löst sich und fällt ins Waschbecken.

Ich weiß nicht, was ich machen soll, habe Angst, dass alles ausfallen wird, wenn ich mich auch nur ein bisschen bewege. Ich berühre mein Haar – nur ganz leicht, um zu sehen, ob die Katastrophe vorbei ist, aber immer mehr fällt aus. Das kleine Becken ist inzwischen voller Haare, und auch auf dem Fußboden liegen sie.

Es klopft an der Tür. Es ist Lorna.

»Bist du okay da drinnen?«

Ich öffne die Tür. Sie reißt die Augen auf, als sie mich sieht.

»Ich weiß. Krusty der Clown«, sage ich. »Das war wirklich sehr peinlich.«

»Wie wäre es, wenn du nach Hause gehst und ich das hier saubermache«, meint sie.

»Es tut mir leid, Lorna«, sage ich. Ich habe das Gefühl, ich sollte mich wegen Willows Reaktion entschuldigen.

»Du kannst nichts dafür, dass dir die Haare ausfallen, Keira«, erwidert sie. »Das passiert bei einer Chemotherapie. Du kannst nicht so tun, als wäre nichts.«

78

Auf dem Weg nach Hause rufe ich Tom an und berichte, was passiert ist.

»Ich möchte alles weghaben«, erkläre ich ihm.

»Okay. Keine Panik, wir rasieren es ab«, sagt er und ist bereit, gleich nach Hause zu kommen. »Dreh nicht durch, nur wegen Lorna.«

Aber ich drehe durch, obwohl ich doch damit hätte rechnen müssen.

Zu Hause versammeln sich alle in der Küche für »die große Rasur«. Alle außer Jacob. Er kommt erst spät vom Fußball, aber ich möchte nicht länger warten. Es wird Zeit für den großen Kahlschlag. Denn es soll *meine* Entscheidung sein. Nicht die des Krebses. Ja, du kannst mich mal, Kumpel. Ich habe das veranlasst, nicht du.

Wie ein Revolverheld bei einer Kneipenschlägerei sitze ich mitten in der Küche rittlings auf einem Stuhl.

»Ich komme mir vor wie Anne Hathaway«, sage ich zu Tilly, als Tom das Kabel der Haarschneidemaschine auseinanderwickelt. »Als sie die Fantine in *Les Misérables* spielte. Weißt du noch, wie sie ihr die Haare abschnitten?«

»O ja. Und sie sang da dieses Lied …«

»I dreamed a dream in time gone by«, singe ich, und Tilly stimmt mit ein, »when hope was high and life worth living.«

Ich versuche, lustig zu sein, aber Bea macht ein ängstliches Gesicht.

»Bist du nervös?«, fragt sie und kniet sich vor mich. Pooch sitzt neben ihr.

»Es ist in Ordnung«, sage ich zu beiden.

»Okay, im Ernst? Bist du bereit?«, fragt Tom.

Ich nicke. »Ich bin stark wie ein Stier«, erkläre ich mit albernem Tonfall.

»Also dann. Sitz still«, sagt Tom. »Ich möchte dich nicht verletzen.« Das Gerät fängt an zu surren.

»Los geht's«, sage ich.

Pooch legt den Kopf auf mein Knie und blickt mit seinen braunen Augen zu mir hoch.

Tom steht hinter mir. »Bist du auch doppelt sicher?« Ich spüre, wie seine Hand auf meiner Schulter zittert.

»Ja. Weg damit. Ich würde es nicht ertragen, wenn es mir ausfällt und ich es in den Mund kriege.«

»Ich fange hinten an«, erklärt er, aber seine Stimme kippt. Es ist hart für ihn. Ich schneide ihm schon seit Jahren die Haare, doch die vertauschten Rollen sind seltsam.

»Keine Angst. Du kannst es nicht vermasseln«, beruhige ich ihn. »Egal, was du machst.«

»Mache Mum doch erst einen Irokesenschnitt. Aus Jux«, schlägt Tilly vor.

Er rasiert mir die Seiten ab und lässt die Mitte stehen, aber als ich den Kamm ein bisschen aufbauschen will, geht ein Haarregen auf Bea und Pooch nieder. »Seht ihr«, sage ich. Ich habe Haare in der Nase und im Hals. »Weg mit dem ganzen Rest. Tu es einfach.«

Tom setzt den Rasierer direkt an meinem Kopf an, und ich spüre, wie er über meinen Schädel fährt. Um mich herum fallen Haare zu Boden. Bea starrt mich mit aufgerissenen Augen an.

»Wie findest du es?«, frage ich, als Tom fertig ist.

»Es ist verblüffend«, sagt sie. »Du siehst aus wie du, aber anders. Komm und schau dich im Spiegel an.«

Ich stehe auf, Tilly und Bea fassen mich an den Händen und geleiten mich aus der Küche in die Diele, wo ich mich in dem großen Spiegel betrachten soll, während Tom meine Haare auffegt.

»Mach die Augen zu, mach die Augen zu«, bittet Bea.

»Bereit?«, fragt Tilly.

Ich öffne die Augen und werde mir selbst im Dielenspiegel vorgestellt.

Ich sehe sehr, sehr kahl aus.

»Wow«, sage ich und trete näher an den Spiegel heran, als wollte ich eine Fremde betrachten. Ich spüre, wie mein Herz pocht. Ein Teil von mir möchte jammern, aber ich weiß, dass ich stark sein und damit zurechtkommen muss. Für jemanden, die mit Veränderungen schlecht umgehen kann, ist das heftig.

Jacob will gerade zur Haustür herein, aber noch bevor sie offen ist, schreie ich: »Stiefel!«

Ich möchte keine Wiederholung der letzten Woche, als er den Matsch im ganzen Haus verteilte.

Er bleibt in der Tür stehen. Mir fallen meine Haare ein, und ich warte nervös auf seine Reaktion. Er zieht nur die Augenbrauen hoch.

»Und?«, frage ich.

»Ta-da!«, ruft er und zieht seine Mütze ab.

Er hat sich den Schädel rasiert. Wie in … Er ist vollkommen kahl.

Ich bedecke das Gesicht mit den Händen. »Hase, was hast du getan?«

»Bea hat mir gesimst, was du vorhast. Da habe ich mir gedacht, ich leiste dir Gesellschaft, Mama Bär«, sagt er.

Ich ziehe ihn in eine Riesenumarmung. »Ach, du verrückter Junge. Was werden die bloß in der Schule sagen?«

»Ich habe es ihnen schon erzählt. Und ich habe die Erlaubnis bekommen, mit einer Sammelbüchse für euren Benefizlauf rumzugehen. Für jeden, der mir blöd kommt, heißt es: Ein Pfund für *Zeit für Tamsin*.«

Wir lachen und hüpfen herum, da kommt Tom in die Diele.

»Na so was, ihr zwei!«, sagt er.

»Begrüß die Eierköpfe«, sagt Jacob, und Tilly macht ein Foto.

»Gütiger Himmel! Sieh dir das an! Es ist nicht gerade die schmeichelhafteste Aufnahme von mir«, sage ich zu ihr.

»Soll ich es löschen?« Sie seufzt, blickt zu Jacob und verdreht die Augen. Wir haben nämlich einen ewigen Familienkummer, weil ich die meisten Fotos von mir lösche. Tatsächlich gibt es Jahre ohne eine einzige Fotografie, die mich auf Kurzreisen oder im Familienurlaub zeigt.

Bevor mir all dies widerfuhr, lebte ich in dem Irrglauben, ich sähe immer noch aus wie mit zwanzig. Und deshalb war es jedes Mal eine Enttäuschung, wenn ich mein leicht knittriges Gesicht mit Hängebäckchen und meine pummelige Figur sah – denn das passte überhaupt nicht zu dem »Ich« in meinem Kopf. Deshalb rief ich, wenn ich ein Foto von mir sah, sofort: »Igitt … Wer ist denn diese fette, faltige, alte Schachtel?« Löschen. Löschen. Löschen.

Aber in diesem Moment, hier und jetzt, ist etwas geschehen.

Mir ist egal, wie ich aussehe. Ich möchte einfach nur auf den Fotos *sein*. Ganz gleich, wie wenig vorteilhaft der Schnappschuss ist.

Und dieser Erkenntnis folgt auf dem Fuß eine weitere. Ich werde aufhören, mir selbst gegenüber hässlich und kritisch zu sein. Von jetzt an werde ich in den Spiegel schauen und mich anlächeln.

»Worüber freust du dich so?«, fragt Tilly.

»Ach, nichts weiter«, erwidere ich und drücke sie fest an mich. »Los, kommt, wir machen noch ein paar Selfies.«

»Du hasst doch Selfies.«

»Jetzt nicht mehr.«

79

Am Samstagmorgen beschließe ich, ernsthaft mit meinem Trainingsprogramm für die zehn Kilometer zu beginnen. Scheiß auf Lorna! Und ob ich bei diesem Lauf mitmache!

Bevor irgendeiner im Haus aufgestanden ist, fahre ich zu dem Park in der Nähe von Ammas Haus – dem am Fluss. Ich habe ihr eine SMS geschickt und gefragt, ob sie mitkommen möchte. Aber sie schreibt zurück, dass sie an diesem Morgen nicht kann. Ich bin trotzdem fest entschlossen, es nicht zu verschieben.

Mein Plan sieht so aus: Ich werde mich unter die Leute mischen, die ihre Parkrunde machen, da ich weiß, sie laufen fünf Kilometer. Wenn ich die packe, sollten zehn nicht zu hart sein, oder?

Ich schließe mich ihnen hinten an und rufe mir ins Gedächtnis, dass ich den anderen Park drei Mal umrundet habe, was beinahe vier Kilometer sein müssen, weshalb das hier in Ordnung sein sollte, aber ohne Tamsin das Tempo zu halten ist schwer.

Ich registriere neugierige Blicke der Laufgruppen, die einander offensichtlich kennen und mich nicht zuordnen können. Bald sind die meisten von ihnen mir weit voraus. Ich ringe nach Atem, als ich den ersten Hügel erreiche. Herr des Himmels, das ist hart. Und allein viel härter, als ich mir vorgestellt habe. Die Chemo ist auch nicht förderlich.

Ich werde langsamer und bleibe stehen. Mein Bauch rebelliert und sticht. Ich fühle mich zittrig, und mir ist schlecht. Bald schon sind die Schnellsten der Gruppe auf ihrer zweiten Runde und überholen mich. Eine von ihnen kommt mir bekannt vor, und als sie in einer Wolke herrlichen Parfüms vorbeirennt, sehe ich, dass es sich um Janine handelt. Seit unserer ersten Begegnung in Toms Kanzlei habe ich sehr viel über sie nachgedacht, und an diesem Morgen sieht sie mit ihren langen, wohlgeformten Beinen und ihrem schimmernden, wippenden Pferdeschwanz noch umwerfender aus. Sie läuft richtig schnell und scheint kaum zu schwitzen. Ich höre sie mit ihrer Freundin lachen.

Ich glaube nicht, dass sie mich gesehen hat, aber falls doch, laufe ich los, als sei ich regelmäßig hier im Park unterwegs, doch mein Körper schreit, ich solle stehen bleiben, und auf einmal merke ich, dass ich mich übergeben muss. Ich öffne den Deckel der Hundetoilette und spucke Tee und Toast vom Morgen hinein. Mein eigener Gestank steigt mir in die Nase, und ich speie gleich noch einmal, direkt auf meine Turnschuhe.

Wieder zu Hause, erzähle ich niemandem von meinem grandiosen Scheitern, sondern mache, dass ich in die Badewanne komme, und fühle mich elend. Vielleicht hat Tom recht: Bei diesem Tempo werde ich den Lauf niemals schaffen. Was zum Teufel habe ich mir bloß dabei gedacht?

Ich bin so mit meiner Panik beschäftigt, dass ich gar nicht mitkriege, was da um mich herum geschieht; selbst dann nicht, als Tilly verstohlen das Bettzeug im Gästezimmer wechselt und ich Jacob im Wohnzimmer staubsaugen höre. Es ist dringend nötig. Ich verliere immer noch Haare – auch wenn es nur noch allerkürzeste Stoppeln sind. Ich lausche dem ungewohnten Geräusch, wie mein Haus von meinen Kindern geputzt wird, und in stummer Anerkennung eines funktionierenden Plans ziehe ich die ausgedünnten Augenbrauen hoch.

Doch ein weiterer Schock erwartet mich. Als ich den Blick senke, sehe ich meine gesamten Schamhaare auf der Wasseroberfläche treiben. Das ist wirklich beunruhigend. Ich muss sie quasi heraussieben. Was eklig ist. Ich wasche mir das Haar, aber es fühlt sich komisch an, mit den Händen über meinen kahlen Schädel zu streichen. Ich steige aus der Wanne und mustere meinen nassen Körper. Ich komme mir vor wie ein Seehund.

»Arf, arf«, sage ich zu meinem Spiegelbild und wedele mit den Armen.

Es klingelt an der Haustür, und Tom ruft zu mir hoch, ich solle aufmachen. Wieso zum Teufel tut *er* das nicht?

Wütend eile ich im Morgenmantel nach unten und frage mich, ob es der Briefträger ist. Dann fällt mir ein, dass ich morgen Geburtstag habe. Ich habe allen gesagt, ich hätte nicht vor, ihn zu feiern, wenn es mir schlecht geht. Ich möchte, dass der Tag unbemerkt vorübergeht, aber Tom hat offensichtlich andere Pläne.

»Überraschung!«, ruft Scout und grinst breit.

Dass sie da vor meiner Tür steht, macht mich unbeschreiblich glücklich. Und als sie mich umarmt, ist es, als wäre ich eine vertrocknete Blume, die den Regen aufsaugt.

Ich war schon immer ein Fan von *Tapestry* von Carole King, und ihr Text zu ›So Far Away‹ hat mich stets an Scout erinnert, und jetzt fällt mir die Zeile ein: »It would be so nice to see your face at my door.« Denn es ist tatsächlich so schön, ihr Gesicht vor meiner Tür zu sehen.

Außerdem weiß ich, wie viel sie organisiert haben muss, um für das Wochenende wegzukommen, und es rührt mich, dass sie die Fahrt auf sich genommen hat, um mich zu sehen. Ich breche in Tränen aus und weine und weine und lache gleichzeitig.

80

Sobald ich mich bei einem Kaffee in der Küche beruhigt habe und Tom uns allein gelassen hat, sagt sie, sie habe Neuigkeiten für mich.

»Ich habe mit einem meiner alten Kollegen gesprochen«, erklärt sie, »der hat sich ein bisschen über Pierre umgehört.«

»Wirklich?« Ich habe sie nicht darum gebeten, bin aber froh, dass sie es getan hat.

»Und jetzt bin ich wirklich besorgt.«

»Wieso?«

»Weil niemand Gutes über ihn zu sagen weiß«, erwidert sie.

In mir blitzt etwas auf – eine Art flammende Empörung, von der ich dachte, sie habe sich inzwischen gelegt.

»Und? Erzähl!«

»Ich habe meinen Kumpel gebeten, stichhaltigere Beweise zu finden, aber er meint, es grenze an ein Wunder, dass Pierre nicht schon längst strafrechtlich belangt wurde. Es gibt jede Menge Anschuldigungen gegen ihn.«

»Zum Beispiel?«

»Na ja, es mag natürlich alles nur Gerede sein, doch es gab Gerüchte über Unterschlagung. Betrug …«

»Ach du Scheiße!«

»Also, Keira, ich denke, wenn du es irgendwie verhindern kannst, solltest du ihn auf keinen Fall bei Wishwells arbeiten lassen.«

Ich nicke, habe aber leider das Gefühl, dass es längst zu spät ist. Und außerdem komme ich mir vor wie eine Idiotin. Wieso wusste ich nichts davon? Wieso habe ich nicht auf mein Bauchgefühl gehört? Ich merke, wie Panik in mir aufsteigt, weil ich mein kostbares Unternehmen in die Hände eines Betrügers gelegt habe. Und was, wenn er nicht nur mich auszubooten versucht, sondern auch Lorna? Was, wenn sie ebenfalls auf seiner Abschussliste steht?

Eine Stunde später kommt Joss, beladen mit Geschenken für alle und einer riesigen Flasche Champagner. Sie und Scout bewundern meinen kahlen Schädel und probieren abwechselnd meinen Pony und meine verschiedenen Perücken aus. Auf Joss' Drängen gehen wir shoppen, und sie überreden mich, eine verrückte Hose und eine flippige Jacke zu erstehen. Beiden leuchtet die Idee vom Chemo-Schick vollkommen ein, als ich ihnen von Amma erzähle. Bisher habe ich im Winter immer graue, dunkelblaue und braune Kleidung getragen, aber seit ich mich zum ersten Mal an bunte Farben wage, bin ich auf der Stelle besser gelaunt.

Anschließend genehmigen wir uns noch ein Bier im Pub, und Joss unterhält uns mit ihren neuesten Dating-Desastern. Mir ist warm ums Herz, ich fühle mich geliebt und bin glücklich mit meinen Freundinnen, und ein Nachmittag ohne Gespräche über Krebs ist genau das, was ich brauche.

Ich erzähle ihnen von dem Benefizlauf für Tamsin und wie sauer Tom deswegen ist.

»Er will dich nur schützen, aber eigentlich finde ich

eine solche Veranstaltung eine ziemlich gute Idee«, erklärt Joss.

Ich lächele erleichtert, weil sie auf meiner Seite ist. Meine Freundinnen um mich zu haben gibt mir ein Gefühl wie in einem dieser Weihnachtsfilme, wo der Schlitten von Santa Claus nur fliegt, wenn man an ihn glaubt. Ihre Unterstützung lädt mich gewissermaßen mit neuer Energie auf und gibt mir etwas von meiner verlorenen Zuversicht zurück.

Joss hat recht: Ich werde mich von Tom nicht davon abhalten lassen. Ich erzähle ihr von dem Angebot des Elektrikers, bei jemandem von der Lokalzeitung ein gutes Wort einzulegen.

Zu meiner Überraschung ist Joss ein wenig pikiert, weil ich vorhabe, andere PR-Kontakte zu nutzen.

»Überlass das mir«, sagt sie. »Ich werde alle anrufen, die ich kenne. Oh … und gerade fällt mir ein … Jessica vom Regionalstudio der BBC. Sie schuldet mir noch einen Gefallen. Kannst du dir vorstellen, dass deine Mädels etwas für eine Sendung nach den Sechs-Uhr-Nachrichten machen würden?«

»Für die BBC? Du meinst fürs Fernsehen?«, frage ich ungläubig.

»Ja, fürs Fernsehen, du Schäfchen«, erwidert sie. »Wenn ihr eine wirklich nennenswerte Summe für eure Freundin zusammenbringen wollt, müsst ihr für euren Lauf unbedingt die Werbetrommel rühren, und ihr habt nicht mehr viel Zeit.«

Unsere Feierlaune hält später zu Hause immer noch an, und wir machen den Champagner auf – immerhin liegt es in der DNA unserer Beziehung, dass wir drei gern ordentlich einen zwitschern. Normalerweise können mir ein paar Gläser von der Brause nichts anhaben, aber ich vergesse dauernd, dass nichts mehr normal ist, und schon bald fühle ich mich beschwipst und schwindelig, und als Tom um zehn vorschlägt, ich solle schlafen gehen, fange ich keine Diskussion an. Aber es gefällt mir gar nicht, dass ich mit meinen Freundinnen nicht bis spät in die Nacht aufbleiben kann.

»Du hast zu viel getrunken«, sagt Tom wenig hilfreich, als er nach oben kommt, um nachzusehen, ob bei mir alles in Ordnung ist. »Das machst du immer mit Joss.«

»Ich weiß.«

»Ich dachte, du hättest gesagt, Alkohol sei schlecht und du könntest die Verbindung zwischen Alk und Brustkrebs nicht ignorieren.«

»Dass du das jetzt sagst, ist nicht sehr hilfreich.«

»Ich verstehe nicht, warum du das machst.«

»Weil es zu mir gehört. Ich kann jetzt nicht einfach aufhören, mit ihnen zu trinken. Das ist ein Grundstein unserer Freundschaft.«

»Jetzt bist du lächerlich. Niemand würde es dir übelnehmen, wenn du nicht trinkst.«

»Aber ich«, erwidere ich. Doch plötzlich muss ich würgen, weil mein Körper den Champagner zurückweist, und ich renne aus dem Schlafzimmer Richtung Klo.

Wenig überraschend angesichts der Menge Alkohol, die in meinem System herumschwappt, verbringe ich die schlimmste Nacht seit Monaten. Ich werde von Ganzkörper-Schweißausbrüchen überschwemmt, während meine Nieren versuchen, es mit meiner Dehydrierung aufzunehmen und – ach, mit all den Chemo-Medikamenten. Und was noch schlimmer ist, sehr viel schlimmer, ist das schlechte Gewissen. Die hinterhältige Stimme, die mich zurechtweist, weil ich zu all dem Trinken nicht Nein gesagt habe. Die schreckliche, nagende Wahrheit, dass ich nicht einmal als Krebspatientin die Kraft habe, auf mich aufzupassen.

81

Als ich an meinem Geburtstagsmorgen höre, wie die anderen aufstehen, möchte ich mir am liebsten die Decke über den Kopf ziehen, aber Joss und Scout sind schon früh auf den Beinen, und ich muss mich wegen der Kids fertigmachen, weil sie mir Pfannkuchen gebacken haben. Ich muss mich wirklich sehr zusammenreißen, um nicht schon wieder zu würgen.

Ich packe meine Geschenke aus und lese meine Geburtstagskarten, und mir springt plötzlich ins Auge, dass jede Karte von Freunden und Bekannten mit Alkohol zu tun hat. Vielleicht liegt es an meinem Kater, vielleicht aber auch an der Erkenntnis, dass meine bislang unerschütterliche Beziehung zum Alkohol möglicherweise an einen Endpunkt gelangt ist, und ich frage mich, wann es eigentlich zur Norm wurde, dass uns Frauen Alkohol als Mittel der Krisenbewältigung angepriesen wird. Denn es ist praktisch unmöglich, eine lustige Grußkarte für eine Frau zu bekommen, bei der Alkohol keine Rolle spielt und deren Witz nicht auf unser heimliches Verhältnis zu Gin oder Wein anspielt oder auf unsere Vorstellung, wir könnten nur leicht angesäuselt mit unseren Kindern fertig werden … oder schlicht mit dem Leben.

Tom erklärt, er werde uns allen zum Mittagessen einen großartigen Braten machen, und während er in der Küche beschäftigt ist, diskutieren Joss und ich, wie wir Geld für den Lauf sammeln können, und Scout und Tilly gehen mit Pooch spazieren.

Joss übernimmt die Anmeldung einer Webdomain für den »Bright-Side-Running-Club« und einer Spendenseite für Tamsin. Wir unterhalten uns lange darüber, ob wir wirklich »Brustkrebsladys« im Text schreiben sollen. Bisher haben wir nur ironisch von uns als »Brustkrebsladys« gesprochen, gedruckt kommt es uns jetzt albern vor. Aber Joss besteht eisern darauf. Es ist seltsam, Freundinnen bei ihrer Arbeit zu erleben. Joss ist wirklich eine sehr energische Projektleiterin, und ich begreife, wieso sie sich in ihrer PR-Agentur durchsetzen kann, denn ziemlich schnell tue ich pflichtschuldig alles, was sie sagt. Was wir als Text zusammenschustern, ist nur ein grober Entwurf, aber besser als nichts, und Joss versichert mir, ändern könnten wir ihn immer noch.

Ihre Begeisterung zerrt jedoch an Toms Nerven; er misstraut Tamsins Mexikoplan, weil es sich bei dieser Therapie nicht um eine Empfehlung ihres Onkologen handelt. Und er ist immer noch in Sorge, dass ich für das Rennen nicht fit genug sein werde. Dass mein Lauftraining gestern eine Katastrophe war, erzähle ich nicht.

»Ich gehe die Sache in kleinen Schritten an«, sage ich so laut, dass Tom es hören kann. »Das heißt, ich plane, an dem Lauf teilzunehmen, und wenn es geht, dann geht es. Und wenn es nicht geht, dann ist es eben so. Aber eines werde ich nicht tun: es nicht versuchen.«

Trotzdem bleibt Tom während des Mittagessens schmallippig.

»Ich finde dich ziemlich beeindruckend«, sagt Scout. »Wo ich doch dachte, du hasst Joggen, seit …«

Sie verstummt. Joss und sie werfen sich einen amüsierten Blick zu und nehmen beide einen großen Schluck Wein.

»Seit wann?«, fragt Tilly, die die Stimmung spürt.

»Wehe«, sage ich. »Wehe, du wagst es!«

»Ich habe doch gar nichts gesagt!«, erklärt Joss und hält die Hände hoch, aber Scout und sie kennen alle meine Geheimnisse, und wenn sie einander zublinzeln, weiß ich, die Katze ist aus dem Sack.

»Ich sage ebenfalls nichts«, spricht Scout quasi in ihr Glas und errötet. »Wenn du es nicht möchtest.« Dann blickt sie Tom an. »Aber du musst die Geschichte doch kennen?«, sagt sie ungläubig.

Tom zuckt die Achseln. »Ich weiß, ehrlich gesagt, überhaupt nicht, wovon ihr redet.«

Worauf Tilly und Jacob es nun erst recht wissen wollen; und als Tilly mich anblickt, wie um zu sagen, jetzt bliebe mir wirklich keine Wahl, erzählt Scout die Horrorgeschichte vom Schulsporttag 1984.

Tilly, Jacob, Bea und sogar Tom (der sich wundert, dass ich ihm die Geschichte nie erzählt habe) lachen und klatschen vergnügt, als Scout berichtet, wie ich über die Ziellinie stürmte.

»Die ganze Schule hat es gesehen«, sagt Scout, kichert und sieht mich schuldbewusst an.

»Bist du denn danach jemals mit diesem Typ ausgegangen?«, fragt Tilly, erpicht auf diese alles andere als schmeichelhafte Geschichte.

»Nein«, protestiere ich. »Als ob ich das dann noch gewollt hätte.«

»Er war sowieso ein Arschloch«, versichert Scout ihr.

»Ich wünschte, ich wäre dabei gewesen. Es klingt so komisch«, sagt Joss und lacht mit den anderen.

»Ja, sehr lustig … echt zum Kreischen«, sage ich, stehe auf und beginne, den Tisch abzuräumen.

Jetzt, als Erwachsene, die zurückblickt, verstehe ich, warum sie lachen. Denn jemand, der so blöde und verblendet ist und dabei auch noch beobachtet wird, ist natürlich komisch, nicht wahr? Nur dass es nicht komisch ist. Weil es sich um mich handelt.

Selbst als ich jetzt, Jahrzehnte später, am Spülbecken stehe, fühle ich noch die Schmetterlinge im Bauch, und die Kehle wird mir eng. Ich nehme es ihnen übel, dass sie sich über mich lustig machen – und dass sie es meiner Familie erzählen.

Normalerweise würde ich gut damit zurechtkommen, aber es ist eben kein Witz. Denn was sie nicht erwähnen, ist, dass ich danach hinter dem Sportschuppen eine ausgewachsene Panikattacke hatte.

Tom spürt, dass ich verärgert bin, und ich bin ihm dankbar, dass er die Unterhaltung in eine andere Richtung lenkt. Ich setze mich wieder an den Tisch. Er berichtet Joss und Scout inzwischen das Neueste von seinen Eltern – die sie beide kennen, seit ich mit ihm zusammen bin. Dass ich schwer über Hilary gelästert habe, behalten sie aber für sich. Tom erzählt, dass Zippo ihm dabei helfen wird, für sie einen Treppenlift einzubauen.

»Ist Zippo jetzt Single?«, fragt Joss. Zwischen den beiden hat es immer ein bisschen geknistert. Als Tom ihr von Lucy erzählt, wirkt sie ernüchtert.

»Du würdest doch Zippo nicht ernsthaft in Betracht ziehen, oder?«, frage ich, als wir später den Tisch abdecken, denn er ist wohl kaum der Mister Perfect. Sie zuckt mit den Schultern.

»Vielleicht schon«, erwidert sie. »Er war immer ziemlich fit, als wir jung waren. Eine Schande, dass er jüngere Frauen bevorzugt.«

»Du bist es doch, die jüngere Männer bevorzugt«, sage ich. »Man kann nicht alles haben.«

Es klingelt an der Tür, und ich stöhne, weil es wahrscheinlich Mum und Rob sind. Aber es ist Amma.

»Herzlichen Glückwunsch zum Geburtstag«, sagt sie und küsst mich. Sie sieht umwerfend aus in einem Vintage-Wildledermantel und einem 50er-Jahre-Turban mit Leopardenmuster, den eine große Brosche mit einem falschen Edelstein ziert. Ich bin so froh, dass sie gekommen ist. Und dass sie nicht all diese Geschichten aus der Vergangenheit mitbringt.

»Komm rein, komm rein«, bitte ich sie.

Sie hat mir ein Tuch gekauft und dazu eine Reihe falscher Wimpern, und Tilly hilft mir, ein Paar anzubringen. Sie ist ein wenig eingeschüchtert von Amma, besonders als die von Isabel zu erzählen beginnt und davon, dass sie uns bei unserem Projekt unterstützen will.

»Sie ist gerade auf Werbetour für ihre neueste Netflix-Serie«, erklärt Amma begeistert, »aber sie sagt, sie werde ihr Bestes tun.«

Es ist merkwürdig, sie mit Joss und Scout zusammen zu erleben, aber wie ich mir schon gedacht habe, kommen sie gut miteinander aus. Joss zeigt Amma die Spendenseite, die wir zusammengestümpert haben, und Amma schlägt ein paar Verbesserungen vor, ehe sie einige Handyfotos von unserer Laufgruppe zeigt.

»Die sind toll«, sagt Joss. »Setz sie auf die Bright-Side-Running-Club-Seite, Keira.«

Sie sagt das, als sei es das Leichteste auf der Welt, und ich nicke stumm. Aber innerlich wird mir ziemlich mulmig bei dem Gedanken, dass ich mich verpflichtet habe, eine Website einzurichten und zu pflegen. Wie zum Teufel soll ich das anstellen?

»Sieht so aus, als könnten wir jetzt nicht mehr zurück«, sagt Amma zu mir, und ich frage mich, ob sie wohl wegen des Laufs genauso nervös ist wie ich.

82

Am nächsten Tag ist meine zweite Chemo. Tom scheint erleichtert, als ich ihm sage, Mum werde mich begleiten. Ich lasse mir nicht anmerken, dass ich mal wieder flunkere. Denn Mum habe ich erklärt, heute komme Tom mit, damit sie zu ihrer Pilatesstunde gehen kann.

Es ist lächerlich, dass ich zu solchen Ausflüchten greifen muss, aber heute habe ich das dringende Bedürfnis, allein zu sein. Bei den Chemos wird schon genug geschwatzt, da muss mich nicht noch jemand anstarren, obwohl es absolut nichts zu sehen gibt. Und um ehrlich zu sein, ich freue mich tatsächlich darauf, fern von allen anderen zu sitzen.

Lara, die Akupunkteurin, wartet bereits auf mich. Sie macht ein besorgtes Gesicht, als ich ihr von meinem infizierten Port berichte und davon, was seit dem letzten Mal alles passiert ist. Ich muss ihr nicht erzählen, dass ich müde und gestresst bin. Das sind alle, die hierherkommen. Mir tun außerdem vom Joggen alle Knochen weh, und ich fühle mich total ausgelaugt von meinem Kater. Dass ich mich am Samstagabend betrunken habe, verschweige ich. Dafür schäme ich mich zu sehr. Aber die Akupunktur bringt mich wieder ein bisschen in die Spur.

Während Clarrie mich an die Infusion anschließt, erzähle ich ihr von dem 10-Kilometer-Lauf und dass wir hoffen, Geld für Tamsin zu sammeln.

»Ach, Tamsin, sie ist eine beeindruckende Person«,

sagt Clarrie schmunzelnd. »Was ihren Partner angeht, bin ich mir allerdings nicht so sicher.«

»Ian? Kennen Sie ihn?«

»Er ist ein paarmal mitgekommen, aber er beklagt sich dauernd über irgendwas, und dann muss Tamsin sich für ihn entschuldigen.«

Das ärgert mich für Tamsin. »Ich bin ihm nur einmal begegnet. Sie sagt, er habe sie kaum unterstützt, aber er scheint ziemlich scharf darauf zu sein, Tamsin nach Mexiko zu verfrachten.«

Clarrie zuckt die Achseln. »Wenn es das ist, was sie will. Vielleicht tut sie es aber auch für ihn. Ich erlebe hier immer wieder, dass Beziehungen durch die Behandlung auf die Probe gestellt werden. Die Leute wollen ihren Liebsten helfen, aber manchmal machen sie alles nur noch schlimmer.«

Wir unterhalten uns noch ein bisschen darüber, und mir gehen Toms Bedenken gegen Tamsins Heilungsplan durch den Kopf. Was, wenn er recht hat? Jetzt ist es allerdings zu spät, sage ich mir. Wir haben etwas in Gang gesetzt und können es nicht mehr stoppen.

»Wie viele Beziehungen überleben denn diese Krebsgeschichte?«, frage ich mit ungutem Gefühl, weil ich daran denke, wie schwierig es zuletzt mit Tom war.

»Na ja, es gibt keinen Ratgeber, wie man seinem Partner hilft«, erwidert Clarrie. »Nach dem, was ich beobachtet habe, werden starke Beziehungen manchmal noch stärker. Aber manchmal zerbrechen sie auch. Und labile Beziehungen zerbrechen sehr schnell … oder sie heilen. Ich habe alles erlebt. Jede Beziehung gerät durch das, was hier geschieht, in eine Krise.«

Es stimmt, diese ganze Krebsgeschichte ist härter, als ich gedacht habe. Eigentlich wäre es schon schwierig genug, mit Lorna bei Wishwells, dazu mit Toms Arbeit und den Kids zurechtzukommen, von Toms kränkelnden Eltern gar nicht zu reden; deshalb wundert es mich auch nicht, dass wir alle ein bisschen grantig miteinander sind.

»Ich wünschte, Tamsin bekäme mehr Unterstützung durch ihre Familie«, sinniere ich, während Clarrie prüft, ob die Flüssigkeit in meinen Port tropft.

»Ja, da fragt man sich doch, wie das alles sein kann«, sagt sie.

»Wenn Sie ein Kind hätten, mit dem Sie nicht sprechen, aber dann wird es krank, würden Sie da nicht wissen wollen, was mit ihm ist?«

»Natürlich«, sagt sie. »Wer würde das nicht?«

83

Nach dem, was Clarrie berichtet hat, gebe ich mir besondere Mühe, munter und positiv zu sein, als ich nach Hause komme. Ich bin dankbar für die Moussaka von einer der Schulmütter, aber noch dankbarer, dass Tilly es übernommen hat, sie aufzuwärmen, und Bea einen Salat dazu gemacht hat.

Als Tom von der Arbeit kommt, lege ich Wert darauf, ihm ausdrücklich zu versichern, wie sehr ich es schätze, dass er sich zu Hause so einsetzt und mir einen solch schönen Geburtstag bereitet hat. Er entschuldigt sich dann seinerseits, weil er so schnippisch war. Und im Nu ist die schlechte Stimmung verschwunden – so wie immer, wenn wir uns besinnen und wieder freundlich zueinander sind.

Im Bett kuscheln wir miteinander, und ich möchte, dass alles wieder normal ist, doch das ist es nicht. Nicht ganz. Nicht, solange ich nicht das Thema Janine angesprochen habe. Ich berichte ihm nicht, dass ich sie am Samstag beim Joggen gesehen habe.

»Wie war es mit deiner Mutter heute?«, fragt Tom.

»Ähm?«

»Bei der Chemo?«

Mein Gesicht liegt an seiner Brust, so dass er meine Miene nicht sieht. Soll ich weiterlügen? Wenn ich ihm die Wahrheit sage, ist er beleidigt.

»Es war nett«, antworte ich und drücke mir im Geist die Daumen.

»Interessant«, stellt er fest, und ich weiß sofort, dass er mich ertappt hat. »Sie hat mir nämlich eine SMS geschickt und gefragt, wie ich im Krankenhaus zurechtkomme und ob Rob und sie uns abholen sollen.«

»Oh.«

»Warum kannst du nicht ehrlich sein, Keira? Das Leben wäre sehr viel einfacher«, sagt er.

Ich blicke zu ihm hoch »Ich wollte diesmal einfach allein hingehen, dich aber nicht vor den Kopf stoßen.«

Ich lege den Kopf auf seine Brust, aber mit einem miesen Gefühl. Lügen haben so etwas Kindisches. Und wenn ich dabei erwischt werde, fühle ich mich umso mehr wie ein gescholtenes Kind. Ich habe das Gefühl, ihn enttäuscht zu haben, und dass er es als Ablehnung empfunden hat – ich wusste, dass er so reagieren würde. Weil wir das Ganze doch gemeinsam durchstehen wollen. So hatten wir es besprochen, und ich habe unseren Pakt gebrochen.

Jetzt miteinander zu vögeln ist völlig ausgeschlossen, weil Tom schon einen Moment später eingeschlafen ist. Zumindest tut er so.

Als ich am nächsten Morgen nach einer unruhigen Nacht aufwache, ist er fort.

Nach jeder Chemo-Sitzung muss ich mir etwas in den Bauch spritzen, das sich G-CSF nennt, Granulozyten-Kolonie-stimulierende Faktoren, es soll meine weißen Blutkörperchen wieder aufpäppeln; für die benutzten Spritzen habe ich einen Plastikbehälter, der fern von den Kindern im Haushaltsraum steht. Pooch sieht mir zu, wie ich ein ordentliches Stück von meinem Bauchfleisch zusammenpresse – meine »Röllchen«, wie der Arzt sie zu Beginn der Prozedur nannte – und mich spritze. Ich empfinde es als eine höchst eigenartige Erweiterung meiner Morgenroutine.

»Es tut kaum weh«, erkläre ich ihm. »Mach kein so besorgtes Gesicht.«

Joss ruft an, während ich frühstücke und meinen Toast kaum runterbekomme. Alles schmeckt ein bisschen seltsam, und der Toast ist wie Sand in meinem Mund.

»Es findet statt«, sagt sie.

»Was findet statt?«

»Das Fernsehen. Sie haben angebissen. Sie wollen euch morgen im Park filmen. Kannst du eure Gang zusammentrommeln?«

»Was? … Heißt das … sie … sie werden uns *filmen*?«

»Und interviewen, ja. Über den geplanten Lauf. Über Tamsin.«

»Oh.«

»Du klingst nicht besonders begeistert.«

»Doch, doch. Vielen Dank, wirklich«, sage ich hastig, werde aber schon panisch. Wir kommen ins Fernsehen? Mit *Zeit für Tamsin*? Und mit dem 10-Kilometer-Lauf; dabei habe ich nicht die blasseste Ahnung, ob ich es überhaupt schaffen werde!

»Hast du die Website fertig? Ich brauche die Details für Jessica.«

»Scheiße, nein. Ich bin noch nicht dazu gekommen.«

»Keira«, sagt Joss. »Leg los. Denk an diese einmalige PR-Gelegenheit.«

Am nächsten Tag gebe ich mir große Mühe mit meinem Aussehen, ziehe die neue Hose und den Turban an, stecke den Pony darunter fest und tue auf dem Weg zu Jennifer's Café mein Bestes, um mich in meinem neuen Look wohlzufühlen. Ich muss mit Sian über die Website reden, denn ich habe keinen Schimmer, wo ich anfangen soll, und vielleicht kann sie helfen.

Aber Sian arbeitet heute nicht für Jennifer. Da ich nicht weiterweiß, gebe ich mir einen Ruck und gehe hinüber zu Wishwells. Nach der schrecklichen Situation mit Willow vor einigen Tagen möchte ich die Atmosphäre bereinigen.

»Oh, du bist's!«, sagt Ruby und malt mit der Hand einen Kreis in die Luft. »Schön schrill. Gefällt mir sehr.«

»Danke.«

»Und weißt du was, Keira?«, sagt sie und reißt die Augen auf.

»Was?«

»Komm und sieh selbst. Los, komm«, sagt sie und winkt mich zu dem iPad an der Kasse. Sie strahlt. »Ich habe Willow angerufen und ihr das mit dir erklärt … du weißt schon … die Haargeschichte und was mit dir passiert ist.«

»Ach ja?«

Ich fühle mich mies, weil Ruby dachte, sie müsse sich für mich entschuldigen, und Willow in allen Einzelheiten meine Krebsbehandlung geschildert hat.

»Sie hat es unheimlich nett aufgenommen. Aber schau mal!«

Sie zeigt auf ein Foto, das Willow auf Instagram gepostet hat und auf dem eine unserer Decken sowie Kerzen,

Handschuhe und Ohrringe zu sehen sind; außerdem hat sie auf ihrem YouTube-Kanal Wishwells als ihren »Lieblingsladen« bezeichnet.

»Das ist großartig«, sage ich erleichtert, weil mein Fauxpas zu dieser unerwarteten Werbung geführt hat. Ruby ist ebenfalls froh und grinst.

»Oh, Keira. Du bist da«, sagt Lorna, die gerade durch die Hintertür kommt.

»Ich wollte mal kurz vorbeischauen«, erkläre ich, während sie nickt und mein Outfit kommentarlos mustert.

»Komm mal nach oben«, fordert sie mich auf.

»Ich finde es toll, dass Willow das gepostet hat«, sage ich und folge ihr die Treppe hinauf, aber Lorna schweigt noch immer. Sie ist eindeutig nicht ganz so begeistert wie Ruby.

Ich merke, dass sie etwas loswerden möchte, weil sie im Konferenzzimmer die Tür schließt.

»Hör zu, Keira. Nach allem, was geschehen ist, haben Pierre und ich uns überlegt, dass es vielleicht gut wäre, wenn du für eine Weile etwas kürzertreten würdest. Und zwar in einem formelleren Sinn.«

»Was soll das heißen?«

»Wenn du hier so reinschneist, hilft das niemandem. Ich finde, du solltest so lange wegbleiben, bis du deine Behandlung vollständig abgeschlossen hast.«

»Aber das dauert Monate.«

»Es wird dir guttun, mal für eine Zeit wegzubleiben. Wird uns beiden guttun.«

Sie meint sich und mich. Eine Sekunde vergeht, in der wir beide begreifen, dass das Gespräch, das wir bisher vor uns hergeschoben haben, jetzt stattfindet.

»Es war nicht meine Absicht, dass so etwas wie Misstrauen zwischen uns entsteht«, sage ich.

»Ich weiß, ich weiß. Es geht nicht um deine Erkrankung, Keira, eher, na ja … Ich denke einfach, dass wir in der Sache nicht mehr richtig übereinstimmen und das Ganze vielleicht mal neu ordnen sollten.«

»Wie meinst du das?«

»Ich habe mir überlegt, dass Pierre und ich das Unternehmen vielleicht gemeinsam voranbringen könnten. Ohne dich.«

Ich habe das Gefühl, ein Stein ist in meinem Magen aufgeschlagen. Meine Wangen brennen, und mein Mund wird trocken. Ich kann nicht glauben, dass sie das sagt. Ich kann nicht glauben, dass sie tatsächlich die Frechheit besitzt, so etwas vorzuschlagen. Sie reibt mit dem Finger über den Konferenzzimmertisch. So viel zum Bösewicht Pierre. Sie ist sogar noch schlimmer.

»Aber Wishwells gehört mir«, ist alles, was ich herausbringe.

»Ja, schon, ich weiß, es war anfangs deine Idee, aber …«, sie beißt sich auf die Lippe. Ich sehe, wie sie innerlich kämpft. »Aber es ist so, dass Pierre dich auszahlen möchte, Keira.«

»Mich auszahlen?«

Sie greift nach einem Umschlag auf dem Tisch. »Das ist ein sehr vernünftiges Angebot für deinen Anteil. Nachdem die Prognosen so falsch waren, ist es nicht überwältigend, das gebe ich zu, aber wir sind uns alle einig, dass es fair ist.«

»Wir?«

»Pierre und ich haben mit Clive und Richard gesprochen. Die Entscheidung des Vorstands war einstimmig.«

Sie blickt zu Boden, anstatt mir ins Gesicht zu sehen. »Nimm es einfach und denk darüber nach.«

84

Ihr Angebot ist natürlich jämmerlich, und es spiegelt nicht im Entferntesten die fünfzehn Jahre harter Arbeit, die ich in Wishwells investiert habe. Unabhängig von der Summe, die sie zu zahlen bereit ist, finde ich es schlimm, dass sie überhaupt in Betracht zieht, mich aus meinem Unternehmen zu drängen. Ich bin wütend, außerdem verletzt es mich zutiefst, dass sie wegen dieses unanständigen Plans hinter meinem Rücken den Vorstand konsultiert hat.

Alles wäre sicher einfacher, wenn ich meine Empörung irgendwo loswerden könnte, aber ich bin zu schockiert … zu benommen, um irgendwem zu erzählen, was Lorna getan hat. Abgesehen von Tom vielleicht, aber er ist nach meiner Lüge immer noch etwas frostig. Und in seiner augenblicklichen Stimmung wird er sich bestimmt nicht vorstellen können, wie es mir geht. Möglicherweise würde er mir sogar raten, Lornas Angebot anzunehmen. Und das kann ich nicht. Ich kann es einfach nicht.

Oder doch?

In meinem Kopf fängt jetzt das Für und Wider an. Vielleicht hat Lorna ja recht, wir sind uns in der Tat nicht mehr einig, und es wäre wirklich sinnvoll, wenn ich etwas langsamer träte. Vielleicht dauert diese Behandlung tatsächlich sehr viel länger und ist auch sehr viel kräftezehrender, als ich mir das vorstelle. Vielleicht ist die Arbeit in Wishwells auch zu schwer. Vielleicht ist es mit der alten Was-kostet-die-Welt-Keira für immer vorbei …

Joss unterbricht mein panisches inneres Hin und Her mit einer SMS, sie will wissen, ob die Website fertig eingerichtet sei. Ich hatte zwar nicht eine Minute Zeit, um über den Benefizlauf nachzudenken, aber ihre Nachricht bringt mich ins Schwitzen. Ich täte nichts lieber als abzuspringen; und ich wünschte mir, ich hätte niemals zugesagt, aber jetzt ist es zu spät. Und dann ist da ja auch Tamsin mit ihrer tödlichen Diagnose. Wie komme ich dazu, mich über meine Luxusprobleme zu beklagen, während sie sich ihr stellen muss?

Es ist dann Jacob, der meinen Tag rettet. Er setzt sich in der Küche mit mir an den Laptop, und irgendwann steht die Bright-Side-Running-Club-Website mitsamt einem Link zum Spendenaufruf »*Zeit für Tamsin*«. Tom kommt spät von der Arbeit zurück, wütend, dass es mit unserem Projekt vorangeht, und auch, weil er sich sein Abendessen selbst aufwärmen muss, doch ich bin fest entschlossen, weiterzumachen.

Als ich es schließlich ins Bett schaffe, schläft Tom schon, worüber ich ganz froh bin. Ich bringe es nicht fertig, ihm von Lorna und Pierre und ihrem Vorschlag zu berichten. Im Kopf spule ich unser Gespräch immer wieder von Neuem ab und verfluche mich, weil ich den Umschlag nicht vor Lornas Augen zerrissen habe. Verfluche mich, weil ich ihn widerspruchslos an mich genommen und gesagt habe, ich würde darüber nachdenken. Da hätte ich ja auch gleich sagen können: Ich bin einverstanden. Oder?

Als wir uns am nächsten Morgen für das Interview mit der BBC treffen, sieht Amma glamouröser aus denn je.

Sie erscheint in einer blau-silbernen Laufkombi mit passenden Turnschuhen und trägt riesige Glitzerohrringe unter der Mütze.

Siam hat Tamsin abgeholt, und ich winke ihnen zu. Tamsin sieht dünn aus in ihrer Laufausrüstung. Sie hat ausnahmsweise kein Make-up aufgelegt.

»Was, keine Augen?«, frage ich.

»Ich hatte es vor«, erklärt sie, »aber dann dachte ich, ›Krebsopfer‹ ist überzeugender. Sie spricht das Wort mit komischer Stimme beim Einatmen aus, und ich muss lachen, ebenso wie Sian. Tamsin ist kein Opfer von irgendetwas.

Jessica kommt mit dem Kameramann und einem Tontechniker, der einen großen Stab mit Puschel trägt. Er ist in eine riesige Parkajacke gewickelt, als wäre er in der Arktis gelandet.

»Ich war noch nie im Fernsehen«, sagt Sian.

»Ich auch nicht«, gestehe ich.

»Du wirst es bestimmt gut machen«, sagt Amma, die sichtlich scharf darauf ist, gefilmt zu werden. Sie schenkt dem Kameramann, der sich gerade die Kamera auf die Schulter hievt, ihr strahlendstes Lächeln, und ich sehe, wie er errötet.

Jessica, die Moderatorin, spricht mit uns über die verschiedenen Einstellungen, die sie gerne haben möchte. Als sie hört, dass ich auch gerade eine Chemo mache, überredet sie mich, wie Tamsin ohne Mütze und Perücke zu laufen.

»Mitgefangen, mitgehangen«, sagt Amma und zieht ebenfalls ihre Perücke ab. Wir stoßen einen Jubelschrei aus. Es fühlt sich eigenartig befreiend an, als gingen wir oben ohne und würden gleich ins Wasser springen – was wir, in gewisser Weise, ja auch tun.

»Ich bin wohl die Einzige, die aus der Reihe fällt?«, meint Sian.

Nach ein paar misslungenen Starts geht es endlich los. Der Kameramann läuft neben uns her und hält die Kamera, so ruhig er kann. Der Tontechniker stolpert mit seinem Stabmikro hinterher und versucht zu vermeiden, dass dessen Schatten ins Bild fällt.

»So, Keira«, sagt Jessica. »Erzählen Sie uns doch bitte vom Bright-Side-Running-Club und von den Brustkrebsladys.«

Ich weiß nicht, warum ich zur Sprecherin erkoren wurde. Noch ganz außer Atem vom Laufen, zwinge ich mich aber zu lächeln. Meine Wangen müssen ziemlich rot sein, und ich schwitze.

»Also, wir alle befinden uns derzeit in einer Krebsbehandlung«, keuche ich. »Beziehungsweise, Sian hat sie schon hinter sich.«

»Und Sie hatten gerade eine Chemo-Sitzung, ist das richtig?«

»Ja. Vor wenigen Tagen.«

»Das ist erstaunlich«, sagt sie und schüttelt den Kopf, als sei schon die Tatsache, dass ich draußen im Freien bin, überraschend, vielleicht hält sie mich aber auch, wie viele andere, einfach für verrückt.

»Wir sind über das Laufen zu Freundinnen geworden. Und deswegen sind wir jetzt fest entschlossen, Tamsin zu helfen«, sage ich. »Sie ist diejenige, die uns überhaupt auf die Idee gebracht hat. Und die uns antreibt.«

»Und Sie wollen *zehn Kilometer* laufen, um Geld für

Tamsin zu sammeln, ist das richtig?«, fragt Jessica. So wie sie es sagt, klingt es noch mehr nach einem unmöglichen Kraftakt.

»Ja, das ist der Plan.«

»Ganz gleich, was mit mir passiert«, sagt Tamsin, »mit diesen Mädels zu laufen ist mein Rettungsanker. Es hat mich aus meinem Krankenlager geholt.«

Sie meint, was sie sagt.

»Wenn wir auch nur eine einzige Person zu einem Versuch animieren können – dazu, nach draußen zu gehen und frische Luft zu atmen, ob sie nun Krebs hat oder nicht, dann bin ich glücklich«, fährt sie fort. Aber ich weiß, dass sie jetzt gleich aufhören muss, denn sie ist völlig außer Atem, und ich blicke Jessica an. Sie hebt die Hand, und wir werden langsamer.

»Das ist großartig«, sagt Jessica. »Ganz herzlichen Dank an Sie alle. Genau das haben wir alle nötig.«

Später versammeln sich Tom, die Kinder und ich uns zu Hause auf dem Sofa, um die Sendung zu sehen. Es ist nur eine etwa einminütige Sequenz in den Lokalnachrichten, aber der Kameramann hat es geschafft, dass wir im Morgenlicht alle gut aussehen, auch wenn ich über den Schock, mich selbst glatzköpfig zu sehen, noch immer nicht hinweg bin. Nach dem Bericht wird zurück ins Studio geschaltet, wo der Nachrichtensprecher einen Finger ans Kinn legt und ein nachdenkliches Gesicht macht.

»Das ist wirklich sehr animierend«, sagt er. »Weitere Details über den Benefizlauf finden Sie auf unserer Website.«

Wie gut, dass ich Joss den Link gerade noch rechtzeitig geschickt habe. Hoffentlich funktioniert er.

»Du siehst toll aus, Mum«, sagt Tilly und klatscht in die Hände.

»Findest du? Findest du meinen Hintern nicht zu groß?«

»Nein!«

Mir fällt mein Entschluss wieder ein, nett zu mir zu sein. Deshalb werde ich jetzt nicht im Detail analysieren, wie ich auf der Mattscheibe aussehe. Das muss ich allerdings auch nicht, da Mum Sekunden später anruft.

»Hast du es gesehen?«, frage ich.

»Du hättest doch die hübsche Perücke tragen können«, erwidert sie. »Du hättest nicht aussehen müssen wie ...«

»Wie was? Wie ein Krebsopfer?«

»Wie dieses andere Mädchen. Wie Tamsin. Als wärt ihr gleich.«

»Aber ich bin doch wie sie«, protestiere ich und stehe auf. »Jedenfalls, was das betrifft. Darum geht es doch. Wir sitzen alle im selben Boot. Wir stellen uns dem Problem ... sehen ihm gemeinsam ins Auge.«

Tom wirft mir einen warnenden Blick zu, aber mir reicht es.

»Na ja, ich finde, dass du mit Perücke besser aussiehst«, sagt Mum, und ich knurre wütend.

»Kannst du vielleicht mal eine Minute aufhören, mich zu kritisieren«, fauche ich. »Und mich stattdessen unterstützen? Bis du dazu in der Lage bist, möchte ich deine negativen Kommentare nicht mehr hören, verstanden?« Ich beende den Anruf und werfe das Handy aufs Sofa, als hätte ich mich verbrüht.

»Wow«, sagt Tilly, »Da hast du es ihr aber gegeben!«

Tom reißt die Augen auf und zieht die Augenbrauen hoch.

»Sieh mich nicht so an. Als sei ich im Unrecht«, sage ich scharf. »Sie ist so verdammt negativ. Warum kann sie mich nicht einfach unterstützen?«

»Vielleicht, weil sie ausnahmsweise mal recht hat und du dich in eine blödsinnige Idee verrennst«, erwidert Tom.

»Ach, verdammte Scheiße!«, brülle ich und poltere nach oben.

85

Am nächsten Morgen brüte ich immer noch über Toms Missbilligung und mein Telefonat mit Mum. Tom und ich haben kaum miteinander gesprochen, und weder hat Mum angerufen, noch habe ich mich bei ihr entschuldigt. Ausnahmsweise bleibe ich bei meinen Worten. Es ist schwer genug, mit meinen eigenen Zweifeln zu leben, da brauche ich nicht noch die von anderen.

Jacob sitzt am Küchentisch vorm Laptop, als ich nach unten komme.

»Hey, Mum. Stell dir vor!«, sagt er und lenkt mich von meinem inneren Disput mit Tom ab.

»Hmm. Was denn?«

»Du weißt doch, dass wir dieses Kontakt-Widget auf die Seite gesetzt haben?«

»Ach ja?« Eigentlich weiß ich gar nicht, was ein Widget ist.

»Es gibt Hunderte Treffer auf der Website und jede Menge Nachfragen. Die Leute wollen beim Bright-Side-Running-Club mitmachen. Und sich für den Benefizlauf anmelden.«

»Wirklich?« Ich lese über seine Schulter hinweg. Es gibt einen Haufen Nachrichten … bei manchen schlägt mein Herz schneller, wie bei der von Sarah W.

Sie sind so tapfer … so animierend … ich möchte gern bei Ihnen mitlaufen.

Zählen Sie auf mich, lese ich bei Lindsay C. *Ich habe meine Behandlung vor einem Jahr beendet. Sie im Fern-*

sehen zu sehen war genau der Tritt in den Hintern, den ich brauchte. Ich werde losgehen und mir Laufschuhe kaufen.

»Wir sollten selbst etwas posten«, meint Jacob.

»Könntest du … ich weiß nicht … den Leuten vielleicht dafür danken, dass sie sich gemeldet haben. Könntest du das machen?«

»Soll ich sie dann auch darüber informieren, dass sie dem Club beitreten können?«

»Glaubst du denn, sie meinen das ernst?«, frage ich.

»Ich könnte mit einer Stecknadel in einem Stadtplan markieren, wo ihr euch trefft, und das auf die Seite setzen«, sagt er hilfsbereit.

»Ja, mach das«, antworte ich, als wüsste ich, worum genau es geht.

Ich habe keine Sekunde geglaubt, dass es funktionieren würde, aber am Freitag sehe ich schon von Weitem, dass etwa zwanzig Frauen um unsere Bank herumwuseln. Manche tragen Kopftücher oder Mützen und sind sichtlich gerade in Behandlung, andere wirken wie erfahrene Joggerinnen.

Sian löst sich aus der Gruppe und kommt mir entgegen.

»Ist das nicht unglaublich!« Sie umarmt mich mit leuchtenden Augen.

Ich höre einen Pfiff – so wie den der Bauarbeiter –, und ich sehe, dass Amma Tamsin geholfen hat, auf unsere Bank zu klettern. Gerade steckt sie die Finger in den Mund und pfeift noch einmal. »Herzlich willkommen alle miteinander!«, ruft sie. Tamsin ist absolut in ihrem Element. »Herzlich willkommen bei den Brustkrebsladys im Bright-Side-Running-Club. Ich bin Tamsin, und das sind Amma, Keira und Sian, unsere Gründungsmitglieder.«

Ich zähle die Frauen – es sind sechsundzwanzig neue Mitglieder.

Das allein fühlt sich schon an wie ein Sieg. Tom, du Blödmann! Sieh dir das an! Und das ist erst der Anfang.

»Wir beginnen mit ein paar Aufwärmübungen, und dann werden wir langsam zwei Mal den Park umrunden.«

Wir setzen uns in Bewegung, und ich blicke hoch zu den Bauarbeitern auf dem Dach und sehe, dass sie uns beobachten. Ausnahmsweise sind sie zum Schweigen gebracht. Nicht so die Frauen.

Da sind Julie und Maddie, Laura, Hannah und Scarlett – um nur ein paar zu nennen, die mir ihre Krankheitsgeschichten anvertrauen. Ich bin gerührt, betroffen und sehr verwundert, dass so viele erschienen sind. Und auch wenn ich gerade erst meine zweite Chemo-Sitzung hinter mir habe, verkünde ich kleine Weisheiten, wie die Parkrunde zu schaffen ist. Als wäre ich eine Joggingexpertin, die ich natürlich nicht bin, und schon bald komme auch ich außer Puste und winke andere Frauen an mir vorbei. Sian führt eine große Gruppe an.

»Wir brauchen T-Shirts!«, ruft Amma mir zu. Sie läuft am Ende von Sians Truppe. »Die hier wollen sich am nächsten Sonntag alle mit uns an dem Lauf beteiligen. Ist das nicht toll?«

Ich nicke lächelnd und winke ihr zu, sie solle weiterlaufen. Tamsin ist ganz hinten, und ich laufe sehr langsam neben ihr her.

»Ich bin schrecklich langsam«, sage ich. »Völlig außer Atem.«

»Das ist die Chemo. Es geht vorbei.«

»Meinst du?«

»Hör auf, dich selbst zu quälen, Keira, sei nicht so pessimistisch«, sagt sie. »Du solltest glücklich sein. Das ist doch ein wunderbares Ergebnis«, erklärt sie mit leuchtenden Augen.

»Das ist alles dir zu verdanken«, gebe ich zurück. »Du hast die Menschen inspiriert.«

»Ja, nicht wahr«, erwidert sie mit ihrem Cheshirekatzen-Grinsen.

86

Nachdem ich all die Frauen im Park erlebt habe, bin ich so guter Dinge, dass ich beschließe, Tom anzurufen. Ich sage, dass wir uns später zu Hause sehen werden. Ich muss ihm unbedingt von Lornas Vorschlag berichten und die Sache mit Wishwells klären. Aber er sagt, die gesamte Kanzlei Bryant und Woodruff werde am Abend den gewonnenen Prozess feiern. Das Urteil sei gerade hereingekommen, und er sei sehr erleichtert, dass es zu ihren Gunsten ausgegangen sei.

»Es wird nicht lange dauern. Wir gehen nur für ein, zwei Gläser ins Pub«, meint er am Telefon.

»Oh, okay«, sage ich.

»Wie wär's, wenn du mitkommst?«, fragt er. »Wir gehen ins Hare and Hounds. Los, komm mit, Keira«, lockt er, und ich weiß, dass es ein Friedensangebot ist.

»Also gut, ich komme kurz vorbei, um Hallo zu sagen«, erwidere ich und versuche, sehr viel zuversichtlicher zu klingen, als ich bin.

Dabei macht mich die Vorstellung, auszugehen, nervös. Ich möchte neben Janine nicht kahl und schäbig aussehen. Also muss Bea mich modisch beraten, als ich diverse Klamotten aus dem Schrank aufs Bett werfe. Eine ganze Menge kann ich nicht mehr tragen. Wunderhübsche Tops, die zu tief ausgeschnitten sind, Hosen, die ich nicht mehr über meine breiten Hüften kriege. Nichts ist deprimierender, als geliebte Kleidungsstücke anzuprobieren, und dann passen sie nicht mehr. Da hilft auch mein Vorsatz, nur noch nett zu mir zu sein, nicht.

Schließlich entscheide ich mich für Jeans und Lederjacke und, auf Beas Rat, für die Perücke, male meine Lippen knallrot an und trage dazu riesige Kreolen. Als ich schließlich aufbreche, komme ich mir vor, als sei ich maskiert.

Ich bin später dran als geplant, als ich die Tür zum Pub aufstoße und sehe, dass der Barbereich schon überfüllt ist. Janine steht neben Tom. Sie trägt einen frechen grauen Anzug, dazu ein Top mit tiefem V-Ausschnitt, der nichts der Fantasie überlässt. Draußen ist es sehr windig, und ich musste meine Perücke mit den Händen am Wegfliegen hindern. Im Spiegel neben der Tür überprüfe ich mein Aussehen.

»Oh, Sie haben sich die Haare machen lassen«, sagt Janine, als ich bei ihnen bin. Tom lächelt mich an und berührt meinen Arm, doch er küsst mich nicht. »Es steht Ihnen wirklich gut.«

»Danke«, erwidere ich und fühle mich eher trutschig. Sie muss doch wissen, dass es sich um eine Perücke handelt. Tom wird es ihr sicher erzählt haben. Will sie mich verarschen? Doch wohl nicht?

Ich habe allerdings keine Gelegenheit, ihn zu fragen, da er gerade in ein Gespräch verwickelt wird und Gelächter ausbricht. Ich sage ihm, ich würde mir etwas zu trinken holen.

Während ich auf meine Limonade warte, blicke ich zerstreut zum anderen Ende des Tresens und komme mir vor wie ein Ersatzteil; ich wünschte, ich wäre nicht hergekommen. Doch dann fällt mir ein Paar in der Ecke auf, und etwas an ihnen lässt mich ein zweites Mal hinschauen. Der Mann streicht mit dem Finger über das Gesicht der Frau, und sie lachen. Er küsst die Frau im Kerzenlicht der Nische, und als er sich wieder zurücklehnt, trifft es mich wie ein Blitz: Ian.

Tamsins Ian.

Das Paar küsst sich erneut. Das ist eindeutig keine frische Beziehung. Wie sie miteinander umgehen, wie sie einander gerade anlächeln und miteinander anstoßen – wahrscheinlich sind sie schon eine Weile zusammen.

Ich bleibe, wo ich bin, und beobachte, wie Tom und seine Kollegen immer noch lachen. Er legt die Hand auf Janines Schulter, und beide brechen gleichzeitig in lautes Gelächter aus. Dann schaue ich wieder zu Ian, und Wut steigt in mir auf. Tamsin hatte uns gewarnt und gesagt, er sei ein Arschloch, aber ich hätte nie gedacht, dass er ein *solches* Arschloch ist.

Tom bemerkt nicht, dass ich mich vom Tresen entferne. Anfangs nur zögerlich, weil ich sicher sein will, dass ich keinen schrecklichen Fehler begehe. Aber als Ian einen Schluck Bier trinkt, beschleunige ich, bevor mich der Mut verlässt.

»Ian? Sind Sie das nicht?«, sage ich und trete an den Tisch.

Er blickt mich an, versucht, mich unterzubringen, dann dämmert es ihm, und für eine Sekunde sieht er wie ein kleiner Junge aus.

»Bitte verraten Sie ihr nichts«, sagt er.

Er meint Tamsin.

»Was geht hier vor?«, fragt die Frau. »Wer sind Sie?«

Ich ignoriere sie und wende mich an Ian. »Wie können Sie ihr das antun – wo sie so viel durchmachen muss? Und wo es um Mexiko geht. Was ist mit Mexiko?«

Ich ersticke fast an einer inneren Wut, die ich nicht benennen kann.

»Es ist auch nicht leicht für mich, wissen Sie«, sagt er. »Es ist wirklich hart für die andere Person. Das machen sich die Leute nicht klar.«

Wie kann er wagen, so zu sprechen? Über ›die andere Person‹? Über sich selbst. Über … na ja, über andere Menschen in seiner Lage. Menschen wie Tom. Wie kann er sich unterstehen, zu behaupten, was er und seinesgleichen durchmachen, sei in gewisser Weise gleich schlimm wie das, was Tamsin erleidet oder ich oder irgendeine von uns? Wie zum Teufel kann er es *wagen*?

»Sie sollten es ihr lieber sagen«, erkläre ich mit leiser, zittriger Stimme. »Sonst tue ich es.«

Ich klinge zwar überzeugend, bin mir aber nicht sicher, ob ich es wirklich ernst meine. Denn ich kann Tamsin nicht sagen, was ich gesehen habe. Nicht, wenn sie ihre Hoffnung auf eine Behandlung setzt, die dieses Arschloch ausfindig gemacht hat.

»Was ist hier eigentlich los?«, fragt die Frau noch einmal.

Und jetzt wende ich mich an sie. Sie hat sich die Haare ziemlich eindeutig selbst gefärbt und ist entschieden fülliger als Tamsin. Ihre Brüste quellen förmlich aus ihrem Rundhals-T-Shirt. »Seine Partnerin hat Krebs«, sage ich. »Genau genommen ist sie *eben jetzt* zu Hause und fühlt sich wahrscheinlich beschissen, während Sie hier mit ihm rumknutschen. Nur damit Sie Bescheid wissen.«

Mit diesen Worten mache ich kehrt und stelle mir die Explosion hinter mir vor. Vielleicht gibt es aber auch keine. Vielleicht weiß sie längst Bescheid. Ganz egal, ich bin jedenfalls froh, dass die Personen in der Nähe des Tischs mitgehört haben.

Was für ein hinterhältiger Wichser! Und was für ein gemeines Miststück! Bricht in eine feste Beziehung ein! Die beiden können froh sein, dass ich nicht mehr gesagt habe.

87

Ich brauche einen Moment, um mich zu sammeln, deshalb gehe ich erst einmal auf die Damentoilette. Als ich mir die Hände wasche, höre ich in einer Kabine die Spülung, dann kommt Janine heraus. Sie wirft die Haare nach hinten und grinst mich an. Sie hat wirklich perfekte Haut.

»Ich freue mich so, dass Sie hier sind«, sagt sie. »Ich weiß, dass es Tom viel bedeutet.«

Woher weiß sie, was meine Anwesenheit meinem Ehemann bedeutet?

Ich bin noch völlig durcheinander, nachdem ich Ian bloßgestellt habe. Seine Untreue und was sie für Tamsin bedeutet, erschüttern mich, und jetzt macht mich ihre Schlaumeierei wirklich wütend. Ich sehe zu, wie sie ihre dicken glänzenden Haare zu einem lockeren Pferdeschwanz bindet. Es fuchst mich, dass sie vor meiner Nase mit ihren Haaren angibt.

»Ich bin so froh, dass der Prozess zu Ende ist«, sagt sie.

»Ich auch«, bringe ich zustande. Ich muss die ganze Zeit auf den schmalen Streifen durchtrainierter Taille starren, während sie ihren Pferdeschwanz richtet.

»Es muss hart für Sie gewesen sein, dass Tom an den Wochenenden so häufig in der Kanzlei war. Ich habe meine Freunde auch kaum gesehen. Eigentlich bin ich es nicht gewohnt, am Wochenende zu arbeiten, und deshalb freue ich mich jetzt auf einen ruhigen Tag zu Hause.« Sie lächelt breit, und ich nicke. »Ich beneide das, wissen Sie.

Ich meine dieses wechselseitige Verständnis. Sie müssen beide sehr stark sein.« Sie macht ein irgendwie mitfühlendes Gesicht.

»Ja, das sind wir«, erwidere ich und nicke, aber mein Herz pocht. Und dann habe ich das Gefühl, mir wird der Boden unter den Füßen weggezogen, als ich mich sagen höre: »Stark sind wir allerdings nur bis zu einem bestimmten Punkt. Das heißt, ich würde es nicht tolerieren, dass Tom mich betrügt.«

Sie blickt mich verwirrt an, aber ich schaue gelassen zurück.

»Nur damit Sie Bescheid wissen.«

Ich gehe zurück zu Tom und verabschiede mich. Er vergewissert sich ausdrücklich, ob alles okay sei, und ich erkläre ihm, es sei ein langer Tag gewesen und ich würde mich jetzt gern hinlegen. Er küsst mich auf die Schläfe. Janine beobachtet uns verstimmt. Von Ian und seiner Freundin ist nichts zu sehen.

Draußen auf dem Parkplatz versuche ich, mich zu beruhigen. Es war doch richtig, was ich getan habe, oder? Dass ich Ian gewarnt habe und auch Janine? Sie wird Tom bestimmt nichts sagen, trotzdem habe ich ein ungutes Gefühl, weil ich so deutlich geworden bin.

Im Auto drehe ich das Radio auf; gerade wird Dolly Partons »Jolene« gespielt, und ich schnaube verdrossen.

»Bist du das, Dad?«, frage ich laut und staune über die Ironie, dass der Song von einer Frau handelt, die eine jüngere Frau bittet, ihr nicht den Mann wegzunehmen.

Wieder zu Hause, überlege ich, ob ich Scout anrufen und sie nach ihrer Meinung zu meinem Verhalten im Pub fragen soll, doch dann beschließe ich, lieber sofort ins

Bett zu gehen. Ich habe keine Lust, in allen Einzelheiten über das zu diskutieren, was an diesem Abend passiert ist. Außerdem war es doch richtig oder etwa nicht?

Ich liege ängstlich und besorgt im Bett und versuche zu meditieren, glaube aber, dass es nicht funktioniert, doch dann wache ich abrupt auf. Es muss einige Stunden später sein. Tom sitzt auf meiner Bettkante. Er ist noch im Anzug.

»Du bist zurück«, sage ich und richte mich auf.

»Was hast du zu Janine gesagt?«, fragt er. Seine Stimme ist leise und unheilvoll.

»Nichts«, behaupte ich.

»Sie glaubt, du hast einen falschen Eindruck von ihr«, sagt er. Er dreht nicht den Kopf, um mir ins Gesicht zu sehen. »Du weißt, dass du dich um die Fakten kümmern solltest, ehe du Leute beschuldigst, Keira.«

»Ich habe sie nicht wegen irgendetwas beschuldigt.«

Oh, das ist übel. Ich weiß, dies hier ist richtig übel. Meine Kehle wird trocken. In diesem Ton hat er noch nie mit mir gesprochen. Heißes Schuldgefühl durchfährt mich.

»Habe ich dir jemals Grund gegeben, mir zu misstrauen?«, fragt er.

»Nein«, sage ich schwach.

»Und trotzdem bringst du mich vor meinen Kollegen in Verlegenheit.«

»Das habe ich nicht, ich …«

»Du hast also in der Toilette nichts zu Janine gesagt?«

Ich schlucke schwer und versuche, mich an meine genauen Worte zu erinnern. Vielleicht habe ich gar nicht so verschlüsselt gedroht, wie ich es mir eingeredet habe. Janine muss wegen meiner Direktheit ziemlich gekränkt gewesen sein. Jedenfalls so gekränkt, dass sie Tom davon erzählt hat.

»Nicht wirklich.«

»Ja oder nein, Keira.«

»Ja«, sage ich, und er lässt die Schultern sacken. »Sie ist einfach so *wunderschön* – «

»Ja, das ist sie und außerdem klug und aufgeweckt und jung. Und sie ist lesbisch. Und hat sich gerade mit ihrer Partnerin verlobt.«

Was?

Oh, Scheiße, oh, doppelt und dreifach Scheiße! Jetzt fällt mir ein, wie sie im Park mit einer anderen Frau gelaufen ist. Ihrer Lebensgefährtin.

Er steht auf.

»Wohin gehst du?«

»Ich muss dringend was trinken. Allein«, betont er.

88

Tom legt sich nicht zu mir ins Bett und ist am nächsten Morgen schon früh auf den Beinen, weil er seine Eltern besuchen will. Als ich herunterkomme und versuche, mit ihm zu reden, blockt er ab. Er ist noch nie aus dem Haus gegangen, wenn die Stimmung zwischen uns so schlecht war. Ich sehe ihm hinterher, wie er mit dem Auto durch den Schneematsch davonprescht, und als er nicht umkehrt, fühle ich mich beraubt.

Bea stellt sich neben mich in die Tür. »Daddy ist weggefahren, ohne dass ich ihn vorher gezwickt und gezwackt habe«, sagt sie, und ich kämpfe mit den Tränen. »Ist das ein Aprilscherz?«

»Nein, Süße«, erwidere ich.

»Wann kommt er zurück?«

»Bald. Er musste los, um Granny eine Weile beizustehen.«

Jetzt, da Tom fort ist, fällt es mir schwer, allein mit den Kindern zurechtzukommen, besonders, weil Mum immer noch nicht mit mir spricht und auch auf meine Anrufe nicht reagiert. Wie habe ich es bloß geschafft, die zwei Menschen zu verprellen, auf die ich mich am allermeisten stütze? Obendrein machen sich jetzt die Auswirkungen der Chemo bemerkbar, dabei dachte ich, ich würde sie locker wegstecken. Ich weiß, dass dies gerade der Tiefpunkt des Zyklus ist, aber beim letzten Mal war ich im Krankenhaus und bekam Antibiotika, deshalb habe ich noch keine Erfahrung damit, wie die Chemo normalerweise wirkt.

Mir fällt ein, dass Tamsin gesagt hat, es sei so, als stecke man hilflos fest, als mich genau dieses Gefühl des Eingeengt-Seins überwältigt. Ich bin hundemüde, und mir tut alles so weh, als würde mein Skelett versuchen, durch die Haut zu entkommen. Und ohne Tom, der mich tröstet, bin ich weinerlich und schwach.

»Du hast doch gesagt, es geht dir gut«, meint Jacob, als er mich, den Kopf auf die Arme gelegt, am Küchentisch erwischt.

»Ja, bis jetzt.«

»Komm, Mum, halt die Ohren steif«, sagt Bea. »Vergiss nicht, du bist doch immer so positiv.«

Sie sagt es so, als sei es etwas, wovon ich nicht abweichen darf, aber in diesem Moment begreife ich, dass meine Beziehung zu Tom das Fundament für alles ist. Ohne ihn in der Nähe finde ich nicht die Kraft, optimistisch zu sein.

Als Mittagessen gibt es nur Brot und Käse – mehr schaffe ich nicht, aber mir bleibt alles im Hals stecken. Der Käse schmeckt wie Sandpapier, und in meinem Mund haben sich schmerzhafte Geschwüre gebildet. Ich komme mir aufgebläht und jämmerlich vor, und als Amma anruft, um mir mitzuteilen, dass in einer Woche der Lauf stattfindet, breche ich in Tränen aus. Als ich sie mit einem Papiertuch abwische, gehen meine Wimpern gleich mit ab.

Ich erzähle ihr, dass ich mich buchstäblich auflöse, um ihr anschließend zu berichten, was Freitagabend passiert ist und was ich zu Ian gesagt habe.

»Ich wünschte, ich hätte gar nichts gesagt«, heule ich Amma durchs Telefon vor.

»Du musstest etwas sagen«, widerspricht sie.

»Eigentlich nicht. Ich hätte meine große Klappe halten sollen. Ian ist alles, was Tamsin hat, und jetzt habe ich ihm zur ungünstigsten Zeit eine Bombe unter den Hintern gelegt.«

»Ich hätte genauso gehandelt«, versichert sie mir, aber das tröstet mich nicht.

»Ich mache einfach alles kaputt«, sage ich.

»Nein, tust du nicht. Hör mir zu, Keira. Dieses Gefühl wird irgendwann vorbei sein. Bleib stark. Es wird dir wieder besser gehen. Du musst einfach nur pragmatisch werden. Als Erstes brauchst du frische Ananas – das wird deinen Mund beruhigen; dann musst du Ingwertee da haben, wenn dir übel wird; und drittens musst du aus dem Haus. Geh spazieren. Beweg dich. Immer schön einen Fuß vor den anderen. Denk daran.«

89

Am Sonntag ist Tom immer noch nicht zurück, und alle sind gestresst. Tilly dreht durch wegen ihres Textilprojekts, und ich muss ihr bis spät in der Nacht dabei helfen, es hinzukriegen. Nicht dass sie sich dafür irgendwie dankbar zeigte. Ich klettere sogar auf den Dachboden, um Fransen für sie zu besorgen, und zwar von einem alten Wohnzimmerlampenschirm, an den ich mich erinnert habe.

Ich muss immerzu an das denken, was Clarrie gesagt hat. Dass manche der stärksten Beziehungen an Krebs zerbrechen. Was, wenn das nun Tom und mich betrifft? Was, wenn wir aus dieser momentanen Sackgasse nicht mehr herauskommen?

Unsere Beziehung war immer so glücklich, so zärtlich und fröhlich, doch nun, da die jüngsten Ereignisse das goldene Licht verdunkeln, beginne ich das Gerümpel zu entdecken, das in den schattigen Winkeln herumliegt – Empfindlichkeiten, die mir jetzt auffallen und die Umzugskartons auf dem Dachboden ähneln. Ich möchte nicht in ihrem Inhalt herumwühlen, aber ich lese ihre verstaubten Beschriftungen: seine Mutter, seine schlechten Gewohnheiten. Ich spüre den Stapel alter Kränkungen in den Kartons; sie sind wie mottenzerfressene gefaltete Wolldecken, denen die frische Luft gefährlich wird. Immer bin ich es, die Termine für die Kinder organisieren muss; ich bin es, die unsere Ferien plant und die alles erledigt, was mit dem Haus zu tun hat …

Doch dann höre ich auf, diese Gedanken weiter zu verfolgen. Denn wenn ich anfange, einen dieser Kartons auszupacken, könnte auch Tom beginnen, seine Kartons zu öffnen – und wenn wir beide erst einmal dabei sind, Dinge hervorzuholen und aufzudröseln, dann wird am Ende alles auseinanderfallen. Das weiß ich.

Ich will gerade wieder die Leiter hinuntersteigen, als ich den Schuhkarton mit Briefen entdecke, die wir einander geschrieben haben, als Tom Jura studierte. Ich nehme ihn mit nach unten in unser Zimmer.

Als Tom am Sonntagabend gegen sechs Uhr immer noch nicht angerufen hat, wähle ich die Nummer seiner Eltern.

»Hallo, Hilary«, sage ich und ärgere mich, dass ich mit ihr sprechen muss. Ich bin nervös … als wäre ich noch der Teenager, der Tom zu Hause anruft. »Ist Tom da?«

»Nein, er ist mit seinem Vater unterwegs. Zippo!«, ruft sie, »wann wird Tom zurück sein?«

»Zippo ist bei euch?«, frage ich. Kein Wunder, dass Tom das ganze Wochenende keinen einzigen Gedanken an mich verschwendet hat.

»Ja, möchtest du ihn sprechen?«

»Ja, bitte«, sage ich.

Jetzt ist Zippo am Apparat. »Wie geht es dir, meine Schöne?«, fragt er.

Sein Ton ist leicht und heiter, und ich merke, dass ich weine.

»Na, na, na«, sagt Zippo. »Was ist los?«

Ich erzähle ihm von Tom und dem, was im Pub passiert ist und was ich zu Janine gesagt habe.

»Und jetzt ist er mir sehr böse.«

»Du solltest ihm eine Pause gönnen. Es hat ihn schwer getroffen, dass es mit seiner Beförderung nicht geklappt hat. Ebenso, wie du ja weißt … wie alles andere.«

Er meint den Krebs. *Mich.*

Ich überdenke noch mal, was er genau gesagt hat. »Hast du eben von Beförderung gesprochen? Heißt das, dass er sie nicht bekommen hat?«

»Die zum Partner der Kanzlei? Nein. Dazu hat Andrew offensichtlich diesen Dan ernannt. Das macht Tom sehr zu schaffen. Es hat seinen Stolz verletzt.«

»Das hat er mir gar nicht gesagt.«

»Du machst im Augenblick so viel durch, da wollte er dich wahrscheinlich nicht beunruhigen.«

Ich bin wie vor den Kopf geschlagen. Bis jetzt hat Tom immer alles mit mir geteilt, und dass er dachte, er müsse diese Neuigkeit von mir fernhalten, ist einfach schrecklich. Ich frage mich, wie lange er es schon weiß, oder, noch schlimmer, ob etwa die Tatsache, dass er letztens das Meeting verlassen hat, um zu mir in die Notaufnahme zu kommen, sein Schicksal besiegelt hat.

Wir plaudern noch eine Weile, und irgendwann frage ich ihn nach Lucy, und er stößt einen Seufzer aus.

»Es ist schön, für eine Weile hier zu sein«, erwidert er. »Eine Ausrede zu haben, um mal eine Zeitlang zu verschwinden. Sie ist ziemlich anstrengend. Sie möchte … Ich weiß eigentlich nicht, was sie möchte.«

»Sie ist jung«, erinnere ich ihn. »Wahrscheinlich möchte sie ein Baby.«

»Nein«, widerspricht Zippo, als wäre ich verrückt. »Sie weiß, dass ich keine Kinder will.«

»Ach ja?«

»Natürlich weiß sie das«, meint er, klingt aber nicht ganz so überzeugt.

»Hast du ihr das auch wirklich in aller Ruhe und ausdrücklich mitgeteilt?«

»Nicht in Worten, aber sie kriegt es atmosphärisch mit.«

»Na ja, manchmal kann man Atmosphärisches auch falsch deuten«, erkläre ich ihm und denke mit großem Unbehagen an meine Erfahrung mit Janine. »Du musst ehrlich mit ihr sein. Du kannst sie nicht länger hinhalten. Das ist nicht fair. Ihre fruchtbaren Jahre gehen langsam zu Ende.«

Zippo räuspert sich. »Warum musst immer du mich zur Vernunft bringen?«, bemerkt er.

»Weil ich alt und weise bin«, erkläre ich ihm. »Und du solltest dir jemanden in deinem Alter suchen«, füge ich hinzu. »Du wärst überrascht, wie gut das klappen würde.«

Den Briefwechsel mit Tom habe ich seit fast einem Vierteljahrhundert nicht mehr gelesen, und so kommt es mir jetzt vor wie eine Zeitreise, als ich im Bett sitze und die Füllhalterschrift auf den Umschlägen berühre und mich an meine Erregung erinnere, wenn seine Post im Briefkasten von Mums Haus landete. Daran, wie sehr ich auf jeden Brief wartete und jedes Wort verschlang.

Heute schreiben wir keine Briefe mehr, und beim Lesen unserer Worte füreinander fällt mir auf, wie kühn unsere Liebeserklärungen waren und wie einfach unser Leben – damals, als die Zukunft noch alles versprach. In einem der Briefe finde ich ein selbst zusammengestelltes

Mixtape und erinnere mich an die Titel auf der längst unbrauchbar gewordenen Kassette. Mit wie viel Liebe wurden sie damals vermutlich aufgenommen.

Lass uns nie eines dieser Paare werden, lese ich in meiner eigenen Schrift, *die einander zu sagen vergessen, warum sie einander lieben.*

Wie altmodisch kommt mir unser Liebeswerben heute vor – allein schon, dass es in Papierform stattfand und nicht digital! –, aber auch, wie bezaubernd – diese Zukunft so voller hoher Ideale. Als ich lese, was Tom über seine Studentensorgen schreibt – dass er in Arbeit einfach untergeht –, lächle ich in mich hinein, weil sich so wenig geändert hat. Er war schon immer solch ein Streber. Er machte schon immer zehn Mal mehr als nötig.

Vielleicht bin ich ungeduldig, wenn ich finde, Tom sollte seine Enttäuschung über die entgangene Kanzleipartnerschaft auf der Stelle vergessen. Und wo ich schon dabei bin – vielleicht ist es ja auch nur Ungeduld, wenn ich von Mum erwarte, dass sie mit meinen Veränderungen Schritt hält. Und am allerungeduldigsten bin ich mit mir selbst, wenn ich verlange, dass all dies endlich vorbei sein sollte; wenn ich verlange, dass mein Körper sich selbst heilt.

90

Am nächsten Morgen halte ich vor der Post, um den langen Brief aufzugeben, den ich Tom bis spät in die Nacht mit Herzblut geschrieben habe. Ich sage so viele Dinge, die ich längst hätte sagen sollen. Wie ehrlich leid es mir tut und wie sehr ich mich schäme, dass ich jemals gedacht habe, er könne Janine anziehend finden, und dass meine Bemerkung ihr gegenüber nie so aggressiv hätte ausfallen dürfen, aber ich sei von der Konfrontation mit Ian sehr aufgewühlt gewesen. Ich weiß, dass es Tom nach meinen Zeilen besser gehen und der Brief uns wieder auf Kurs bringen wird, trotzdem fühle ich mich verloren, weil er nicht da ist. Ohne ihn scheint sich alles irgendwie aufzulösen.

Gerade als ich wieder ins Auto steigen will, sehe ich eine bekannte Gestalt auf der anderen Straßenseite aus Starbucks herauskommen. Es ist Andrew Woodruff, Toms Chef, und ohne lange zu überlegen, schließe ich das Auto wieder ab und eile mitten durch den Verkehr über die Straße.

»Hallo, Andrew!«, rufe ich, als handele es sich um ein zufälliges Treffen.

»Keira«, sagt er. Er hält seinen Kaffee in der Hand und kann mir kein Wangenküsschen geben. Ein verlegener Moment entsteht. Andrew wird etwa Mitte sechzig sein; heute hat er sich einen langen Mantel über die Schultern geworfen darunter trägt er einen Nadelstreifenanzug. Er blickt mich mit seinen Knopfaugen an.

»Tom ist nicht in der Kanzlei«, sagt Andrew. »Das höre ich jedenfalls.« Missbilligung liegt in seiner Stimme.

»Ja. Er ist in Devon bei seinen Eltern.«

»Hmm«, sagt er und schürzt die Lippen.

Himmel, dieser Mann ist irritierend. Kein Wunder, dass Tom Schwierigkeiten hat, mit ihm zurechtzukommen.

»Ich habe gehört, dass Sie ihn nicht zum Partner ernannt haben«, platze ich heraus und blicke ihn vorwurfsvoll an.

Andrew wirkt in die Enge getrieben. »Ich glaube einfach nicht, dass Toms Zeit schon gekommen ist, das ist alles.«

»Seine Zeit? Aber niemand hat doch härter gearbeitet als er.«

Er starrt mich an, plötzlich sind seine Augen kalt, und sein Ton wird schärfer. »Das sagen Sie, aber in jüngster Zeit hat es Tage gegeben, da hat mich sein Einsatz nicht überzeugt.«

»Wie bitte? Sie haben ihn dafür bestraft, dass er nicht bis zum Ende an dem Meeting teilnehmen konnte?«

»Es war wirklich ziemlich unangenehm.« Andrew kratzt sich im Gesicht.

»Er hat das Meeting meinetwegen verlassen. Weil er *seine Frau* an erste Stelle gesetzt hat.«

Jetzt wirkt er leicht verlegen. »So ist es nicht, Keira.«

»Aus meiner Sicht schon. Haben Sie eine Ahnung, wie unglaublich Tom gewesen ist? Er hat auf Hochtouren gearbeitet, gleichzeitig hat er sich um seine Mutter gekümmert, die praktisch behindert ist, während sein Dad im Begriff ist, dement zu werden, ganz zu schweigen von seiner Frau, die gerade eine Krebstherapie durchmacht.«

Seine Augen huschen zu mir, eine Pause entsteht.

»Krebs?«, fragt er.

Und dann begreife ich. Andrew ... jetzt ... hier. Und Janine ... dort im Pub. Tom hat ihnen gar nichts gesagt. Er hat überhaupt niemandem etwas gesagt.

»Wussten Sie das nicht?«, frage ich entsetzt.

»Nein, ich hatte keine Ahnung«, sagt er. Ich sehe, wie er mein Gesicht nach Spuren absucht, meine Perücke mustert ... und schließlich begreift. Seine Wangen verfärben sich. »Krebs? Ach ... ach, Keira, es ... es tut mir so leid.«

Das ist typisch für Tom, so professionell und diskret zu sein, dass er Andrew nicht erzählt hat, was bei uns zu Hause vor sich geht. Trotzdem erstaunt es mich, dass er sich so bedeckt gehalten hat. Oder das Gefühl hatte, es sei seine Pflicht.

»Finden Sie es nicht schlimm, dass Sie in der Kanzlei eine Atmosphäre geschaffen haben, die Tom zu der Überzeugung brachte, er *könne* nichts sagen?«

Andrew macht ein betretenes Gesicht.

»Jeder Zweite erkrankt in seinem Leben an Krebs, Andrew. Wie wäre es, wenn auch Sie das zur Kenntnis nähmen und mit Menschen wie Tom nachsichtiger umgingen?«

Ich weiß, dass ich mit diesem letzten Satz zu viel gesagt habe. Dass er Auswirkungen und Konsequenzen haben wird. Egal. Ich bin überzeugt von dem, was ich gerade gesagt habe. Die Unternehmenskultur in der Kanzlei, die Andrew aufgebaut hat, ist entsetzlich. Und wenn Tom aus diesem Grund kündigen will, werde ich ihn auf seinem Weg unterstützen.

Ich wünschte nur, ich könnte es ihm sagen, doch dann fällt mir ein, dass er zurzeit nicht mit mir spricht.

91

Ich parke vor Wishwells und sammle Mut für eine Auseinandersetzung mit Lorna. Ich habe ausgiebig über ihr Angebot nachgedacht und werde es nicht zulassen, dass sie mich aus meinem eigenen Unternehmen wirft. Dazu kommt, dass ich, sollte Tom arbeitslos werden, auf keinen Fall gehen kann, nach dem, was ich Andrew vorgeworfen habe. Ich werde wohl katzbuckeln müssen und einen Weg finden, wie ich meinen Job zurückbekomme.

Lorna macht ein entsetztes Gesicht, als ich durch die Hintertür trete. Sie eilt in den Flur, um mich daran zu hindern, den Laden zu durchqueren. Hinter ihr steht ein Mann in grauem Anzug mit einem Rollmaßband und einem Klemmbrett.

»Was machst du denn hier?«, sagt sie, und ihre Stimme verrät alles. Sie versucht tatsächlich, sich mir in den Weg zu stellen, als ich mich dem Laden nähere. Ein unerfreuliches Gerangel entsteht.

»Was ist hier los?«, frage ich und drängle mich schließlich an ihr vorbei in den Ladenbereich. Der Mann blickt auf.

»Oh, Sie müssen Miss Wishwells sein«, sagt er mit aalglatter Stimme. Er hat einen buschigen Schnurrbart.

Fast hätte ich ihn korrigiert und ihm meinen verheirateten Namen genannt, aber irgendetwas an der Situation versetzt mich in nervöse Anspannung.

»Ja, und Sie sind …«

»Oh, Derek Anderson. Von der Kommune Brightmouth«, erwidert er. »Ich verschaffe mir nur einen Überblick, um die Liste der Bauschäden abzuschließen.«

»Was für eine Liste?«

»Keira, überlass das einfach mir«, sagt Lorna, aber sie wirkt panisch und presst die Hand an die Stirn.

»Da die Kündigung laut Vertragsklausel vollzogen wurde und wir das Gebäude wieder zurückübernehmen, bewerte ich gerade die Schäden. Sie müssen es natürlich in seinen ursprünglichen Zustand zurückversetzen.«

Ich starre Lorna an und bemerke, wie sie rot wird.

»Du hast den Mietvertrag gekündigt?«, frage ich.

»Ja, das ist korrekt«, erklärt Mr Anderson. »Dieser ganze Abschnitt wird jetzt wahrscheinlich verschwinden.«

»Verschwinden?«

»Die Sanierungsarbeiten. Es geht gut voran damit. Arc Contractors haben den Zuschlag erhalten.«

Ich starre Lorna immer noch an, mein Herz hämmert. Mein Mund ist trocken.

»Was hast du getan?«, keuche ich.

»Eigentlich brauchen wir den Laden nicht«, sagt sie. »Er wirft kaum etwas ab. Und online können wir so viel mehr verdienen.«

»Nein, Lorna. Absolut nein. Verdammt noch mal!«, schreie ich. »Das wird nicht passieren.«

Ich reiße dem Mann das Klemmbrett aus den Händen. »Gehen Sie!«, schreie ich und zeige zur Tür, reiße sie dann aber selbst so heftig auf, dass die Glocke aus der Verankerung bricht.

»Beruhige dich, Keira.«

»Nun ja«, sagt Mr Anderson, sichtlich erschrocken.

»Es tut mir so leid«, erklärt Lorna und hebt sein Klemmbrett auf. »Meine Kollegin ist sehr emotional. Sie hat Krebs.«

»Untersteh dich, jetzt damit zu kommen!«, brülle ich.

»Bitte beruhige dich, Keira.«

Aber ich bin völlig außer mir, mein Puls rast.

»Ich komme wieder«, sagt Mr Anderson, klopft sich den Staub ab und verschwindet eilig durch die Ladentür.

Ich fühle mich kurz vor einer Panikattacke. »Ich kann nicht glauben, was du getan hast«, sage ich mit tränenerstickter Stimme. »Ich kann nicht glauben, dass du hinter meinem Rücken Wishwells verkauft hast. Das kannst du nicht machen. Du kannst nicht –«

»Der Vorstand wird mich und Pierre unterstützen«, sagt Lorna mit stählerner Stimme. »Pierre hat schon mit ihnen gesprochen.«

Die Hände in die Hüften gestemmt, steht sie da und sieht mich herausfordernd an. Ich stoße einen gurgelnden Schrei aus und stürze aus dem Laden, über die Straße und in Jennifer's Café. Ich zittere am ganzen Leib.

»Keira, um Himmels willen, was ist denn los?«, fragt Jennifer.

»Ein Mann von der Stadt ist da. Sie haben unseren Mietvertrag gekündigt. Hinter meinem Rücken wollen sie Wishwells loswerden.«

Sian kommt aus der Küche. Sie nimmt mich in den Arm, als ich zu weinen beginne.

»Das können sie nicht, Keira«, sagt sie.

»Das haben sie schon.«

»Das heißt, wir werden alle gehen müssen«, sagt Jennifer mit aschfahlem Gesicht.

»Was zum Teufel sollen wir machen?«

»Überlasst das mir«, sagt Sian.

92

Sehr viel später an diesem Abend hat sich meine Wut verhärtet, und ich stehe voll hinter Sians heimlichem Plan. Ein Fuchs schnürt gerade über den leeren Parkplatz hinter Wishwells, als wir beide in Sians beinahe lautlosem Elektroauto dort ankommen. Mit wild klopfendem Herzen schließe ich die hintere Eingangstür auf und stelle den Alarm ab. Ich habe höllische Angst, dass wir erwischt werden, aber Sian strahlt Zuversicht aus.

»Gibt es Überwachungskameras?«, fragt sie. Ich nicke, betrete den Laden und deaktiviere sie. Die Anlage ist an einen speziellen Laptop angeschlossen, und Sian schlägt vor, dass wir, falls wir dann noch Zeit haben, ein bisschen in den Videos herumscrollen.

Ohne Licht zu machen, nur im Schein der Taschenlampe meines Smartphones schleichen wir die Treppe hoch. Sian hat einen großen schwarzen Rucksack dabei und bewegt sich leise und konzentriert. Es ist sichtlich nicht das erste Mal, dass sie so etwas tut.

Im Büro ist alles umgestellt worden. Mein Schreibtisch wurde in eine Ecke geschoben und mit Warenkartons vollgepackt. Ich öffne einen der Kartons und stoße auf eine Teekanne, geschmückt mit Jacksons Kopf. Es zuckt mir in den Händen, sie durch das Fenster des Konferenzzimmers zu schleudern.

»Mit welchem soll ich anfangen?«, fragt Sian und weist mit dem Kopf auf die Computer. Ich zeige ihr Lornas Schreibtisch.

Der Bildschirm erwacht zum Leben, und das Wishwells-Logo spiegelt sich in Sians Brille, als sie sich an Lornas Schreibtisch setzt.

Ich knete die Hände, und in meinem Magen rumort es, weil ich mich mit dieser Aktion einverstanden erklärt habe. Ich habe keine Ahnung, was Sian finden wird, aber mein Gefühl, es sei längst zu spät, will nicht verschwinden.

Es ist mein Fehler, sage ich mir. Ich hätte Pierre niemals einstellen dürfen. Ich hätte mich Lorna viel früher widersetzen müssen. Hätte nicht dürfen … hätte müssen … mir schwirrt der Kopf.

Ich überlasse Sian ihrer Suche und gehe wieder nach unten, um die Aufnahmen der Überwachungskamera durchzusehen, weiß aber eigentlich nicht, wonach ich suche. Ich starre auf den mondbeschienenen Fußboden des Ladens und sehe im Geist plötzlich so deutlich Dad hier stehen, dass sich mir vor Sehnsucht das Herz zusammenzieht. Es ist mitten in der Nacht, und ohne Tom schaffe ich das alles schlicht nicht. Ich verzehre mich nach jemandem, der mich unterstützt und mir versichert, dass ich nicht verrückt bin.

Dann fällt mir ein, dass es tatsächlich eine Person gibt, die ich anrufen kann.

»Hallo, Schwester«, sagt mein Bruder Billy und lächelt ins WhatsApp-Display. Es ist so tröstlich, sein Gesicht zu sehen. Er ist braungebrannt und wirkt glücklich; ich kann die Kinder in seinem sonnigen Garten in Sydney hören. »Wie spät ist es bei dir?«

»Halb zwei.«

»Kannst du nicht schlafen?«, fragt er, und ich schüttele den Kopf und breche in Tränen aus. »He … was ist los?«

Also erzähle ich ihm alles. Ich erzähle ihm von Lorna und Pierre. Wie sie mich behandelt haben und dass ich Wishwells verlieren werde und nicht weiß, was ich machen soll.

»Ich hätte nie gedacht, dass sie mir so etwas antun würde«, sage ich, erleichtert, dass ich alles bei ihm loswerden kann.

»Na ja«, sagt Billy, »das überrascht mich nicht. Lorna war schon immer ein Miststück. Was glaubst du wohl, warum ich schließlich bis ans andere Ende der Welt geflohen bin?«

Etwas macht klick in meinem Kopf, während ich zu sortieren versuche, was ich gerade gehört habe.

»Aber ich dachte … ich dachte, ihr zwei hättet euch als Freunde getrennt?«

»Als Freunde?« Er lacht. »Sie hat mich immer nur kleingemacht, und das so lange, bis ich irgendwann unbedingt wegmusste. Sie hat mir eingeredet, dass ich nichts wert sei … weniger als nichts.«

»Und warum hast du mir nichts davon erzählt?«, frage ich entsetzt.

»Weil du immer nur das Beste von den Menschen denkst, und damals wolltest du ausschließlich ihre Schokoladenseite sehen. Sie hat es tatsächlich geschafft, dir einzureden, ich sei ein absoluter Kiffer. Hättest du mir wirklich eher als ihr geglaubt?«

»Keira, komm mal schnell«, flüstert Sian oben an der Treppe.

»Ich muss auflegen«, erkläre ich Billy und trockne

rasch meine Tränen. Was er über Lorna gesagt hat, ist genau das, was ich brauche, um mich davon zu überzeugen, dass es richtig ist, um Wishwells zu kämpfen.

»Was gibt's?«, frage ich Sian, als ich wieder oben im Büro bin.

»Also … du hattest absolut recht mit den E-Mails«, sagt sie. »Ich habe mir Lornas Verläufe angeschaut. Sie hat dich nachträglich überall in Cc gesetzt und die Nachrichten dann nach ›Gelesen‹ verschoben.«

»Das kannst du eindeutig feststellen?«

»O ja«, erwidert Sian vergnügt und lässt die Hände nicht von der Tastatur. »Du wirst staunen, was ich alles feststellen konnte. Mir scheint, deine Freundin Lorna war hinter deinem Rücken sehr fleißig.«

»Sie ist nicht meine Freundin«, erkläre ich und fühle mich so gut wie den ganzen Tag nicht.

93

Am nächsten Morgen bin ich völlig zerschlagen, da Sian mich erst um vier Uhr früh zu Hause abgesetzt hat, aber Pooch stupst mich sehr energisch aus dem Bett. Gerade als ich zum Park aufbrechen will, kommt Tom nach Hause. Ich muss nur sein Gesicht sehen, um zu wissen, dass er meinen Brief noch nicht erhalten hat. Es gibt so viel, was ich ihm erzählen möchte … über Lorna und von Sian, die sich in Wishwells eingeloggt hat, aber ich merke sofort, dass er wegen Janine immer noch verärgert ist und nicht mit mir sprechen will.

»Wie lief es mit deinen Eltern?«, frage ich.

»Es gibt noch jede Menge zu tun. Donnerstagabend fahre ich wieder hin.«

»Donnerstag? Wie lange?«

»Wahrscheinlich übers Wochenende.«

Was zum Teufel …?

»Aber am Sonntag findet doch der Benefizlauf statt. Joss kommt und –«

»Dann hast du ja reichlich Unterstützung und brauchst mich nicht«, schneidet er mir das Wort ab. »Ich muss in die Kanzlei, ich bin schon spät dran.«

Er küsst mich nicht. Er erklärt nichts. Er tätschelt nicht einmal Pooch, der mich verwirrt anblickt.

»Verdammter Mist«, murmele ich wütend, weil mein Plan nicht aufgegangen ist.

Ich habe keine Chance, Tom von meinem Brief zu berichten oder ihn über meine Attacke auf Andrew zu informieren. Er verschwindet in die Kanzlei und kommt erst nach Hause, als wir alle beim Abendessen sitzen. Den Kids gegenüber ist er so heiter und aufgeräumt wie immer, sie bemerken nicht, dass er mich quasi ignoriert. Falls Andrew etwas zu ihm gesagt hat, erwähnt Tom es nicht.

Als wir abdecken, versuche ich erneut, mit ihm zu sprechen, doch er seufzt. »Ich bin sehr müde, Keira«, sagt er. »Es war eine lange Fahrt.«

»Ich weiß, aber … können wir nicht reden?«

»Nicht heute Abend«, sagt er in einem Ton, der mir signalisiert, dass er wirklich in Ruhe gelassen werden möchte.

Ich will noch etwas sagen, doch da plingt mein Handy. Eine SMS von Amma.

Hast du die Spendenseite gesehen?

Ich logge mich ein, während ich Tom nach oben jagen höre. Wir haben schon 58 Prozent unserer Zielmarke erreicht. Ich mache einen Screenshot von der Seite und sende ihn Tamsin und Sian über unsere WhatsApp-Gruppe. Tamsin antwortet mit einem Händeklatsch-Emoji. Ich wüsste gern, wie es ihr mit Ian ergangen ist, ob er ihr von unserer Begegnung im Pub erzählt hat. Hätte es jenen Abend doch bloß nie gegeben. Ich wünschte mir, ich hätte ihn nie gesehen!

Doch die Reue wegen meines Irrtums über Janine wird inzwischen von meiner Gekränktheit überlagert. Es verletzt mich, dass Tom das kommende Wochenende lieber bei seinen Eltern verbringen will als mit mir. Ich wette, Hilary macht es mir zum Vorwurf, dass Tom nicht Partner in der Kanzlei geworden ist. Das heißt, falls er mit ihr über seine Karriere gesprochen hat.

Ich möchte mich auf den Lauf freuen, kann es aber nicht. Ich stecke so voller Ängste – nicht zuletzt weil Tom nicht dabei sein wird. Ich beschwatze Bea, ihren Dad zu fragen, was in Devon eigentlich los ist, aber Bea wundert sich, wieso ich Tom nicht selbst frage.

»Mum möchte gern wissen, was mit Granny ist?«, sagt sie am nächsten Morgen, als Tom in der Küche seine Krawatte bindet. Tom wirft mir einen finsteren Blick zu.

»Habt ihr zwei Krach?«, fragt Jacob. »Schlimm?«

»Vergiss es«, fauche ich und schleudere das Geschirrtuch auf den Tisch. »Ich habe die Nase gestrichen voll.«

Ich gehe nach oben, und ein paar Minuten später höre ich die Haustür zuknallen und weiß, dass Tom auf dem Weg zur Arbeit ist.

94

Ich rufe Sian an, aber sie sagt, sie habe noch nicht viel für mich, sie werde noch einige Zeit brauchen, um alles genau durchzugehen, was sie heruntergeladen hat. Wie ich weiß, verfügen wir über den Beweis, dass Lorna meine E-Mails manipuliert hat, aber Sian sagt, Lorna ist gerissen, und wenn es zu einer Diskussion käme, könnte sie leicht alles wegerklären. Ich habe das schrecklich unangenehme Gefühl, dass Lorna gewonnen hat und ich nicht genügend Standfestigkeit besitze, um mich gegenüber dem Vorstand zu behaupten. Weil sie zu mir doch scheinbar so nett und unterstützend ist. Jedenfalls nicht, nachdem sie die Fehler, die ich angeblich gemacht habe, zu einem derartigen Drama aufgeblasen hat.

Es fällt mir schwer, mich auf irgendetwas zu konzentrieren, solange so viele unbeantwortete Fragen unablässig in meinem Kopf herumschwirren. Musste Tom Dans Beförderung hinunterschlucken und akzeptieren, dass der fünfzehn Jahre jüngere Dan jetzt sein Chef ist? Wird er es hinnehmen oder gehen? Und wenn er geht, was dann? Was wird er sagen, wenn ich ihm von Wishwells erzähle? Wenn wir beide arbeitslos sind, können wir uns dieses Haus nicht mehr leisten. Strenggenommen können wir uns dann unseren gesamten Lebensstil nicht mehr leisten. Punkt.

Damit nicht genug – wie zum Teufel soll ich einen 10-Kilometer-Lauf absolvieren, wenn ich derart ausgepumpt und erschöpft bin?

In den folgenden vierundzwanzig Stunden fühle ich mich sterbenselend, aber Tom registriert nicht, wie schlecht es mir geht. Stattdessen fährt er erneut nach Devon, nicht ohne die eindringliche Warnung, dass ich, wenn ich darauf bestehe, an dem Lauf teilzunehmen, das auf eigene Verantwortung tue. Er wünscht mir nicht einmal Glück.

Tamsin hat Amma und mir versichert, dass alles gut gehen wird, aber *wird* es das auch? Mit einem Blechkuchen aus der Tiefkühltruhe versuche ich Kalorien zu tanken, aber er schmeckt nicht besonders, und mir ist ein wenig übel, als ich mich am Freitagabend hinlege.

Ich versuche gerade zu meditieren und ein paar positive Gedanken aufzurufen, die den finsteren schwarzen Nebel vertreiben sollen, als eine SMS von Amma eingeht.

GUCKST DU DAS AUCH GERADE? In Großbuchstaben. JETZT. BBC1.

Ich stehe auf und schlüpfe in den Morgenmantel. Unten lümmeln die Kids auf dem Sofa.

»Na, Mum – geht es dir besser?«, fragt Jacob.

»Schnell, schnell, her mit der Fernbedienung«, sage ich und strecke die Hand aus.

»Was ist los?«, fragt Tilly.

»Pscht«, sage ich und wechsele den Kanal.

»Wir gucken das doch gerade«, protestiert sie, aber ich ignoriere sie.

Mit vorgerecktem Kopf verfolge ich die Talkshow. Isabel sitzt brav auf dem Sofa, neben ihr ihr Mann Greg. Sie sind mitten in einem Gespräch über Baby Bear und seine süßen Mätzchen.

Moderator Graham nickt und zieht seine Karte zu Rate.

»Diese neue Netflix-Serie wird ja ziemlich gehypt«, sagt er, »und das zu Recht. Es geht im Wesentlichen um Freunde, die sich zerstreiten und wieder versöhnen. Und? Ist Ihnen das auch schon passiert?«, fragt er mit seinem berühmten irischen Charme. »Sie müssen doch jede Menge Freunde haben, die Sie *sooo* beneiden. Ich selbst beneide Sie ja auch, weil Sie mit ihm verheiratet sind.«

Isabel lacht ihr sexy Lachen. Sie greift auf dem Sofa nach Gregs Hand und lächelt ihn an. Er macht ein angemessen verlegenes Gesicht, wodurch er allerdings nur noch attraktiver aussieht.

»Aber im Ernst – Sie haben doch einfach alles. Einen wunderbaren Sohn, eine perfekte Ehe, ein bezauberndes Heim und Hollywood auf Kurzwahl. Es ist sicherlich schwierig, mit Ihnen befreundet zu sein?«

Sie lacht und verändert ihre Haltung. »Ja, vielleicht, aber was bedeutet das alles ohne die Menschen, die man mag? Ohne meine Freundinnen bin ich verloren. Und das habe ich vor Kurzem begriffen, als ich zufällig erfuhr, dass meine beste Freundin gerade eine Krebstherapie durchmacht, ohne dass ich davon wusste.«

»Hart«, sagt Graham und hält sein besorgtes Gesicht in die Kamera.

»Ja, das würde man denken, aber Amma ist einfach unglaublich. Sie inspiriert mich total. Sie hat eine Gruppe Frauen um sich versammelt, die alle joggen, obwohl sie mitten in einer Krebsbehandlung stecken.«

»Mum! Das bist ja du!«, ruft Tilly, rutscht auf dem Sofa zu mir und kuschelt sich an mich.

»Ich weiß, ich weiß. Pscht.«

»Ich dachte, Krebstherapien seien einfach nur grauenhaft«, sagt Graham.

»Ja, allerdings, aber Amma sagt, wenn man es schafft, während der Krankheit zu joggen, dann sei alles möglich. Sie läuft bei einem 10-Kilometer-Benefizlauf mit, um Geld für eine der Frauen in ihrer Gruppe zu sammeln. Ehrlich«, sagt Isabel und legt die Hand auf die Brust, »sie ist erstaunlich. Und, Amma, wenn du zuschaust: Ich liebe dich.«

»Schluchz«, sagt Graham. Heftiger Applaus bricht aus. Greg strahlt voller Stolz.

»Und? Werden Sie auch bei dem Lauf mitmachen?«, fragt er Isabel.

»Ja, auf jeden Fall«, erwidert sie. »Und Sie alle da draußen, die Sie beim Bright-Side-Running-Club der Brustkrebsladys mitmachen möchten – kommen Sie vorbei. Oder sponsern Sie uns – klicken Sie auf *Zeit für Tamsin*.« Und sie blickt bei diesem ungenierten Namedropping direkt in die Kamera.

95

Joss kommt am Samstagmittag. Sie ist total begeistert von Isabels Werbung. Allerdings will sie selbst nicht mitlaufen – in diesem Moment hat sie sich dafür entschieden, im Garten zu rauchen und Tilly in ein langes Gespräch über Wimperntusche zu verwickeln. Ich versuche, nicht darüber sauer zu sein, dass beide demonstrativ mit ihren langen Wimpern klimpern, während meine wimpernlosen Augen gerötet sind und sich wund anfühlen. Doch dann denke ich, vielleicht »klimpern« sie gar nicht. Vielleicht blinzeln sie einfach nur. Und ich bin es, die es anders wahrnimmt.

Trotzdem, nicht alles ist schlecht. Von einem Kunden in der Kosmetikbranche hat Joss ein ganzes Sortiment roter Lippenstifte ergattert. Ich soll sie nun unbedingt ausprobieren. Ich habe roten Lippenstift nie mit dem Selbstbewusstsein meiner Freundin getragen. Aber dann ist doch ein Farbton dabei, der zu mir passt. Tilly und Joss zwingen mich, in den Spiegel zu schauen und ihnen zu bestätigen, dass ich toll aussehe. Ich lüge sie beide an, denn ich finde mich schrecklich. Ich sehe krank, müde und sorgenvoll aus, daran kann auch der Sexy-Lady-Lippenstift nichts ändern. Nicht das Geringste.

Ich schlafe kaum. Als ich dann am Sonntag früh den Chor der Morgengeräusche höre, zieht sich mir der Magen zusammen, ich stehe hastig auf und übergebe mich ins Badezimmerwaschbecken. Im Spiegel entdecke ich dunkle Ringe unter meinen Augen.

Um halb sieben kommt Joss mit einer Tasse Tee ins Zimmer und öffnet die Vorhänge. Es ist ein herrlicher, klarer Frühlingstag.

»Perfektes Wetter für den Lauf«, sagt sie. »Und weißt du was? Jessica wird wieder da sein, für einen Fortsetzungsbericht. Sie hat gerade eine SMS geschickt. Du solltest also besser aufstehen und dich für die Kameras bereitmachen. Sie sagt, sie werde am Start und am Ziel sein. Ist das nicht großartig?«

»Joss – ich kann nicht. Ich schaffe es einfach nicht«, sage ich.

»Unsinn«, erwidert sie und merkt gar nicht, wie ernst es mir ist. »Hat das etwa mit Tom zu tun? Scheiß auf Tom und sein Geschmolle. Du wirst an diesem Lauf teilnehmen, ob es ihm gefällt oder nicht. Und du kannst es. Und jetzt hopp, hopp. Hoch mit dir!«

Die Sonne brennt von einem taubenblauen Himmel, als wir uns auf den Weg zu Tamsin machen. Narzissen blühen auf den Grasstreifen. Joss ist früh aufgebrochen, um ein wenig mit dem Fernsehteam zu plaudern, sie wird im Park zu uns stoßen. Jacob ist bei Biffa und sagt, er werde an der Ziellinie stehen, Bea ist seit gestern Abend bei Molly und Grace meint, sie würden ein Transparent für uns entwerfen. Also ist es an Tilly und mir, Tamsin abzuholen.

Wir finden Tamsin in heller Aufregung. Gerade ist sie dabei, ihr Make-up zu perfektionieren, sie zittert vor Nervosität und von den starken Schmerztabletten, die sie genommen hat, um diesen Morgen zu überstehen. In ihrem Laufdress sieht sie prächtig aus, die schwarze

Perücke sitzt korrekt unter der Mütze, ihre Augen leuchten in Silber und Violett. Von Ian keine Spur. Beide erwähnen wir ihn nicht. Ich überlege zwar, ob ich etwas sagen sollte, bringe es aber nicht fertig.

Kathryn vom Krebszentrum hat Tamsin einen Rollstuhl besorgt. Zwar benötigt sie ihn strenggenommen noch nicht, aber Phil hat vorgeschlagen, sie solle sich doch schon mal daran gewöhnen. Tamsin hasst den Rollstuhl und weigert sich, ihn mitzunehmen, als Tilly es ihr vorschlägt.

»Ich werde mir den Lauf mit dir zusammen ansehen«, erklärt meine Tochter mit einer festen, ruhigen Stimme, die mich beeindruckt. »Wenn wir ihn mitnehmen, kommen wir schneller voran, wenn wir Mum sehen wollen, und können uns zwischen den verschiedenen Streckenabschnitten rasch hin und her bewegen. Wenn du willst, kannst du dann ja mich schieben?«

Schließlich gibt Tamsin nach, und wir brechen auf, aber mir klopft das Herz bei dem Gedanken, wie viel sie von mir erwarten. Im Moment möchte ich nur nach Hause und mir die Decke über den Kopf ziehen.

»Was hast du?«, fragt Tamsin mich, als wir aufbrechen.

»Ich glaube einfach nicht, dass ich es schaffe. Es ist so weit.«

»Ach, hör auf, Mum«, sagt Tilly. »Du bist so dramatisch. Und außerdem kannst du jetzt nicht mehr zurück.«

96

So voller Menschen habe ich den Park noch nie erlebt. Die Autos stehen dicht an dicht entlang der Pappelreihe, ein Parkwächter weist uns eine der letzten Lücken zu. Überall sind Menschen in Sportkleidung dabei, sich aufzuwärmen. Im Startbereich hat man Zelte für die Habseligkeiten der Leute aufgestellt. Aus einem Lautsprecher dröhnt »Eye of the Tiger«.

Ich rufe Sian an, es dauert einen Moment, bis der Kontakt hergestellt ist.

»Wo bist du?«, frage ich, halte mir ein Ohr zu, drücke das Handy an das andere und versuche, unseren Treffpunkt am Baum ausfindig zu machen. Mit den vielen Menschen sieht alles ganz anders aus.

»Keira!«, schreit sie. »Du wirst es nicht glauben. Unsere *Zeit-für-Tamsin*-T-Shirts sind schon alle ausverkauft.«

»Was? Wo bist du?«

»Siehst du die Riesenschlange?«, ruft sie. Ja, tue ich. Und es sieht so aus, als würden da mehrere Hundert Menschen geduldig anstehen. »Ich bin ganz vorn. All diese Leute wollen mitlaufen. Für uns! Für Tamsin.«

Tamsin, Tilly und ich können es nicht glauben. Wir gehen an der Schlange entlang und versuchen, Sian zu erreichen, aber die Leute erkennen Tamsin, fangen an zu klatschen, und Tamsin legt die Hand auf die Brust und beginnt, die Menschen zu umarmen. Sie gerät selten aus der Fassung, doch jetzt sehe ich, wie bewegt sie ist. Tilly folgt uns respektvoll mit dem leeren Rollstuhl.

An der Spitze der Schlange warten Sian und Amma zusammen mit Isabel, die in ihrem Laufdress winzig und sehr viel unscheinbarer wirkt als in meiner Erinnerung.

»Ach, sieh an. Da sind Sie ja«, sagt Tamsin und schüttelt ihr die Hand. »Es ist mir eine Ehre, eine solche Berühmtheit in unserer Mitte zu wissen. Sie waren ganz wundervoll im Fernsehen.«

»Aber heute sind Sie der Star der Show«, erwidert Isabel bescheiden und küsst Tamsin auf die Wange.

Plötzlich ist der Fotograf der Lokalzeitung da, dann tauchen ein Mann mit Kopfhörer und einem riesigen Galgen und einer mit einem Mikrofon mit Puschel auf.

»Wer ist hier zuständig? Wer hat das Ganze organisiert?«, fragt dieser Mann und drängelt sich vor. »Darren von Park FM. Wer kann ein paar Worte sagen?«

Sian zeigt auf mich. »Keira.«

»Keira«, ruft er, und plötzlich höre ich Hall von dem riesigen Lautsprecher, als der Song zu Ende ist.

»Ich bin hier mit den *Zeit-für-Tamsin*-Läuferinnen. Kann ich ein bisschen Geräuschkulisse kriegen?«, sagt Darren, und die Menge jubelt und klatscht. »Ein herzliches Willkommen an Sie alle hier. Keira, wie ich höre, haben Sie zusammen mit Ihren Freundinnen diesen Lauf organisiert, um Geld für Ihre Freundin Tamsin zu sammeln.«

Er hält mir das Mikrofon vors Gesicht. Normalerweise bin ich sehr nervös, wenn ich öffentlich sprechen soll, aber Tamsin blickt mir fest in die Augen und hat ihr Cheshirekatzen-Lächeln aufgesetzt.

»Das stimmt. Wir sammeln Geld für diese fabelhafte Frau«, sage ich. »Unsere inspirierende Freundin Tamsin.«

»Und trifft es zu, dass alle Läuferinnen hier an Krebs erkrankt sind?«

»Ja, viele von uns stehen gerade eine Chemotherapie durch. Ich selbst hätte nie zum Laufen gefunden, wenn Tamsin nicht gewesen wäre. Dass ich jetzt hier bin ... und all diese vielen Menschen sehe, die uns unterstützen wollen, ist einfach unglaublich.«

»Es ist tatsächlich eine beachtliche Menge, die sich heute hier versammelt hat«, sagt Darren, nickt zustimmend und zwinkert mir zu. »Und schauen Sie nur, wir haben hier unsere eigene Berühmtheit in unserer Mitte. Alle herhören, bitte: Isabel Monroe.«

Wieder jubelt die Menge, und einige pfeifen anerkennend. Isabel lächelt wie ein Filmstar bei der Oscar-Verleihung.

»Sie sind zu freundlich. Zu freundlich.« Sie strahlt. »Aber hier geht es wirklich nicht um mich. Ich bin stolz, dass ich heute ein Teil des Bright-Side-Running-Clubs sein darf, zusammen mit Amma, meiner besten Freundin.«

Amma grinst sie an. Wie ich trägt sie eine große Sonnenbrille, knallroten Lippenstift und keine Perücke – nur ihre Kappe. Als ich sie kennenlernte, war sie darauf bedacht, ihre Erkrankung geheim zu halten, aber heute sieht sie entspannt und glücklich aus und meint zu mir, es sei gar nicht so schrecklich gewesen, mit diesem Haufen chemischer Medikamente zurechtzukommen, auch wenn sie immer noch etwas kurzatmig sei. Im Gegensatz zu mir ist sie absolut zuversichtlich, was den heutigen Tag angeht.

»Laufen Sie auch?«, fragt Darren Isabel.

»Das wird sich herausstellen«, erwidert sie mit ihrem heiseren Lachen. »Ich hoffe es jedenfalls … Ich hoffe, dass ich es schaffe.«

Genau wie ich … denn mit einem Mal packt es mich wieder. Dieses schreckliche Gefühl einer bösen Vorahnung. Was, wenn ich dies hier vermassele? Was, wenn ich wieder scheitere … und zwar direkt vor den Kameras?

»Und? Tamsin«, fragt Darren und beugt sich zu Tamsin hinunter, die sich jetzt doch im Rollstuhl niedergelassen hat. »Wie geht es Ihnen?«

Tamsin nimmt ihm das Mikrofon ab, und nach einer kleinen Pause erwidert sie: »Ich bin wütend, dass ich nicht in der Lage bin, mit all diesen wunderbaren Menschen mitzulaufen.«

»Sie sind doch Langstreckenläuferin, nicht wahr?«, sagt Darren. »Und mit ein bisschen Glück und mit dem Geld, das für Ihre Behandlung zusammenkommt, werden Sie es auch wieder sein.« Erneut jubelt und klatscht die Menge.

Tamsin beißt sich auf die Oberlippe, dann lächelt sie, aber ihre Augen huschen zu mir. Er hat natürlich keine Ahnung von ihrer höchst bedrohlichen Diagnose und der Behandlung, auf die sie hofft – und von der sie nicht weiß, ob sie überhaupt anschlägt. Sie nimmt noch einmal das Mikrofon. »Aber ich möchte gern sagen …«, beginnt sie und muss dann heftig schlucken. Ich habe sie noch nie weinen sehen. Sie macht einen tiefen Atemzug. »Ich möchte Ihnen danken. Ihnen allen. Dafür, dass Sie hier sind. Doch am meisten danke ich euch, meinen Freundinnen.«

97

Darren und die Aufwärmtruppe haben nun allen eingeheizt, und jetzt erscheint das BBC-Team.

»Wie schön, Sie wiederzusehen, Keira«, sagt Jessica. »Wir haben einen Peilsender auf Sie angesetzt und werden uns das Hauptinterview für das Ende des Rennens aufheben.«

Die wollen mich ständig im Auge behalten?

»Wie fühlen Sie sich?«, fragt sie, aber ich kann gerade nicht sprechen.

»Sie wird es schaffen«, übernimmt Amma. »Wir laufen zusammen«, ergänzt sie, doch mir wird mit einem Mal schwindelig. Amma lächelt mir aufmunternd zu, aber ich kann ihr Lächeln nicht erwidern. Es macht mich ganz fertig, wie gefasst sie ist, wie zuversichtlich und froh, obwohl sie doch mehr Chemo intus hat als ich. Ich habe das Gefühl, als würde ich gleich zusammenbrechen.

Alles schreit durcheinander, »Eye of the Tiger« dröhnt erneut los, wir werden in den Startbereich gescheucht, dann ertönt eine Hupe, alle jubeln und marschieren zur Startlinie, nur meine Füße wollen sich nicht von der Stelle rühren.

»Los, komm, Keira«, ruft Amma, aber ich schüttele den Kopf, mir kommen die Tränen.

»Ich kann nicht. Ich schaffe das nicht.« Ich drängele mich durch die Menge. Ich muss gehen. Ich muss unbedingt weg von hier.

»Keira, warte«, ruft Amma wieder, aber ich schüttele sie ab. Ich bin schon fast ganz am Ende des Läuferinnenfelds, als ich plötzlich angehalten werde. Es ist Joss. Sie packt mich bei den Schultern.

»Was zum Teufel machst du da?«, fragt sie. »Wohin willst du?«

Amma kommt ebenfalls angelaufen. Und Sian.

»Ich kann nicht«, sage ich schluchzend. »Alle werden sich lustig machen über mich, ich werde es vermasseln.«

Joss sieht mich lange an und will etwas sagen, doch dann nickt sie.

»Hör mir gut zu. Wir haben nicht 1984, und du bist nicht mehr das kleine Mädchen, Keira«, sie blickt mir in die Augen. »Du bist tapfer, und du bist stark, und du hast es bis hierhin geschafft. Niemand macht sich über dich lustig. Alle wollen, dass du Erfolg hast. Und wenn du es nicht versuchst, wirst du es dir nie verzeihen.«

»Los, komm. Lass uns die Angst spüren und es trotzdem wagen«, sagt Amma. »Noch ist Zeit. Wir holen sie ein.«

»Bitte«, sagt Joss. »Tu es für mich. Tu es für Amma und für Sian. Und für Tamsin.«

Ich atme einmal zittrig durch, dann nehmen Sian und Amma meine Hände, und wir laufen zur Startlinie, um zu Isabel aufzuschließen.

»Siehst du, wir können es«, feuert Amma mich an. »Immer nur hübsch einen Fuß vor den anderen.«

»Denk nicht an die Entfernung«, sagt Sian, aber das fällt mir schwer. Wir müssen ganz um den Park – zwei Mal – und dann durchs Ziel beim Musikpavillon.

Aber sie hat recht. Ein Fuß vor den anderen. Bald haben wir die Startlinie hinter uns, und Sian und Amma lassen meine Hände los. Vielleicht hat Joss recht. Vielleicht schaffe ich es doch. Wenn ich einfach immer weiterlaufe. Und nicht stehen bleibe.

Am ersten Hügel bin ich völlig erhitzt und ziehe mich bis auf meine Laufweste aus. Dann nehme ich meine Mütze ab. Es ist mir egal, wer mich kahlköpfig sieht. Der Wind an meinem nackten Schädel ist wohltuend kühl.

»Lass uns ein wenig plaudern. Das macht es einfacher«, sagt Sian. »Los, Amma, erzähl uns von deiner großen politischen Karriere. Geht es voran damit?«

Ich weiß, dass sie und Amma sich Sorgen um mich machen.

»Na ja, es wird hart werden, gegen Doug Crawley anzutreten. Er hat ein mächtiges Netzwerk alter Freunde hinter sich – und natürlich Fördergelder«, sagt Amma. »Er scheint jede Menge Kohle zu haben.«

»Und woher?«, fragt Sian zerstreut, während sie mich anblickt.

»Keine Ahnung. Er ist gerade zurück aus Portugal. Es heißt, er besitze dort eine große Villa in der Nähe eines Golfplatzes.«

Sian gerät einen Moment aus dem Takt.

»Was ist los?«, frage ich. Ihr Gehirn arbeitet sichtlich auf Hochtouren.

»Ach … nichts …«

»Oh, seht mal. Da ist sie«, sagt Amma, und sie winkt Isabel, die auf uns gewartet hat.

Und schon habe ich Amma und Isabel in der Menge aus den Augen verloren, aber dann ist Sian neben mir, doch nach einem kurzen, heftigen Gedrängel ist auch sie verschwunden, und ich blicke mich vergeblich nach ihr um.

Ich höre Amma und Sian meinen Namen rufen, aber zu viele Läuferinnen sind zwischen uns – mehrere von ihnen aus dem *Zeit-für-Tamsin*-Team. Ich winke ihnen zu und rufe, ich würde sie einholen, bin mir aber nicht sicher, ob das wirklich möglich sein wird.

Ich weiß, sie wollen nur helfen. Ich weiß, sie wollen mich unterstützen. Aber ich bin froh, dass wir jetzt auseinandergerissen wurden, denn ich muss das hier allein schaffen. Für. Mich. Allein.

Eine Läuferin nach der anderen überholt mich, plötzlich klopft mir jemand auf die Schulter. Es ist eine Frau in einem T-Shirt der Krebsforschung, sie läuft an mir vorbei, dann dreht sie sich um und ruft mir zu:

»Halt durch. Ich bin ohne Befund. Seit zwei Jahren.«

»Ich auch«, sagt eine andere Frau, die uns zugehört hat. »Schon fünf Jahre. Hör nicht auf, daran zu glauben.«

Und immer wieder passiert es. »Fünfzehn Jahre.« »Ohne Befund. Seit vier Jahren«, höre ich Frauen rufen, und jedes Mal ist es wie Feenstaub, der mich umweht. All diese Frauen … die überlebt haben …, nein, streich das. Sie haben nicht *überlebt*, sie blühen und gedeihen, haben den Krebs hinter sich gelassen.

Kurz vor der Wasserstation fällt eine Frau neben mir in meinen Laufrhythmus.

»Wie geht es Ihnen?«, fragt sie, als ich den Plastikbecher mit Wasser, den eine Freiwillige mir reicht, hinunterstürze.

»Mir ist heiß«, keuche ich. »Ansonsten gar nicht so schlecht. Ich versuche einfach, einen Fuß vor den anderen zu setzen.«

»Das ist gut«, sagt sie und läuft im selben Tempo wie ich wieder los. Sie möchte offensichtlich plaudern, und das ist mir recht. Solange es mich ablenkt von den Schmerzen beim Laufen und vom Gedanken an das, was noch vor mir liegt.

Die Frau hat glänzendes dunkles, lockiges Haar, wunderschöne Haut und ein freundliches Lächeln. »Ich bin die ganze Zeit während meiner Behandlung gelaufen«, sagt sie.

Ich blicke sie erstaunt an und stelle fest, dass sie wohl ein bisschen älter ist als ich, aber vor Gesundheit zu strotzen scheint. »*Sie* hatten Krebs?«

»Stadium 3, aber ich bin vollkommen genesen«, sagt sie. »Ich bin jetzt seit drei Jahren ohne Befund. Und lassen Sie sich eins sagen: Das Leben ist besser denn je.«

»Gut zu wissen.«

Ich erzähle ihr von Tamsin und warum wir heute laufen; ich erzähle ihr auch von meiner Diagnose und meiner Behandlung, doch das Reden fällt mir schwer, und ich werde langsamer.

»Es wird Momente geben, in denen Sie das Gefühl haben, Sie würden mittendrin feststecken. Als gebe es kein Vor und kein Zurück und keinen Ausgang«, sagt sie, »aber glauben Sie mir, es ist wirklich Licht am Ende des Tunnels.«

Ihre Freundlichkeit und ihre weisen Worte sind wie Seelennahrung für mich, und ich danke ihr, merke aber, dass sie mir zuliebe jetzt beinahe geht.

»Ich möchte Sie nicht aufhalten«, sage ich schließlich. »Bitte laufen Sie weiter.« Ich fühle mich schuldig, dass sie sich die Zeit nimmt, mit mir in meinem Tempo zu laufen und mit mir zu reden. Daraufhin lächelt sie, winkt und beschleunigt in Richtung Parkeingang.

Eine Weile bewege ich mich im Schritttempo fort und denke daran, wie nett diese Frau war. Es sind diesmal allerdings nicht die inneren Dämonen, die mich im Augenblick bremsen, sondern schlicht die Chemo. Ich atme dagegen an, versuche, den Geist von Jeremy Irons zu beschwören.

»Los, Keira. Das schaffen wir«, sage ich und stelle mir Jeremy an meiner Seite vor. *»Einen Fuß vor den anderen.«*

Ich zwinge mich, schneller zu werden, aber es reicht nur zum langsamsten Laufen aller Zeiten. Egal. Ich bewege mich. Direkt hinter dem Parkeingang sehe ich die Frau wieder, die mit mir geredet hat. Jetzt folgt eine Strecke, die an der Straße entlangführt und am anderen Eingangstor wieder zurück in den Park geht.

»Alles in Ordnung mit Ihnen?«, frage ich, irritiert, weil sie stehen geblieben ist.

»Ich habe auf Sie gewartet«, erwidert sie. Und als ich sie gerade wieder bitten will, ohne mich weiterzulaufen, zieht sie mich beiseite, heraus aus dem Strom der Läuferinnen. »Warten Sie. Eine Minute.« Ich bin dankbar für die Unterbrechung, aber dennoch verwirrt. »Ich möchte Ihnen etwas sagen.«

Sie beugt sich dicht zu mir, als die anderen vorbeirennen, aber es ist mir egal. Ihr konzentrierter Blick zieht mich in seinen Bann. Ihre Augen haben einen sehr schönen Grünton. »Als ich mitten in meiner Therapie war«, beginnt sie, »ist mir etwas Seltsames passiert. Einer Dame in einem Café – einer mir völlig fremden Frau – fiel offenbar auf, dass es mir sehr schlecht ging, und sie kam auf mich zu und sprach mich an. Sie sagte, sie habe mich beobachtet und wisse, was ich durchmache.«

Ich nicke, weiß aber nicht, wohin diese Geschichte führen soll. Doch da zieht die Frau eine Kette unter ihrem Laufshirt hervor. Eine silberne Kette mit einem hübschen kleinen Schmetterlingsanhänger.

»Und diese Dame löste ihre Halskette, *ebendiese* Halskette, reichte sie mir und sagte, es sei ein kleiner Hoffnungsschmetterling, und den solle jetzt ich tragen.«

Die Läuferin öffnet den Verschluss der Kette. »Und seitdem trage ich diesen Anhänger. Und ich wusste, dass ich ihn heute aus einem bestimmten Grund trage. Sie sind der Grund.«

Sie legt mir die Kette um den Hals. Ich bin so überwältigt von der erstaunlichen Geschichte und von der Geste, dass ich kaum reagiere. Bestimmt stehe ich mit offenem Mund da. Ich lege die Hand auf den Schmetterling und sie ihre Hand auf meine.

»Jetzt ist es *Ihr* Hoffnungsschmetterling. Er soll Sie daran erinnern, dass alles gut ausgehen wird. Besser als gut. Dass Sie die Hoffnung nicht aufgeben dürfen. Sie müssen daran glauben, dass Sie nach dieser Erfahrung um Vieles reicher sein werden. Denn das werden Sie.«

»Ich danke Ihnen. Vielen, vielen Dank«, sage ich, einen dicken Kloß im Hals.

»Sie können den Anhänger ebenfalls weiterreichen, wenn der richtige Zeitpunkt für Sie gekommen ist. Aber jetzt gehört er Ihnen.«

Sie umarmt mich fest, und als sie mich loslässt, sehe ich, dass sie feuchte Augen hat. Und schon eine Sekunde später ist sie fort, und ich weiß nicht einmal ihren Namen.

88

Wie in Trance laufe ich weiter. Ich bin so aufgewühlt und beschwingt, dass ich beinahe an Jacob vorbei bin, bevor ich bemerke, dass er mich ruft.

»Mum, ich habe Gummibärchen für dich.« Er lehnt sich über die Absperrung am Straßenrand und winkt mit einer Tüte. »Ich möchte ein rotes«, sage ich und lasse mich gegen das Absperrgitter sinken. Er fummelt eins aus der Tüte. »Ich sehe wahrscheinlich selbst wie ein rotes Gummibärchen aus«, scherze ich. »Jedenfalls fühle ich mich so.«

»Unsinn, halt durch«, sagt er. »Du machst es großartig. Bea ist weiter vorn. Hör mal, wie viel Geld wir schon gesammelt haben«, sagt er und schüttelt eine Dose mit dem aufgeklebten *Zeit-für-Tamsin*-Logo.

»Das ist toll, Hase«, sage ich, beuge mich über das Gitter und küsse ihn auf die Wange. Er errötet, weil Biffa neben ihm steht.

Als ich mich dem Parktor nähere, wo Amma mit dem Obdachlosen gesprochen hat, höre ich Bea schon, bevor ich sie sehe. Offenbar führt sie einen Anfeuerungschor an. »Lauf, Keira, lauf, Keira!« Sie hat ein großes Transparent mit riesigen gelben Buchstaben gebastelt, und ich winke. Ein paar aus der Tanzschule sind bei ihr, und einer der Jungs schwingt eine Rassel über dem Kopf, die ordentlich Lärm macht. Ein anderer hat eine Pfeife und ein weiterer eine Tröte. Insgesamt eine ziemliche Kakophonie.

Ich bleibe kurz stehen, um Bea zu küssen.

»Hast du Sian gesehen?«, rufe ich. »Ich habe sie verloren.«

»Sie ist gerade hier vorbeigekommen. Wenn du schnell machst, kannst du sie noch einholen.«

Ich beschleunige und hole mir im Geiste wieder Jeremy Irons an die Seite, damit ich durchhalte. Und wundersamerweise stoße ich wenige Minuten später sowohl auf Sian als auch auf Amma und Isabel. Ich bin sehr erleichtert, als wir schließlich alle wieder vereint sind.

Ziemlich außer Atem erzähle ich ihnen von der Frau und der Kette mit dem Hoffnungsschmetterling, und sie sind ebenfalls sehr beeindruckt. Nur noch ein Kilometer liegt vor uns, und gemeinsam werden wir schneller. Der Park beschreibt jetzt einen weiten Bogen, und eine große Menschenmenge hat sich hinter den Absperrgittern versammelt. So viel Applaus und Jubel habe ich noch nie erlebt.

Am Musikpavillon entdecke ich die winkende Tilly und vor ihr im Rollstuhl Tamsin.

Mit den Mädels laufe ich zu ihnen.

»Hebt mich raus, hebt mich raus«, sagt Tamsin und versucht, sich aufzurichten. Amma und ich legen ihre Arme um unsere Schultern.

»Kommt, wir machen das«, sagt sie.

»Es ist einfach nur ein Fuß vor den anderen«, erkläre ich ihr. »Glaub daran, dass du es kannst, und du wirst es können.«

Die letzte Strecke bis zum Ziel läuft sie in unserem Tempo mit. Ich höre Darren durchs Mikrofon rufen, und die Menge brüllt, als Sian ihren Arm um mich legt und

Isabel ihren um Amma, und dann segeln die Brustkrebsladys vom Bright-Side-Running-Club gemeinsam über die Ziellinie.

99

Meine Knie wackeln, als ich die Ziellinie überquere, wie man es von Marathonläufern kennt, aber ich bin wie im Rausch, als mir meine Medaille mitsamt Wärmeumhang überreicht wird.

Darren ist da, und über die Lautsprecheranlage höre ich: »Seht her. Die Brustkrebsladys vom Bright-Side-Running-Club. Sie haben es geschafft. Applaus bitte.«

Ich höre die Menschen jubeln, und Amma, Sian, Tamsin und ich umarmen einander. Dann erscheint der Mann von der Presse, und wir posieren, unsere Medaillen in den Händen.

Danach kommt Jessica und filmt uns. »Wie fühlt ihr euch?«, fragt sie. »Habt ihr geglaubt, dass ihr ernsthaft dazu in der Lage seid?«

»Nein!«, lache ich. »Es ist ein Wunder, dass ich es geschafft habe. Ich hätte nie gedacht … Ich hätte wirklich nie gedacht, dass ich bis zum Ende durchhalten würde.«

Ich umarme Tamsin und Amma noch einmal. Ich wüsste nicht, wann ich mich jemals so wie jetzt gefühlt hätte.

»Oh. Du. Lieber. Himmel …!«, sagt Sian plötzlich.

»Was ist?«, frage ich, folge ihrem Blick und sehe, wie ein Mann sich aus der Menge löst, über das Gitter steigt und auf uns zu kommt.

»Das ist er.«

»Wer?«, frage ich.

»Dave.«

Dave, Sians alter Kollege, ist etwa so groß wie sie. Er

hat ein freundliches Gesicht und trägt eine Basecap, die er jetzt abnimmt. Darunter kommt dichtes rötliches Haar zum Vorschein. Er lächelt nervös, seine sanften Augen sind auf Sian geheftet.

»Was machst *du* denn hier?«, fragt Sian, die Hand auf der Brust. Dave beugt sich vor und küsst sie auf die Wange. Von dort, wo ich stehe, erkenne ich, dass er ganz kurz die Augen schließt, als wolle er sie einatmen.

»Sian, ich hatte keine Ahnung«, sagt er. Die beiden starren einander an. »Und dann hat mich deine Schwester Jennifer gefunden.«

»Jen?«

»Sie hat mir von deinen Lauf-Freundinnen erzählt und dass ihr über mich geredet habt.«

»Ihr habt mit Jennifer gesprochen?«, fragt Sian, sieht erst mich, dann Tamsin an.

»Ich habe nichts damit zu tun«, erklärt Tamsin und hebt abwehrend die Hände. »Wie schön, dich kennenzulernen, Dave. Wir haben schon viel von dir gehört.«

»Das war ich«, melde ich mich. »Ich habe Jennifer Bescheid gesagt. Es tut mir leid.«

Sians Gesicht war vom Laufen knallrot, aber jetzt glüht sie regelrecht.

»Mach Jennifer keinen Vorwurf. Sie wollte nur das Richtige tun«, sagt Dave. »Und kurz nachdem sie mich kontaktiert hat, sah ich Isabel im Fernsehen und habe eins und eins zusammengezählt. Ich habe nie herausbekommen, warum du gegangen bist. Ich dachte, es sei meinetwegen.«

»Nein!«, ruft Sian laut. »Natürlich war es nicht deinetwegen!«

»Lianne hat kein Wort davon gesagt, dass du krank bist. Wenn ich das gewusst hätte … oh, Sian, ich komme mir so mies vor, dass du all das durchmachen musstest …«

Jetzt fassen Dave und Sian sich kurz an den Händen, und ich blicke zu Tamsin und zwinkere ihr zu. Ihre Augen glänzen. Keine von uns hätte sich so einen glücklichen Ausgang für Sian vorstellen können. Eine Sekunde lang denke ich, Dave würde Sian küssen, aber dann sind plötzlich Jennifer und Bea da. Ihr Transparent sieht ein bisschen ramponiert aus. Bea läuft mir in die Arme.

»Du hast es geschafft«, sagt sie. »Ich bin so stolz auf dich, Mummy.«

»Ach, du hast Dave also gefunden!«, ruft Jennifer und drängt sich vor, um Sian zu küssen. »Du warst großartig. Ihr alle.«

Sian dreht sich zu mir um. »Ich kann nicht glauben, dass er da ist«, sagt sie.

100

Isabel und Amma brechen bald danach gemeinsam auf, und ich quetsche alle in mein Auto, lasse Tilly, Joss, Jacob und Biffa vor unserer Tür aussteigen und fahre Tamsin nach Hause. Ich sehne mich nur noch nach einem heißen Bad und wünschte, Tom wäre da, weil ich dann kein Essen vorbereiten müsste, aber im Haus brennt kein Licht, und sein Wagen steht nicht in der Einfahrt. Ich kann immer noch nicht glauben, dass er nach allem, was ich heute erlebt und geleistet habe, im Moment meines Triumphs nicht an meiner Seite ist.

Ich taste nach dem Schmetterlingsanhänger und sehe das Gesicht der Frau vor mir, die mich ermunterte, nie die Hoffnung aufzugeben. Ich würde Tom schrecklich gern von ihr erzählen – ihm erzählen, wie erstaunlich und wahrhaft lebensbejahend dieser Tag heute gewesen ist, doch dann fällt mir wieder ein, wie verärgert er über meine Teilnahme an dem Benefizlauf war, und mein Herz verhärtet sich. Wenn er noch bei seinen Eltern ist und meinen Brief gelesen hat und weiter schmollt, dann weiß ich wirklich nicht, was ich noch tun könnte.

Auch bei Tamsin ist alles dunkel; sie fummelt an dem Thermostat an der Wand herum, bis die Heizung anspringt.

»Kommst du zurecht, wenn ich jetzt gehe?«, frage ich, als ich ihr in die Wohnung folge und den Rollstuhl in der Diele abstelle. »Wo ist Ian?«

Sie macht kein Licht.

»Ich weiß, dass du Bescheid weißt, Keira. Über ihn. Über sie.« Mein Magen zieht sich zusammen. »Er hat es mir gesagt.«

»Oh, Tamsin, das tut mir so leid.«

Sie dreht sich zu mir um. »Ich kann es ihm nicht verübeln.«

»Ich schon.«

»Es ist hart. Zu hart für ihn. Er ist nicht stark.«

»Aber er hätte es wenigstens versuchen sollen«, entgegne ich. Ich kann nicht glauben, dass sie ihm nicht grollt oder Vorwürfe macht.

»Im tiefsten Inneren wusste ich immer, dass er schwach ist. Es überrascht mich nicht, dass er sich verdrückt hat, sobald die Dinge schwierig wurden.«

Ich bin froh, dass sie mich nicht für den Bruch zwischen ihnen verantwortlich macht, aber ihr schicksalsergebener Tonfall tut mir weh. Ich würde sie gern fragen, was das denn jetzt bedeutet und was sie in der Mexiko-Angelegenheit zu tun gedenkt, aber ich spüre, dass sie für ein solches Gespräch viel zu erschöpft ist.

»Du kannst dich glücklich schätzen, Keira, dass du so einen aufrechten Mann wie Tom hast«, sagt sie. »Er ist wahrhaftig ein fürsorglicher Begleiter.«

»Haha!«, erwidere ich bitter. »Weißt du, dass er heute nicht da war? Beim Lauf. Tom. Er ist nicht gekommen. Absichtlich nicht. Er war so sauer auf mich, weil ich mitgemacht habe. Er dachte, ich würde mir selber schaden.«

»Na gut, dann hast du ihm jetzt das Gegenteil bewiesen«, sagt sie kichernd.

»So wird er es nicht sehen.«

»Ach, hör auf. Sei nicht so hart mit ihm.«

Ich helfe ihr ins Schlafzimmer und lasse ihr dann ein Bad ein. Den Gedanken, dass sie nun allein zurückbleibt, kann ich kaum ertragen, doch sie besteht darauf, dass ich nach Hause zu den Kids gehe, sie komme schon allein zurecht. Sie stöhnt vor Anstrengung, als sie die Turnschuhe abstreift.

»Was für ein Tag!«, sage ich, um sie aufzumuntern. Ich möchte, dass sie die guten Dinge nicht aus dem Blick verliert.

Sie nickt lächelnd. »Ganz schön viele Leute haben sich beteiligt, nicht wahr?«

»Ich dachte, ich würde es nicht schaffen«, gestehe ich. »Und fast hätte ich es auch nicht geschafft.«

»Du kannst alles schaffen, Keira«, sagt sie. »Hast du das denn nicht inzwischen begriffen? Du bist so zupackend. Weißt du noch? Die Bauarbeiter?«

Ja, ich erinnere mich genau, wie ich denen Kontra gegeben habe – und auch dem Chirurgen, der mir den Port setzen sollte.

»Du hast dich sogar gegen meinen Mistkerl Ian behauptet. Wieso willst du dann nicht …«

Sie verstummt.

»Los … sag es«, dränge ich sie.

»Ich finde nur … warum setzt du dich dann nicht gegen Lorna durch? Während sie dir alles nimmt, was du dir so hart erarbeitet hast.«

»Ich weiß, aber ich kann nichts gegen sie unternehmen.«

»Man kann immer was tun. Du weißt dir doch zu helfen, Keira. Lass sie nicht gewinnen.«

Wir reden noch eine Weile, und ich berichte ihr, dass Sian die Dateien im Büro durchgegangen ist, aber nichts wirklich Verwertbares gefunden hat. Ich bin kurz davor, zu verzweifeln – ihr zu gestehen, wie verlassen ich mich fühle, weil ich im Begriff bin, Wishwells zu verlieren.

Aber ich darf nicht zusammenbrechen. Nicht wenn die Leere in Tamsins Wohnung mir wie Lärm in den Ohren dröhnt. Stattdessen bitte ich sie, mit mir nach Hause zu kommen. Mitzukommen und so lange zu bleiben, wie sie möchte, doch ich weiß, dass sie ablehnen wird. Ihre Tapferkeit ist bewunderungswürdig, aber sie sollte nicht allein sein. Niemand in ihrer Lage sollte allein sein.

Sie wiederholt, sie werde zurechtkommen und sich ein langes Bad gönnen. Ich sage, ich würde allein hinausfinden, und auf dem Weg nach draußen sehe ich ein Adressbuch neben ihrem Handy liegen. Ich blättere es rasch durch und finde, was ich suche. Ich hole Joss' roten Lippenstift aus meiner Bauchtasche, reiße vorn die Läufernummer von meinem T-Shirt und schreibe die Telefonnummer von Tamsins Mutter auf die Rückseite.

101

Ich parke in unserer Einfahrt und schließe die Augen, völlig erschöpft – körperlich und seelisch. Tamsins Worte gehen mir ständig im Kopf herum.

Sie hat recht, natürlich. Ich habe mich nicht gegen Lorna behauptet. Aber ohne Toms Rückhalt und ohne Beweise bin ich mir nicht sicher, was ich tun könnte.

Auf dem Grünstreifen steht eine alte Harley, und nebenan bei Maria ist Licht. Ich frage mich, ob sie endlich einen neuen Freund hat. Ich hoffe es für sie.

Das Hochgefühl während des Laufs und die Nervenanspannung wegen der vielen Menschen, die sich beteiligt haben, waren geradezu überwältigend, umso heftiger ist jetzt die Trauer, die ich Tamsins wegen empfinde, und ich muss mich sehr zusammenreißen, um ins Haus zu gehen und den Kids gegenüberzutreten. Ich weiß, sie wollen, dass ich fröhlich bin, aber ich fühle mich einfach ausgelaugt.

Als ich die Haustür öffne, höre ich Stimmen, dann ruft Jacob.

»Wir sind hier. Dad ist gerade zurückgekommen!«

Tom ist mit Zippo in der Küche. Das Motorrad draußen gehört also Zippo. Sind sie etwa von Devon bis hierher auf seiner klapprigen alten Harley gefahren?

»Wen haben wir denn da?«, sagt Joss errötend und starrt Zippo an. So verlegen und durcheinander habe ich sie noch nie erlebt. Auch Zippo kommt mir verändert vor. Er hat sich die Haare abrasiert, und die Ohrringe sind verschwunden. Er sieht so erwachsen aus wie noch nie.

Tom erhebt sich – mit Mühe, weil er eine zu enge Lederhose trägt, die offensichtlich Zippo gehört. Mit zwei Schritten ist er bei mir und drückt mich mit seiner speziellen Bären-Umarmung an sich. Er riecht nach Diesel und Dreck. »Ich habe versucht, früher hier zu sein«, sagt er. »Aber das Auto hatte eine Panne. Zippo hat mich dann hergebracht, wir haben so schnell gemacht, wie wir konnten, aber leider haben wir es nicht rechtzeitig geschafft, wenigstens noch das Ende des Rennens mitzuerleben. Ich bin so enttäuscht.«

Er lässt mich los, und Zippo umarmt mich. »Es ist unglaublich. Toll gemacht, K. Ich bin stolz auf dich, Babe.«

»Wir sind bei über 300 Prozent«, sagt Joss. »Das sind zehn Riesen, die wir schon gesammelt haben.«

Ich nicke, ohne richtig zugehört zu haben, starre nur Tom an und erwarte eine Erklärung.

»Ich habe deinen Brief bekommen«, sagt er. »Wir sind sofort, nachdem ich ihn gelesen habe, aufgebrochen. Mum hatte vergessen, ihn mir zu geben. Kannst du mir vergeben, dass ich so ein Arschloch bin?«, sagt er. Und ich beginne zu schluchzen.

Nachdem ich mich oben einigermaßen gesammelt habe, mache ich mir ein Bad mit Bittersalz, und Tom setzt sich auf den Wannenrand. Sein Gesicht brennt noch vom Fahrtwind, und ich sehe, dass er ebenfalls erschöpft ist.

»Kannst du wohl diese schreckliche Hose ausziehen?«, bitte ich ihn lachend.

Er nickt und beginnt, sich zu entkleiden.

»Zwischen den beiden knistert es gewaltig.« Er spricht offenbar von Zippo und Joss.

»Ich weiß«, sage ich. »Aber was ist mit Lucy?«

»Sie ist Geschichte«, erwidert Tom. »Er ist wieder Single und kann sich erneut auf die Jagd begeben.«

Ich lache. »Beschwör es nicht.«

Mit einem Seufzer lasse ich mich ins Wasser gleiten.

»Das tut gut, oder?«, fragt er. Ja, und wie! Es ist, als würde jeder Kummer, den ich jemals hatte, sich langsam in nichts auflösen.

»Das kannst du dir nicht vorstellen.«

Er lächelt mich an, sein Blick ist zärtlich. Das ist er, mein Tom.

»Und? Wie ist es dir ergangen?«, frage ich.

»Ich habe dich vermisst.«

»Ich war hier«, erinnere ich ihn.

»Ich weiß. Aber in meinem Kopf herrschte nur Chaos. Ich war einfach so wütend, weil ich übergangen worden bin. Nachdem ich so viel in diese Kanzlei investiert habe. Allerdings scheint Andrew, nachdem er Dan befördert hat, überraschenderweise kalte Füße bekommen zu haben, denn jetzt versucht er, mich auf irgendeine Weise auch zu befördern.«

Ich berichte ihm von meiner Zufallsbegegnung mit Andrew und was ich gesagt habe. »Bist du sauer?«

Tom lacht. »Nein, ich bin sogar froh, dass du dich für mich eingesetzt hast.«

»Du bist es wert, dass man sich für dich einsetzt.« Meine Stimme bricht.

Er nickt, dann schildert er mir die Situation in Devon. Er habe nicht nach Hause kommen können, weil er sich darum kümmern musste, dass sein Dad medizinisch versorgt wird und die Ärzte ihn wegen seiner Gedächtnisschwäche überwachen. Das Wochenende haben Zippo und er dann damit verbracht, einen Treppenlift fertig einzubauen, auch wenn es Hilarys Knie inzwischen deutlich besser geht. Tom hat mit den beiden offenbar sogar über ihre Zukunft gesprochen – darüber, dass Pflegepersonal gesucht werden muss, wenn es dann einmal so weit ist.

»Mum ist dein Brief erst heute früh um sieben wieder eingefallen.«

»Ah.«

»Und als ich ihn dann las, wurde mir klar … na ja, mir wurde alles klar. Denn alles, was du geschrieben hast, stimmt haargenau. Ich hätte mir so gewünscht, bei dir zu sein, Keira. Ich wünschte, ich hätte den Lauf mitverfolgt. Ich bin so stolz auf dich.«

Und dann beugt er sich zu mir herunter, und wir küssen uns, und ich ziehe ihn zu mir in die Wanne.

102

Nach dem Bad verschlafe ich den ganzen Abend. Tom bringt mir das Abendessen, und ich schaffe es kaum, dafür wach zu werden. Doch als um Mitternacht mein Handy klingelt, bin ich sofort hellwach. Etwas muss mit Tamsin passiert sein.

Ich knipse die Nachttischlampe an und greife nach dem Telefon. Tom knurrt und blinzelt ins plötzliche Licht.

Es ist Sian.

»Hallo«, sage ich verschlafen. »Was gibt's?«

Es muss wohl um Dave gehen.

»Ich hab's gefunden«, sagt Sian. Sie klingt aufgeregt.

»Wie? Was hast du gefunden?«

»Was machst du gerade?«

Ich begreife gar nichts mehr. »Ich schlafe.«

»Es war das, was Amma gesagt hat – über Doug Crawley und seine Golfclubvilla. Das hat mir keine Ruhe gelassen, und jetzt weiß ich, wieso.«

»Und wieso?«

»Kannst du mir Wishwells aufschließen und mich reinlassen?«

»Jetzt?«

»Ich bin in zehn Minuten auf dem Parkplatz.«

Ich beende das Gespräch.

»Was ist?«, fragt Tom, als ich aufstehe und anfange, mich anzuziehen.

»Wenn ich es dir sage, versprichst du mir dann, dass du nicht sauer bist?«

Er richtet sich im Bett auf. »Oje, was geht hier vor, Keira?«

»Wenn du mitkommst, erkläre ich es dir unterwegs.«

Als wir bei Wishwells ankommen, ist Tom einigermaßen sprachlos.

»Heißt das etwa, sie will dich auszahlen? Und nicht nur das – sie will den Laden loswerden?«

»Darauf läuft es in etwa hinaus.«

Ich berichte ihm, was Sian beim ersten Mal herausgefunden hat.

»Sie hat tatsächlich deine E-Mails manipuliert?«, fragt er ungläubig, und ich nicke. »Aber das ist doch absolut fies.«

»Ich weiß. Ich dachte schon, ich werde verrückt – aber diese Geschichte mit der Miete … diese E-Mail habe ich *wirklich* nie gesehen.«

»Oh, Keira – es tut mir so leid, dass du da ganz allein durchmusstest. Ich hatte keine Ahnung.«

»Ich war nicht allein«, erkläre ich ihm. »Ich hatte Sian und Amma und Tamsin.«

»Trotzdem … Ich hätte dir zuhören sollen. Ich fühle mich schrecklich.«

»Ich darf Wishwells nicht verlieren, Tom. Es bedeutet mir viel zu viel.«

»Das weiß ich doch, Liebes. Das weiß ich.«

Sian wartet schon mit einer Taschenlampe, und wir schleichen uns durch die Hintertür. Ich stelle die Überwachungskameras aus, als wären wir Einbrecher. Oben im Büro nimmt Sian sich Pierres Computer vor. Sie hat sich offensichtlich an dieser Geschichte festgebissen.

»Scheiße, er hat das Passwort geändert«, sagt sie, rollt die Ärmel auf und schiebt die Brille auf dem Nasenrücken hoch. Im Licht des Bildschirms schimmert ihr Gesicht blau.

Wir sehen zu, wie sie sich konzentriert.

»Sie ist gut darin«, flüstert Tom.

»Sie ist toll.«

Sian beißt sich auf die Zunge. »Jetzt sollte es klappen.« Und ein bisschen später grinst sie. »Ich bin drin. Dann mal los«, sie scrollt durch die E-Mails. »Schauen wir uns erst mal die Firmenkonten an. Hast du die Daten dafür?«, fragt sie mich.

Ich gehe zu meinem Schreibtisch, hole den Terminkalender, der noch in der Schublade liegt, und nenne ihr die Passwörter fürs Online-Banking.

»Zum Glück hat Pierre die nicht auch geändert. So, Keira, wann war die letzte Vorstandssitzung?«, fragt sie, während ihre Finger über die Tastatur fliegen. Ich blättere in meinem Kalender. Mir fällt wieder ein, dass Lorna den Termin geändert hat, damit ich die Hälfte der Sitzung verpasste.

»Hier, schaut mal«, sagt sie, und Tom und ich stellen uns neben sie. »Hier ist eine Einzahlung, die sofort wieder rausging. Sie kam von einer gewissen portugiesischen Firma namens OportoGT. Im Papierkorbordner habe ich eine E-Mail von OportoGT an Pierre entdeckt. Und als Amma dann von Doug Crawley erzählte, der in Geld schwimme und gerade aus Portugal zurück sei, fiel es mir plötzlich wieder ein.«

»Was fiel dir ein?«, frage ich völlig verwirrt.

»Das allererste Mal, als wir ein Foto von Crawley in

der Zeitung sahen. Weißt du noch? Als Amma uns beim Laufen zum ersten Mal von ihm erzählte? Es war ein Foto von Crawley, wie er dem Typen von dem Bauunternehmen die Hand schüttelt – Terry Soundso von Arc – der Typ, der von der Stadt den Zuschlag bekam.«

»Vage.«

»Also, dieser Typ trug ein OportoGT-Sweatshirt. Ich erinnere mich ganz deutlich an das Logo. Also gibt es eine Verbindung zwischen dem Bauunternehmen und OportoGT. Denn sonst wäre es ein zu unwahrscheinlicher Zufall. Und OportoGT hat Wishwells Geld gegeben.«

»Zwanzigtausend Pfund«, sage ich verblüfft. »Glaubt ihr, das war eine Art Schmiergeld?«

»Sieht so aus«, meint Tom.

»Crawley muss also das Bauunternehmen dazu gebracht haben, Pierre zu bestechen, damit er den Mietvertrag kündigt.«

»Aber warum?«, fragt Tom.

»Für ihr eigenes neues Projekt natürlich.«

In dem Moment höre ich etwas auf der Treppe. Sian knipst die Taschenlampe aus, und wir erstarren.

»Da kommt jemand«, flüstere ich.

Mein Herz klopft, ich klammere mich an Tom. Was, wenn es Lorna ist oder, noch schlimmer … Pierre?

Das Licht im Büro geht an, und ich schreie laut auf, als die Person die große Taschenlampe in ihrer Hand mit einem Knall fallen lässt.

Und dann erkenne ich, wer es ist.

»Herr des Himmels, hast du mich erschreckt!«, keuche ich.

»Keira – was zum Teufel?«, sagt Moira.

Sie blickt von mir zu Tom und dann zu Sian und dann wieder zu mir. »Brian von weiter unten in der Straße hat mich angerufen. Meine Nummer war die einzige, die er hatte. Er sagte, bei uns seien Einbrecher.«

»Und du bist allein gekommen?«, fragt Tom und sieht mich an. Typisch Moira, hier so mutig reinzumarschieren.

»Brian ist unten«, erwidert sie zerstreut, starrt mich aber weiter an.

»Keira … was um Himmels willen ist denn passiert?«

»Ach, Moira«, seufze ich. Und dann laufe ich zu ihr und werfe mich in ihre Arme.

Während Tom nach unten geht, um Brian mitzuteilen, dass alles in Ordnung sei und er nach Hause gehen könne, sprechen Moira und ich miteinander, das heißt, ich platze atemlos mit der ganzen Geschichte heraus. Während sie zuhört, streichelt sie ununterbrochen meine Hände.

»Ach, mein armes, liebes Mädchen, ich hatte keine Ahnung, dass du krank bist.«

»Aber Lorna hat mir erklärt, du hättest beschlossen zu kündigen? Du seist einfach gegangen und hättest es mir nicht selbst sagen wollen.«

»Nein! Nichts dergleichen. Sie hat mich gefeuert. Sofort nach Weihnachten. Sie hat mich gefeuert und behauptet, es sei deine Idee und du würdest es mir ungern selbst sagen wollen. Das hat mir sehr wehgetan. Deshalb musste ich unbedingt weg. Es hat mich so verletzt.«

»Ach, Moira.« Ich weine und streichele ihr vertrautes liebes Gesicht. »Hast du das wirklich geglaubt? Die ganze Zeit?«

»Keira, es tut mir so leid.«

»Ich fasse es nicht, dass Lorna euch das alles angetan hat. Sie ist schon speziell«, meint Tom, als er zurückkommt und das Ende unseres Gesprächs mithört. »Sieht so aus, als habe sie uns alle reingelegt.«

»Jetzt ist sie aber dran«, sage ich.

»Und ob!«, meint Sian. »Ich werde das ganze Zeug jetzt ausdrucken. Es ist alles hier drin, Keira. Alle Beweise, die du brauchst.«

103

Um drei Uhr in der Frühe sind wir wieder zu Hause, aber ich kann kaum schlafen und weiß, dass Toms Gedanken sich ebenfalls wie wild im Kreis drehen. Als das erste Licht durch die Vorhänge dringt, ziehe ich meinen Morgenmantel an, und als ich aus unserem Zimmer trete, um nach unten zu gehen und Wasser aufzusetzen, erscheint Zippo auf dem Treppenabsatz. Wegen unseres dramatischen nächtlichen Ausflugs hatte ich ganz vergessen, dass er hier ist.

Es sieht so aus, als hätte er die Nacht mit Joss im Gästezimmer verbracht, und wirkt ziemlich zufrieden mit sich. Er hat ein Handtuch um die Hüften gewickelt, reckt die Arme und reibt sich den Hinterkopf, erst dann sieht er mich und zuckt zusammen.

»Morgen«, sagt er.

»Morgen«, sage ich.

»Sag nichts.«

»Ich denke nicht im Traum daran«, erwidere ich grinsend. »Zwei Tee?«

Ich lächele immer noch still in mich hinein, während ich vier Tassen Tee zubereite, für Tom und mich und für die frisch Verliebten. Pooch hechelt und leckt meine Hand. Ich lasse ihn raus und sehe zu, wie er sich im Kreis dreht und dann genau dort hinpinkelt, wo die Krokusse mitten auf dem Rasen stehen.

Ich taste nach meinem Schmetterlingsanhänger und empfinde tiefe Dankbarkeit für die unbekannte Frau. Ich weiß, dass meine Reise durch die Krebswelt weitergehen muss und noch eine lange Strecke vor mir liegt, doch nachdem die Diagnose wie eine Bombe in mein Leben eingeschlagen ist, merke ich, dass die einzelnen Bruchstücke allmählich wieder zusammenfinden. Und ich denke daran, was die Läuferin mit der Schmetterlingskette über das Hoffen gesagt hat.

Ich schließe die Augen. »Danke, Dad«, sage ich, und mir fällt wieder ein, wie ich am ersten Tag auf der Bank im Park saß und ihn bat, er möge dafür sorgen, dass alles wieder gut wird. Und wie Tamsin in mein Leben gelaufen ist. Ich denke an all das, was ihretwegen seitdem passiert ist, wie nah ich mich ihr und meinen Lauffreundinnen fühle, besonders nach dem gestrigen Tag.

Dann hole ich aus meiner Tasche in der Diele das Stoffstück mit der Telefonnummer von Tamsins Mutter und wähle.

Ich sehe zu, wie die Sonne über den Schuppen steigt und den Garten und die knospenden Bäume in Licht badet. Ich hole tief Luft, horche auf das Klingeln, und dann sage ich:

»Hallo, spreche ich mit Shirley O'Brien?«

»Ja.«

»Sie kennen mich nicht«, erkläre ich ihr, »ich bin eine Freundin von Tamsin.«

Zippo und Joss lehnen ein Frühstück ab und brechen sofort auf. Joss steigt hinten auf sein Motorrad, um sich zum Bahnhof fahren zu lassen.

Ich würde zu gern mit ihr reden, hören, was in der Nacht geschehen ist und was das alles bedeutet, aber sie errötet verlegen und benimmt sich scheu und völlig anders, als ich sie je erlebt habe, und ich weiß, ich muss geduldig sein, bis sie selbst bereit ist, darüber zu sprechen. Tom und ich stehen etwas verwirrt in der Tür, als sie uns zum Abschied zuwinkt. Und Tom weiß, wie sehr ich darauf brenne, Scout anzurufen und ihr die Neuigkeiten mitzuteilen – den allersaftigsten heißen Klatsch.

Tom hat meine Mum gebeten vorbeizukommen, und er singt das »Too-ra-loo-ra, too-ra-loo-rye-aye« aus Dexys »Come on Eileen«, als sie mittags an der Haustür klingelt. Sie hält ein Friedensangebot in Form eines Apfelstreuselkuchens in der Hand und küsst mich auf die Wange.

»Ich höre, du hast dich ganz gut gemacht bei diesem Lauf«, sagt sie in ihrem pastoralen Tonfall. Aber das ist auch das Höchste an Lob, was ich überhaupt erwarten darf.

»Ich gebe einen Zehner in die Sammlung«, sagt Rob und küsst mich.

»Vielen Dank. Jeder Penny hilft.«

Tilly nimmt Robs Mantel, und wir gehen in die Küche, doch Tilly hält mich zurück.

»Also … ähm, ich dachte … wäre es okay, wenn Alfie heute vorbeikommt?«

»Na klar. Das wäre doch nett. Er kann gern zum Mittagessen bleiben, wenn er möchte. Falls ich dir nicht zu peinlich bin«, sage ich etwas spitz.

»Nein, Mum«, erwidert sie und grinst. »Im Gegenteil, ich finde, du rockst!«

104

Tom ist einverstanden, mit mir an der Vorstandskrisensitzung teilzunehmen, die ich für Donnerstagmorgen in Wishwells einberufen habe. Ich habe mich in meinen einzigen Power Suit geworfen – und mich nach langer Überlegung mit Perücke und Ammas künstlichen Wimpern ausstaffiert. Tilly hat mir beim Aufmalen der Augenbrauen geholfen, damit sie natürlich wirken und nicht wie Nacktschnecken, wonach sie aussehen, wenn ich selbst es versuche. Trotz Schlafmangel, kahlem Schädel und gräulicher Haut ist die Verwandlung verblüffend, und ich fühle mich super und stark.

Vorher treffen wir uns in Jennifer's Café mit Clive und Richard für eine ausführliche Aufklärung; Sian liefert ihnen einen vernichtenden Bericht all dessen, was in den vergangenen Monaten in Wishwells vor sich gegangen ist, und sie sind, genau wie Tom, schockiert und wie vor den Kopf geschlagen angesichts von Lornas und Pierres Doppelzüngigkeit und Lügen. Sian macht ein höchst zufriedenes Gesicht, als ich mich am Eingang des Cafés bei ihr bedanke, sie umarme und dabei meine Perücke festhalte, damit sie nicht verrutscht.

Clive ist so beeindruckt von Sians Recherche, dass er sie gern für einige seiner anderen Firmen engagieren möchte.

»Wahnsinn … er denkt ernsthaft daran, mir einen richtigen Job anzubieten«, flüstert sie mir zu.

Ich freue mich für sie, bin aber nicht überrascht. Sie hat es verdient.

»Gehst du denn nicht zurück nach Bracknell?«, frage ich sie.

»In meinen alten Job? Auf keinen Fall.«

»Und was ist mit Dave?«

Sie grinst breit. Ich weiß, dass sie seit dem Rennen fast ununterbrochen in Kontakt stehen. »Er möchte dort weg und wünscht sich einen Tapetenwechsel, und wir überlegen schon, ob er nicht herzieht. Wenn ich hier tatsächlich eine Arbeit in Aussicht habe, dann wäre das einfach perfekt.«

»Es fügt sich also alles aufs Allerschönste«, sage ich. »Ich bin so glücklich.«

»Ach, Keira«, meint sie und drückt mich noch einmal ganz fest. »Ich kann dir gar nicht genug danken. Und jetzt zieh los und mach sie fertig.«

Ich bin ganz zittrig vor Nervosität, aber Tom nimmt meine Hand, als wir die Straße überqueren. »Nichts wie ran. Gib Gas. Ich gebe dir Rückendeckung.«

Ich grüße Lorna nicht, als wir das Geschäft betreten, aus Angst, plötzlich doch noch auszurasten, und gehe mit gesenktem Kopf zusammen mit Clive, Richard und Tom nach oben zum Konferenzzimmer, aber ich fühle mich stark und gestählt. Ich weiß, dass ich bestens vorbereitet bin.

»Das ist doch lächerlich«, poltert Lorna, als wir alle an ihr vorbeiziehen. »Was zum Teufel ist hier los?«

Das Thema, das wir zuerst und zuvörderst diskutieren werden, sind Pierres heimliche Verhandlungen wegen des Geschäfts, doch es ist Lornas Verrat, der mich am meisten empört. Und als sie sich vor mir aufbaut, wird mir klar, wie einschüchternd ich sie immer empfunden habe.

Heute bin ich jedoch fest entschlossen, sie nicht an mich heranzulassen.

»Was ist los? Warum ist Tom hier?«, fragt Pierre, als wir nach oben zu den Büros kommen.

»In seiner Eigenschaft als Anwalt«, entgegne ich und gehe an ihm und Becca vorbei ins Konferenzzimmer.

Lorna wirft mir einen Blick zu, als sei ich völlig verrückt geworden, Tom mitzubringen ... was von ihrer Seite einigermaßen unverschämt ist, nach allem, was *sie* ihrem Ehemann hier erlaubt hat.

»Niemand hat gegen das Gesetz verstoßen«, verkündet Pierre und feixt, als sei mein Verhalten komplett lächerlich. Ich muss mir auf die Zunge beißen. Die Arroganz dieses Kerls!

Als alle schließlich versammelt sind, schließe ich die Tür des Konferenzzimmers und gebe Becca einen stummen Wink, zurück an ihren Computer zu gehen und weiterzuarbeiten. Dann trete ich ans Kopfende des Tischs. Clive, Richard und Tom nehmen Platz, aber sie würdigen Pierre und Lorna keines Blicks. Auf dem Tisch liegt ein Anti-Stress-Ball, Pierre nimmt ihn und wirft ihn lässig von einer Hand in die andere, während er sich auf seinem Stuhl zurücklehnt, als handele es sich hier um ein kaum ernstzunehmendes Brainstorming.

»Also, worum geht es? Warum diese langen Gesichter?«, fragt er und hofft zweifellos, sich aus der Situation hinauszucharmieren, doch ich bleibe standhaft.

»Nun, erstens sind wir hier, um über den Mietvertrag zu diskutieren«, sage ich.

»Wieso?«, fragt Lorna so unschuldig, als hätte unsere Auseinandersetzung im Laden nie stattgefunden.

»Pierre hat absolut außerhalb seiner Zuständigkeit agiert«, erkläre ich. »Niemand war jemals damit einverstanden, dass der Mietvertrag gekündigt wird.«

Pierre wirkt in die Enge getrieben, schüttelt aber den Kopf, im Versuch, zu bluffen.

»Ach das. Bist du immer noch sauer, dass das Geschäft aufgegeben wird. Ich hörte, es gab eine Szene.« Er blickt zu Lorna, zieht eine Grimasse und knallt sich den Ball in die Hand. »Du weißt doch, die neue Strategie ist der Online-Verkauf. In finanzieller Hinsicht ist es sinnvoll, das Geschäft zu schließen, und nur zu deiner Information, Keira, alle waren einverstanden.«

»Ich nicht. Ich würde niemals zustimmen, dass mein Geschäft geschlossen wird – und das weißt du.«

Er schüttelt erneut den Kopf. Ich staune, wie dickhäutig er ist. Glaubt er tatsächlich, er käme ungeschoren davon?

»Nun ist es so, Pierre, dass du uns ausdrücklich versichert hast, du habest mit Keira gesprochen«, erklärt Richard. »Und das scheint nicht zuzutreffen.«

»Clive, Richard, lasst uns doch vernünftig bleiben«, bittet Lorna.

»Sprich mit Keira, nicht mit uns«, gibt Richard knapp zurück.

»Das ist absurd.«

»Es ist nicht absurd. Pierre hat wiederholt gelogen«, sage ich sehr bestimmt. »Um mich aus meinem eigenen Unternehmen zu verdrängen. Deshalb muss er gehen. Und zwar auf der Stelle.«

Pierre schüttelt wieder den Kopf, als sei ich nicht ganz dicht. »Du kannst doch nicht einfach –«

»Ich kann es, und ich tue es. Pierre, du bist gefeuert.«

»Nun mal langsam«, sagt Lorna und blickt hilfesuchend zu Clive.

»Angesichts der Umstände ist Keira völlig berechtigt, seine Anstellung zu beenden«, sagt Clive.

»Welche Umstände?«

Clive nickt mir zu, und ich greife in meine Tasche und schiebe Pierre und Lorna zwei Dossiers zu.

Jetzt legt Pierre den Ball endlich beiseite und beugt sich mit einem müden Seufzer nach vorn. Er nimmt ein Dossier und zieht es zu sich heran.

»Und was soll das alles?«, sagt er, doch als er es öffnet, sehe ich, wie sich sein Kiefer verkrampft.

»Ich denke, ihr beiden wisst, was da drinsteht – aber um es sehr deutlich zu sagen, Schmiergeld von dem Bauunternehmen anzunehmen war einfach scheiße.«

»So etwas habe ich nie getan«, sagt Pierre.

»Ähm … doch, das hast du. Es steht alles da drin – schwarz auf weiß«, erkläre ich ihm.

»Aber was unterstellst du uns denn da?«, fragt Lorna und überfliegt die vernichtenden Seiten. Dann sieht sie mich mit anderen Augen an, aber ich ignoriere sie und konzentriere mich auf Pierre, der inzwischen aufgestanden ist.

»Ich weiß nicht, woher du das hier hast, aber –«

»Oh, das sind nur einige der wasserdichten Beweise, die ich habe … es gibt nämlich außerdem ziemlich alarmierende Beschuldigungen von deinen Exkollegen in der City. Und sollten die daran denken, den Fall mit frischen Beweisen zu deinem neuerlichen Verhalten noch einmal aufzurollen –«

»Ihr könnt nicht zulassen, dass sie so mit mir spricht!«, schreit Pierre.

»Offen gesagt, kann Keira mit dir reden, wie es ihr beliebt«, entgegnet Clive. »Ich wundere mich, dass sie so ruhig bleibt.«

Oh, ich bin ruhig. Ihr könnt darauf wetten, dass ich ruhig bin.

Lorna ist aufgesprungen. »Du kannst doch nicht einfach –«

»Pierre, bevor ich die Polizei hole, empfehle ich dir, zu verschwinden, es sei denn, du möchtest hier und jetzt mit mir diskutieren, in welchem Ausmaß du in meinen Geschäftsräumen betrogen und getäuscht hast«, sage ich zu ihm.

Eine Sekunde lang sieht er aus, als wolle er versuchen, sich noch weiter herauszureden, doch dann dreht er sich auf dem Absatz um und verlässt den Raum.

»Pierre!«, ruft Lorna, entsetzt über seinen Abgang. »Das kannst du nicht machen!«, brüllt sie mich an.

»Ich habe es gerade getan. Und jetzt bist du dran«, fahre ich fort. »Was du getan hast, ist so viel schlimmer.« Mir zittert die Stimme, aber ich bleibe stark. »Ich dachte, du seist meine Freundin, aber du bist mir in den Rücken gefallen. Was du nicht zu begreifen scheinst, Lorna, ist, dass dies *mein* Geschäft, *mein* Unternehmen ist. Dass du versucht hast, mir beides zu nehmen, ist schon schlimm genug, aber dass du meine Krebsdiagnose dazu benutzt hast, deine Pläne noch zu beschleunigen, ist schlicht … böse.«

Sie öffnet den Mund, erwidert aber nichts.

»Du hast Moira gefeuert, hast ihr unsäglichen Kummer zugefügt, und dann hast du versucht, mir einzureden, ich würde verrückt, und hast währenddessen die ganze Zeit meine E-Mails manipuliert.«

»Ja, ich denke, das, was du Keira angetan hast, Lorna, nennt man Gaslighting«, sagt Tom, um mich zu unterstützen. Er wirft mir einen aufmunternden Blick zu.

»Was besonders verabscheuungswürdig ist angesichts dessen, was sie gerade durchmacht«, ergänzt Richard.

Ich freue mich über ihre Unterstützung, brauche sie aber eigentlich nicht. Lorna hat inzwischen hochrote Wangen. Ihre Augen füllen sich mit Tränen, als sie mir endlich ins Gesicht blickt. Ich bleibe hart.

»Und jetzt möchte ich, dass du genau zuhörst, denn Folgendes wird geschehen. Mein Anwalt wird sich mit dir in Verbindung setzen und dir ein ›angemessenes Angebot‹ für deine Firmenanteile unterbreiten«, sage ich in Anspielung auf das lächerliche Angebot, das sie mir gemacht hat. »Und in der Zwischenzeit kannst du deinen grauenhaften Jackson-Ramsch und deine beschissenen Teekannen nehmen und dich aus meinem Laden verpissen.«

105

Ich rufe Tamsin an und hinterlasse ihr die Nachricht von meinem Triumph auf der Vorstandssitzung, doch sie ruft nicht zurück. In unserer WhatsApp-Gruppe hält Amma uns über den Spendeneingang auf dem Laufenden: Die Summe auf unserer *Zeit-für-Tamsin*-Seite steigt und steigt, doch Tamsin selbst reagiert nur mit dem Daumen-hoch-Emoji.

Ich mache mir Sorgen um sie, bin aber gerade zu sehr damit beschäftigt, nach dem Showdown für Ruhe in Wishwells zu sorgen. Nachdem Lorna gegangen ist, hat auch Becca beschlossen zu gehen und mit ihr Tyra, die Neue, und ich kann nicht sagen, dass ich darüber traurig wäre. Zwar ist alles sehr dramatisch, aber ich spüre eine neue Stärke in mir.

Ruby entschuldigt sich tausendmal, weint sich die Augen aus und erzählt mir, wie schrecklich es gewesen sei, mich wegen der Preisverleihung anzulügen, und wie zerrissen sie sich wegen Lornas Verhalten gefühlt habe. Ich vergebe ihr mit einer festen Umarmung.

Genau wie ich ist sie überglücklich, dass Moira wieder da ist. Und die ist schon dabei, den Laden wieder in den Zustand zu bringen, wie wir beide ihn haben wollen. Einige der Kleider werden bleiben, aber insgesamt fühlt es sich an, als sei mit Moiras Wiederauftauchen auch die Seele von Wishwells zurückgekehrt. Sie selbst ist in Hochstimmung und verrät uns, sie habe die Kreuzfahrt trotz allem genossen und sogar jemanden kennengelernt:

Oscar, einen dänischen Töpfer, und sie strahlt, als sie von ihrer Urlaubsromanze erzählt. Tilly und Jacob ziehen sie damit auf, als Moira später zum Abendessen zu uns kommt und uns ihre Fotos zeigt.

Ich rufe Lisa an, berichte ihr, was passiert ist, und engagiere sie erneut als unsere Keramikerin.

»Das erleichtert mich ungemein«, sagt sie. »Nicht nur meinetwegen, es geht mir auch ums Prinzip. Die Leute lieben Wishwells nicht nur für all die schönen Dinge, sondern auch wegen der liebenswürdigen Menschen dort. Das macht das Einkaufen bei euch so besonders. Kein Klicken auf einen Bildschirm. Was soll daran denn menschlich sein?«

Da kann ich nur zustimmen.

Der Lauf am Sonntag und mich gegen Lorna behauptet zu haben, sind zwei großartige Erfolge für mich, und prompt hätte ich beinahe vergessen, dass der Großteil der Behandlung noch vor mir liegt. Doch dann stellt sich heraus, dass ich Chemo Nummer drei besser vertrage als die beiden davor – vielleicht bin ich aber auch nur zu erschöpft, um mich darüber aufzuregen. Irgendwie kommt mir die Chemo im Moment weniger wichtig vor als andere Dinge, die sich gerade in meinem Leben ereignen. Bei dieser Sitzung nicke ich ein, während Mum neben mir strickt.

Danach entdecke ich in unserem Gruppenchat eine Nachricht von Tamsin.

Könnt ihr vorbeikommen? Ihr alle. Heute Abend?

Sian sagt, sie werde da sein und sei bereit, Amma und mich abzuholen.

Als wir ankommen, empfängt Tamsin uns an der Wohnungstür und umarmt uns eine nach der anderen. Sie trägt einen langen, schwarzen Umhang und einen schwarzen Turban; das Gesicht hat sie sich in den üblichen verrückten Farben bemalt. Sie sieht sehr vergnügt aus. Ich bin die Letzte, und sie packt mich bei den Schultern und blickt mir ins Gesicht.

»Du bist eine gute Freundin, Keira«, sagt sie, und ich muss schlucken, so erleichtert bin ich, dass sie nicht sauer auf mich ist. »Du hast das Richtige getan.«

»Meinst du das mit deiner Mum? Hat sie sich gemeldet?«

»Ja.« Sie lächelt. »Ja, und es ist einfach wunderschön, sie wieder bei mir zu haben. Ich dachte, ich würde sie nicht mehr brauchen … aber ich hatte mich geirrt. Doch das wusstest du ja, oder?«

Ich nicke und drücke sie. »Dafür sind Freundinnen da.«

Die anderen sind schon in der Küche, als ich dazukomme.

»Das ist meine Mum Shirley«, sagt Tamsin, humpelt in die Küche und hält sich am Türrahmen fest.

»Und Sie müssen Keira sein«, sagt Shirley. Sie hat ein verhärmtes graues Gesicht, aber ihre Augen sind sanft und von der gleichen Farbe wie Tamsins. »Ich bin so dankbar, dass Sie angerufen haben.«

»Nicht so dankbar wie ich«, sagt Tamsin.

Ich umarme Shirley, die ankündigt, jetzt erst mal Tee zu kochen.

Tamsin humpelt von der Küche ins Wohnzimmer.

»Was ist mit dir?«, frage ich. »Warum humpelst du?«

Sie grinst mich an. »Deswegen wollte ich, dass ihr alle vorbeikommt«, erwidert sie. »Ich muss euch etwas zeigen.«

»Und was?«, fragt Amma, leicht verwirrt.

Tamsin legt den Umhang ab. Darunter trägt sie Laufshorts und ein Oberteil.

»Seht mal«, sagt sie und dreht sich um.

Auf ihrer Wade hat sie ein neues Tattoo, das noch mit Frischhaltefolie abgedeckt ist. Aber man kann es schon lesen: Der »Bright-Side-Running-Club« steht da wie ein Motto. Den Schriftzug umschwirren rote Herzen und blaue Schmetterlinge.

»Ach, du meine Güte! Wahnsinn!«

»Echt? Ich dachte, du hasst Tattoos, Keira«, stichelt sie.

»Ja, schon, aber das hier ist toll.«

»Ich habe zwei Tage im Rollstuhl gesessen und den Rest von meinem Ersparten ausgegeben«, erklärt sie.

Wir bewundern ihr Tattoo, dann packt Sian die Katze, die lautstark schnurrt, und Tamsin setzt sich aufs Sofa.

»So, und was ist jetzt mit Mexiko?«, fragt Amma und hockt sich auf die Sofalehne. »Wir haben das Geld für dich zusammen.«

Tamsin beißt sich auf die Lippe. »Also … was das angeht …«

Sie wirkt aufgeregt, und als sie meinem Blick ausweicht, begreife ich, dass sie ihre Meinung geändert hat.

»Ist es noch das, was du willst?«, wage ich mich vor, denke aber, dass ich die Antwort schon kenne.

»Das dachte ich, aber«, sie stößt einen tiefen Seufzer aus, »ich werde nicht hinfahren.«

»Was?«, fragt Sian. »Wir haben doch das ganze Geld gesammelt.«

»Und dafür bin ich euch sehr dankbar. Euch allen und all jenen, die in ihre Taschen gegriffen haben, aber …« Sie schließt die Augen, als müsse sie jetzt etwas sehr Schwieriges sagen, so dass wir uns alle vorbeugen, als sie sie wieder öffnet und die Hände auf ihre Knie legt. »Mexiko war Ians Idee. Und ich habe sie übernommen, weil es das war, was *er* wollte. Ich war zu schwach, um mich gegen ihn zu behaupten, und als ihr dann sagtet, ihr würdet Geld sammeln, geriet alles außer Kontrolle. Glaubt mir, ich war sehr gerührt, dass alle mir helfen wollten. Aber tatsächlich ist es so, dass ich mein medizinisches Team hier liebe, und ich weiß auch, dass es nirgendwo auf der Welt eine bessere Behandlung zu kaufen gibt. Ich weiß, dass Phil mich auf die bestmögliche Art behandelt und tut, was er kann. Und deshalb: Nein, ich werde nicht nach Mexiko gehen.«

»Aber bedeutet das nicht …«, stottert Sian.

»Du wolltest doch mehr Zeit«, ergänzt Amma.

Tamsin lächelt uns zu. »Ich dachte ja, terminale Diagnose heiße, ich hätte nur noch Tage zu leben, aber mir geht es besser als seit Jahren. Ich habe meine Familie zurück, und ich habe mich von Ian getrennt, aber vor allem … habe ich euch.«

Amma blickt mich an, ihre Augen füllen sich mit Tränen. Sie nimmt Tamsins Hand.

»Ich wollte immer eine Anführerin sein«, sagt Tamsin. »Ich habe immer davon geträumt, einen eigenen Laufclub zu haben. Und dank euch habe ich jetzt einen. Ich habe ihn sogar mit Tinte verewigt, um es zu beweisen.«

»Ach, Tamsin«, sage ich, gehe vor ihr auf die Knie und nehme ihre andere Hand. Ich sehe ihr an, dass es ihr Ernst ist mit ihrer Entscheidung.

»Schluss jetzt. Keine Tränen. Kommt schon, Kopf hoch«, sagt sie, aber ich merke, dass auch sie mit den Tränen kämpft. »Ich bin noch nicht tot.« Und da ist es wieder, ihr Cheshirekatzen-Grinsen. »Spart euch die Tränen für später. Aber zwischen Jetzt und Später werde ich jede einzelne Sekunde, die mir bleibt, die Dinge tun, die mich glücklich machen, und mit den Menschen zusammen sein, die ich liebe.«

Sian kniet sich ebenfalls vor Tamsin auf den Boden. »Gut so.«

Wir landen in einer Gruppenumarmung.

»Ach ja, und das Geld …«, sagt Tamsin.

»Ja, richtig«, meint Amma. »Du hast nämlich eine rappelvolle Kriegskasse. Und was wirst du damit machen?«

»Da macht euch mal keine Sorgen. Eine ganze Menge«, erwidert sie vergnügt. »Die Hälfte soll in die Forschung gehen, damit andere in meiner Situation eine bessere Überlebenschance haben als ich. Und die andere Hälfte geht an das Hospiz. Wie ihr wisst, stammen drei Viertel der Summe, die sie für den Unterhalt benötigen, aus Spenden. Und wenn das *Zeit-für-Tamsin*-Geld überhaupt irgendwohin fließt, dann sollte es auf jeden Fall St. Margaret helfen, weiterhin geöffnet zu bleiben.«

»Es klingt so, als hättest du genau über alles nachgedacht«, sage ich, froh, dass sie diesen Plan ausgeheckt und ihre Zukunft wieder selbst in die Hand genommen hat.

»Ja, das habe ich, aber ich wünsche mir, dass ihr mir eines versprecht«, sagt sie.

»Und was ist das?«

»Dass ihr alle gemeinsam weiterhin lauft. Dass ihr den Bright-Side-Running-Club am Leben haltet. Für mich.«

Und wir versprechen es ihr.

106

Ich bin zwar sehr froh, dass ich wieder ins Geschäft gehen kann, nachdem die Krise in Wishwells vorüber ist, aber die folgenden zwei Monate werden dann doch noch zu den härtesten meines Lebens. Die letzte Achterbahnstrecke auf dem Chemo-Ritt durch die Krebswelt scheint mir die schlimmste zu sein.

Denn schon bald wird mir vollkommen klar, was Tamsin mit ihrem Vergleich meinte, als sie sagte, sie habe sich gefühlt wie auf einer schlechten Droge in einem zu lauten Club, aus dem man nicht wegkann. In meinem Kopf herrscht wattiges Rauschen, mir ist übel und schwindelig. Ich fühle mich ausgelaugt und bin ziemlich häufig zu nichts anderem fähig, als einfach nur im Bett zu liegen, da meine Knochen höllisch schmerzen und mich im Stehen nicht mehr tragen wollen. Gnadenlose Hitzewellen überfallen mich – vom kahlen Schädel bis zum Zeh – und machen jeden Schlaf unmöglich, und die Narben auf meiner Brust und am Arm pochen.

Ich will einfach nur noch, dass alles vorbei ist, und bis zur letzten Chemo habe ich mich kaum je auch nur ein paar Minuten wenigstens halbwegs normal gefühlt.

Aber meine Familie ebenso wie Sian, Amma und Tamsin stehen mir bei, und ich schaffe es sogar noch in den Laden, wo ich den Krebs für eine Weile vergessen kann. Es gab einen allgemeinen Seufzer der Erleichterung auf unserem Abschnitt der Einkaufsstraße, als die Pläne des Stadtrats fürs Erste fallengelassen wurden, und allmählich kehrt nach dem Sturm die Ruhe ein. Lorna und ich verkehren nur noch über Anwälte miteinander. Was mit ihr und Pierre geschieht, interessiert mich nicht mehr; allerdings habe ich gehört, sie hätten sich getrennt.

Moira und Ruby führen den Laden für mich und machen es ganz großartig. Moira hat eine »Krebsecke« eingerichtet, in der Mums Stricksocken zum Verkauf stehen. Und wir haben begonnen, über die Herstellung von Ketten mit Hoffnungsschmetterlingen zu sprechen.

Selbst wenn ich mich richtig elend fühle, rappele ich mich jeden Freitagmorgen auf und laufe mit den Mädels. Ein oder zwei Mal macht auch Tamsin mit. Ihr Zustand scheint für eine Weile stabil zu sein, auch wenn sie erschreckend dünn geworden ist.

Unsere Laufgruppe ist inzwischen ziemlich groß – mit über zwanzig regelmäßigen Teilnehmerinnen, manchmal sogar bis zu dreißig –, und ich habe viele faszinierende, anregende Frauen kennengelernt. Aber die inspirierendste von allen ist Amma.

Nachdem Sian und Amma sich ein bisschen genauer umgehört hatten, fanden sie heraus, dass Doug Crawleys Vermögen direkt von OportoGT stammt, das wiederum das Bauunternehmen des Stadtrats auf seiner Gehaltsliste hat. Die ganze Geschichte war im höchsten Grad dubios.

Dank Sians Beweisen gelang es Amma, Crawley komplett zu diskreditieren, und ihre eigene Wahlkampagne eilt von Erfolg zu Erfolg. Sie beschuldigte ihn der sexuellen Belästigung, und aufgrund ihres Muts haben sich viele weitere Frauen mit noch härteren Anschuldigungen öffentlich vorgewagt. Crawley-die-Kröte wird nun wegen mehrfacher sexueller Belästigung angeklagt.

Trotz all meiner Lästerei über Tattoos bekomme ich schließlich drei, bevor meine Bestrahlung an einem herrlich sonnigen Junimorgen beginnt. Ein sehr kompetenter Röntgenassistent setzt einen kleinen Tintentupfer auf beide Seiten meiner Brust und einen in die Mitte dessen, was einst mein Dekolleté bzw. die Spalte zwischen meinen Brüsten war.

Ich werde zwanzig Bestrahlungen hintereinander haben, und ich räume meinen Terminkalender frei, damit ich mich darauf konzentrieren kann, rechtzeitig zum Krankenhaus und wieder zurück zu kommen. Ich habe wirklich Glück, dass Mum und Rob zur Verfügung stehen und mich fahren können; schon bald haben wir eine feste Routine entwickelt.

Bei der fünften Sitzung ziehe ich mich in der engen Umkleidkabine neben dem Röntgenraum aus und hänge BH und T-Shirt über die Stuhllehne. Ich betrachte mich im Spiegel. Meine Augen sind gerötet und jucken. Und ohne Nasenhaare tropft meine Nase ständig. Ich bin aufgedunsen, aber als ich mein Kopftuch abnehme, entdecke ich, dass auf meinem kahlen Schädel schon die ersten Haare nachwachsen. Ich sehe aus wie ein gesprenkeltes, wuscheliges Küken und streiche mit der Hand behutsam über die neuen Stoppeln.

»Du dachtest ja, ich sei nicht mehr die Jüngste«, habe ich heute früh zu Tom gesagt. »Aber da hast du dich geirrt.«

Es tut mir gut, über meinen reduzierten körperlichen Zustand zu witzeln, allerdings hat es durchaus Zeiten gegeben, da war es mir unmöglich, weiterhin optimistisch zu sein, besonders, als Woche für Woche immer mehr von mir verlorenging. Ich inspiziere meine Nägel, die inzwischen alle komisch braun und locker sind, wie künstliche Nägel, die jede Minute abfallen können; und es ist schwierig, irgendetwas aufzuheben.

»Komm schon. Du hast es doch fast geschafft«, sage ich zu meinem Spiegelbild. »Das packst du jetzt auch noch.«

Auf der Bestrahlungsliege rutsche ich auf Anweisung der Schwestern weiter nach unten. Mein Hintern muss jeden Tag an genau derselben Stelle liegen. Die Tattoos benutzen sie als Orientierung zum Ausrichten der Lasergeräte, damit meine Brust präzise beschossen werden kann.

Damit meinem Herzen nichts passiert, steckt die Schwester mir das Beatmungsgerät in den Mund, schiebt mir eine Brille über die Augen und setzt mir eine Klammer auf die Nase. Sie legt mir die Arme über den Kopf, und ich kämpfe gegen das Gefühl von Platzangst an, während sie um mich herumwuselt und die riesigen Maschinen an ihren Platz rollt.

Von innen gesehen, wird die Brille zu einem Computerbildschirm, der ein Diagramm zeigt. Mein Atem erscheint als rote Linie, und die Schwester justiert die letzten Einstellungen. Kurz darauf ertönt ein Alarm, und die Schwester und der Röntgentechniker verlassen eilig den Raum, um nicht von den Strahlen erwischt zu werden.

Ich höre die Stimme der Schwester über die Sprechanlage, sie gibt mir mein Stichwort. Ich muss jetzt tief einatmen, worauf die rote Linie auf dem Diagramm zu einer horizontalen grünen Linie wird. Danach muss ich den Atem anhalten, bis ein Licht am unteren Bildschirmrand aufleuchtet, dann atme ich aus. Das muss ich sechs Mal machen, während die Strahlen meine Brust beschießen und die letzten bösartigen Zellen ausfindig machen.

Ja, fickt euch, Krebszellen, denke ich. Ich habe gewonnen, rufe ich mir ins Gedächtnis. Das Mutterschiff ist stark. Dass nach dieser Kombination aus Chirurgie, Chemo und Strahlentherapie noch irgendwelche Krebszellen in meinem Körper verblieben sind, bezweifle ich ernsthaft. Und wenn doch – dann Hut ab; aber ich schätze, ich habe den Aufstand niedergeschlagen und werde noch mit neunzig auf die Berge steigen. Nein, streich das. Ich werde so bald wie möglich auf Berge steigen. Wenn ich wieder fit bin.

Das gehört alles zur Konzeption der neuen Keira. Ich habe seit Anfang des Jahres viele Dinge in meinem Leben geändert, und als Allererstes kümmere ich mich seitdem täglich und regelmäßig um mein Wohlbefinden. So habe ich Qigong entdeckt, das dem chinesischen Yoga ähnelt, und es verwundert mich, dass ich mir nicht schon früher Zeit für eine meditative Kopfbeschäftigung genommen habe. Mir gefällt die Idee des Qi – jener Lebenskraft, die uns überall umgibt. Und während sich über mir die dunklen Maschinen bewegen, sage ich das Mantra auf, das ich jeden Tag spreche, um nicht vom richtigen Weg abzukommen.

Heute werde ich nicht wütend sein. Heute werde ich mir keine Sorgen machen. Heute werde ich alles Schöne wertschätzen, das mir widerfahren ist. Heute werde ich meine Arbeit ordentlich erledigen, und heute werde ich zu allen lebenden Geschöpfen freundlich sein.

Dann atme ich aus.

107

Draußen im Wartezimmer sitzt meine Mum.

»Wie ist es gelaufen?«, fragt sie.

»Fünf geschafft, fünfzehn kommen noch«, antworte ich. »Ich kann mich nicht beklagen.«

Sie nickt, packt ihr Strickzeug weg, und wir gehen durch die langen Korridore zum Parkplatz, wo Rob uns erwartet. Unterwegs erzähle ich ihr, wie gut ich mich fühle, weil das Ende meiner Reise durch die Krebswelt schon beinahe in Sicht ist.

»Ich muss sagen, ich könnte nicht, was du kannst. Diese ganze Geschichte – dieser Krebs – macht mir Angst.«

»Ich bin mir sicher, du würdest es auch schaffen«, erwidere ich, überrascht von ihrem Bekenntnis. »Natürlich ist es schlimm, aber es ist nicht das Schlimmste, was hätte passieren können. Es ist nicht passiert, als ich jung oder ohne Partner war oder gerade versuchte, schwanger zu werden. Und es ist nicht einem der Kinder passiert.«

»Es ist einem meiner Kinder passiert«, sagt Mum, und ich sehe einen seltenen Ausdruck der Erschütterung in ihrem Gesicht. Ich ziehe sie an mich und nehme sie in die Arme.

»Mit mir ist wirklich alles in Ordnung, Mum. Das verspreche ich. Es wird alles gut werden. Und später wird es einfach etwas sein, das passiert ist. Vor langer Zeit.«

Ich hoffe bei Gott, dass meine Behauptung sich bewahrheitet.

Denn natürlich erfüllt sie sich nicht für Tamsin. Von Shirley, die am Freitag anruft, höre ich, dass Tamsin jetzt ins Hospiz gegangen ist, und sie fragt, ob ich sie besuchen möchte.

Tilly, die gelegentlich Freiwilligendienst im Hospiz St. Margaret gemacht hat, bietet an, mich zu begleiten, und ich bin froh darüber. Ich fürchte mich davor, Tamsin so krank und entkräftet zu sehen; aber obwohl sie sehr zerbrechlich wirkt, kann sie immer noch lächeln. Sie trägt ein gebatiktes violettes Gewand und flauschige Socken.

Sie äußert sich so begeistert über das Pflegepersonal und die gesamte Ausstattung, als befände sie sich in einem Fünf-Sterne-Hotel. Das Personal liebt sie ganz offensichtlich, nicht zuletzt, weil das *Zeit-für-Tamsin*-Geld sehr geholfen hat. Als Tilly herausbekommt, dass Tamsin und Shirley die meiste Zeit zusammen in diesem kleinen Zimmer eingepfercht sind, besteht sie darauf, mit Shirley eine Runde durchs Haus zu machen. Sie sagt, es gebe jede Menge Bücher und Spiele zum Ausleihen, die Shirley sehen müsse. Tamsin bittet um Trivial Pursuit.

Ich glühe vor Stolz, als ich sehe, wie unkompliziert Tilly mit Tamsins Mutter plaudert, als sie gemeinsam losziehen. Ich bewundere sie, weil sie instinktiv wusste, dass ich gern mit Tamsin allein sein möchte und Shirley eine Pause braucht.

»Wie geht es dir?«, frage ich Tamsin und greife nach ihrer mageren Hand. Ihre silbernen Ringe rutschen ihr fast von den Fingern.

»And now, the end is near, and so I face the final curtain …«, singt sie und versucht, Frank Sinatra zu imitieren. »Um Himmels willen, Keira, mach nicht so ein entsetztes Gesicht«, sagt sie. »Es ist nur der Tod.«

Ich lache. »Nur der Tod! So etwas kannst nur du sagen.«

Ich möchte nicht, dass sie stirbt. Ich wünschte, sie hätte mehr Zeit. »Fürchtest du dich?«, frage ich sie. »Vor dem, was geschieht, wenn es so weit ist … ich meine, am Ende?«

»Ein bisschen, aber ein Teil von mir ist auch sehr neugierig. Es ist einfach das nächste Abenteuer. Der nächste Teil des Wegs über den Horizont.«

»Du bist sehr tapfer.«

»Na ja, mag sein, dass ich jetzt tapfer bin. Es ist ein Jammer, dass ich es so lange nicht war«, sagt sie mit einem Seufzer. »Wenn ich nur schon früher begriffen hätte, dass das Leben ein Geschenk ist und keine Selbstverständlichkeit. Vergiss das nie, Keira. Um meinetwillen. Nimm keinen einzigen Tag als selbstverständlich hin.«

108

Ein Jahr später

Amma und ich ziehen einander hoch zu den letzten Grasbüscheln, dann bleiben wir neben Sian stehen und genießen die Aussicht. Der Himmel ist ein einziges, endloses Taubenblau ohne Wolke. Wir sind fast am Ende unserer Benefizwanderung angelangt, die uns durch die beeindruckenden South Downs bis zu dieser Stelle geführt hat, wo die Seven Sisters sich in beide Richtungen erstrecken und das grüne Gras abrupt aufhört und die nackten Kreidefelsen sich ins glitzernde Meer stürzen.

Wir sind müde und die Füße tun uns weh, aber wir alle lächeln, als wir tief einatmen und unsere Lungen mit der frischen Luft füllen. Seit meine Behandlung zu Ende ist, steige ich gern die Hügel hoch, aber diese Wanderung genieße ich ganz besonders. Es ist so befriedigend, dass wir zum Gedenken an Tamsin schließlich mehrere Tausend Pfund für das Hospiz gesammelt haben werden.

»Sollen wir es hier machen?«, fragt Amma. »Ich glaube, Shirley und die anderen sind noch weit hinter uns.«

»Ich finde, es ist eine schöne Stelle.«

Amma ist gerade zurück von einer wohlverdienten Woche mit Isabel, Greg und Bear in deren Villa in Griechenland. Ihr Haar ist lockig und glänzend, und ihre Haut leuchtet vor Gesundheit. Sie steht in den Startlöchern für den Endspurt ihrer Wahlkampagne, und ich habe nicht den geringsten Zweifel, dass sie ihren Sitz bekommen wird. Meine Stimme hat sie sowieso – und nicht nur meine. Die Presse liebt sie, und sie ist dauernd im Fernsehen und spricht darüber, wie sie in unserer Region die Obdachlosenkrise bekämpft. Sie hat es nicht laut ausgesprochen, aber ich vermute, sie liebäugelt mit Westminster.

Dave bleibt stehen, legt eine Hand auf Sians Schulter und beugt sich vor. Seine Knie sind rot von einem ganzen Tag in der brennenden Sonne. Sian lächelt ihn an. Dank Richard und Clive hat ihr neuer Job richtig Fahrt aufgenommen, so dass Dave von Bracknell hierhergezogen ist und jetzt mit ihr zusammenarbeitet. Gerade haben sie den Zuschlag für eine wunderhübsche Wohnung in der Nähe des Parks bekommen.

Wir setzen uns ins Gras, und ich lasse meinen Rucksack langsam auf die Erde gleiten. Dann hole ich ein Plastikgefäß heraus, das Tamsins Asche enthält, und Amma, Sian und ich betrachten es.

»Ist sie das?«, fragt Dave, und ich nicke.

»Das hätte ihr gefallen«, sagt Amma und hält das Gesicht in den Wind. »Ich habe einfach das starke Gefühl, dass sie hier bei uns ist.«

»Ich weiß, was du meinst.«

Und das stimmt. Ich habe ziemlich oft das Gefühl, dass Tamsin über mich wacht. Ich habe häufig von ihr und Dad geträumt, wie sie gemeinsam unterwegs sind und im Wohnwagen lachen, nachdem sie enge Freunde geworden sind. Jedes Mal bin ich lächelnd aufgewacht.

Es ist jetzt ein Jahr her, dass sie gestorben ist, ihr Tod war zwar sehr traurig, aber kein traumatisches Erlebnis. Tamsin fühlte sich geborgen in jenen letzten Wochen im Hospiz, und wir haben sie abwechselnd besucht. Ich schenkte ihr das erste Stück einer Reihe von Keramikobjekten, die sich als sehr erfolgreich erweisen sollten – einen »*Zeit-für-T*«-Becher, in den Tamsin regelrecht vernarrt war.

Als Gegengabe erhielt ich am letzten Tag meiner Therapie von ihr ein Paar wunderschöne Ohrringe, die ich heute trage.

Es half mir, zu wissen, dass sie sich offenbar nicht vor dem Sterben fürchtete. So wurde es für uns alle weniger schmerzlich, als sie sich eines Nachts still davonmachte, während Shirley ihre Hand hielt. Shirley sagte später, sie sei mit einem Lächeln auf den Lippen eingeschlafen.

Bei der Trauerfeier gab es, Tamsins Wunsch entsprechend, eine Party mit einer Rockband. Tamsin lag in einem Sarg aus Pappe, und wir schrieben alle mit Filzstift Botschaften darauf. Ich dankte ihr für die klugen Worte – dass das Leben ein Geschenk ist und keine Selbstverständlichkeit. Und genauso, wie ich es ihr versprochen habe, versuche ich mich jetzt jeden Tag daran zu erinnern.

»Hier oben!«, rufe ich und winke der Gruppe zu, die sich jetzt nähert, angeführt von Jennifer. Sie ist ziemlich aus der Puste und muss tief Luft holen.

»Was für ein Panorama«, sagt sie und lächelt.

Alle Frauen, die bei dem *Zeit-für-Tamsin*-Lauf dabei waren und inzwischen feste Mitglieder unseres ständig wachsenden Bright-Side-Running-Clubs sind, haben sich jetzt hier versammelt, und natürlich auch Tamsins Mutter, Shirley.

Ich winke Tom, Moira und den Kids zu, die aus einer anderen Richtung dazustoßen. Tom ist mit dem Wagen gekommen und hat am Fuß des Hügels geparkt. Er trägt eine Kühlbox, und die Kids bringen selbstgebackenen Kuchen und Sandwiches für die Zeremonie mit. Jacob schleppt, zusammen mit Tillys Freund Alfie, einen ausklappbaren Campingtisch. Ich bin froh, dass Jacob sich die Haare wieder hat wachsen lassen und ihm Strähnen ums Gesicht fliegen. Mein Haar braucht etwas länger, aber es ist immerhin vorhanden.

Pooch macht die Vorhut, und ich tätschele ihn. »Hallo, alter Freund.«

Bald ist auch Moira mit der ersten Tasche oben angelangt. »Was für ein schöner Tag dafür.«

Pooch leckt ihr die Hand. Sie kommen prächtig miteinander aus, und Moira hat angeboten, ihn zu sich zu nehmen, wenn wir verreisen. Es ist uns nämlich gelungen, für die Kids zehn Tage früher schulfrei zu bekommen, und in der nächsten Woche werden wir alle zu einem zweimonatigen Abenteuer aufbrechen. Danach werden Tom, Janine und noch ein paar andere ihre eigene Kanzlei eröffnen.

Wir werden nach Asien fliegen, wollen Thailand und Vietnam sehen, dann soll es weitergehen nach Bali, wo wir uns für Joss und Zippos Hochzeit mit Scout, Mart und den Zwillingen treffen werden. Danach fliegen wir zwei Wochen nach Australien, um meinen Bruder und meine Nichten und Neffen wiederzusehen.

Für Joss erfüllt sich ihr lang ersehnter Wunsch von einer Strandhochzeit auf Bali. Scout und ich werden ihre Brautjungfern sein, was wir beide ebenso schmeichelhaft wie komisch finden. Joss und Zippo sind seit dem Tag des Benefizlaufs unzertrennlich und haben sich sechs Wochen später verlobt. Sie waren schon als Einzelpersonen ziemlich toll, aber zusammen sind sie einfach wunderbar. Sie kennen sich von der Uni und hätten einander, gestehen sie, all die Jahre danach nicht vergessen können, weshalb sie vielleicht tatsächlich füreinander bestimmt waren. Joss sagt, für sie sei Zippo der ideale Mann, und ich glaube ihr.

»Ihr habt eure Sache allesamt unglaublich gut gemacht«, sagt Tom, holt Pooch ein und umarmt mich.

»Es ist einfach nur schön«, erwidere ich. »Danke, dass ihr das ganze Zeug hergeschafft habt.«

Jacob, Tilly und Alfie bauen den Tisch auf, Tom packt die Champagnerflaschen aus, und Bea ordnet vorsichtig die Gläser in Reihen. Es ist jammerschade, dass Alfie nicht mit auf unsere Reise kommen kann. Ich weiß, dass Tilly ihn schrecklich vermissen wird, aber sie ist fest entschlossen, uns auf unserem Abenteuer zu begleiten. Wir reden seit Wochen von nichts anderem mehr.

Bald sind die rund zwanzig Personen versammelt, und Tom und Bea reichen die Champagnergläser herum.

»Möchtest du etwas sagen?«, frage ich Shirley.

»Nein, mach du es. Du weißt, was man sagen muss«, erwidert sie.

Also erzähle ich die Geschichte, wie ich Tamsin kennengelernt habe und sie uns alle zum Laufen inspiriert hat, und ich sage, sie sei der Grund, dass der Bright-Side-Running-Club noch heute existiert.

»Sie wusste zu leben«, sage ich. »Und deshalb meinte Shirley auch, wir sollten ihre Asche verstreuen, damit Tamsin von da draußen im Universum mit ihrem ganz speziellen Grinsen zu uns herablächeln kann.«

Zum Glück bläst der Wind seewärts, als Amma und ich vortreten und unter großem Jubel der Versammelten Tamsins Asche dem Wind anvertrauen. Wir sehen zu, wie eine graue Wolke auffliegt und dann über die Kante der Kreidefelsen sinkt, beinahe so, als winke eine Hand.

»Leb wohl, meine liebe Freundin. Zieh hin mit Hoffnung im Herzen und Flügeln an den Fersen«, sage ich.

Danach umarmen wir einander, Shirley und Sian treten hinzu, und wir blicken lange zum fernen Horizont, während die Sonne unsere Gesichter wärmt.

Danksagung

Zuallererst möchte ich meiner klugen, verständnisvollen, hartnäckigen Agentin, der wunderbaren Felicity Blunt, sowie allen bei Curtis Brown danken, einschließlich Jonny Geller. Auch möchte ich der guten Fee des Verlags, Vivienne Schuster, danken für ihre Liebe und auch für ihre liebevolle Strenge, und dafür, dass sie mir dabei geholfen hat, diverse verstreute Tagebucheinträge in einen richtigen Roman zu verwandeln. Ich möchte auch meinen ersten Lesern danken, ganz besonders Shân Lancaster und Susan Opie.

Als die Auktion für dieses Buch stattfand, war ich überwältigt von all den Nachrichten, die ich von Verlegern erhielt (Menschen im Verlagswesen sind einfach reizend), aber niemand war großartiger als Emily Kitchin von HQ, die alles tat, um zu beweisen, wie sehr ihr dieses Buch gefiel. Sie ist erstaunlich, und ich möchte ihr und allen im Team von HQ meinen großen Dank für ihre Begeisterung und ihre Leidenschaft aussprechen, besonders Lisa, Jo, Joe und Claire sowie allen, die an der Entstehung des Buchs teilhatten.

Der Roman ist im Kern eine Geschichte über Freundschaft, und ich habe das große Glück, in allen Bereichen meines Lebens Freunde zu besitzen, die mir seit je beigestanden haben, besonders aber bei diesem Buch und allem, was zu ihm führte. Ich möchte die Gelegenheit ergreifen und meinen Freundinnen danken, ich schätze sie alle sehr: meine alten Kampfgenossinnen Anna, Clare,

Dawn, Harriet, Harry-Tights, Katy, Lesley, Nicky und Ruth; meine Brighton-Gang – sie waren die Bodentruppen und hielten mir täglich die Hand, besonders Bronwin, Eve und Lizzie sowie Louise, die mich und den Hund antrieb, regelmäßig die South Downs hinaufzuschnaufen. Dann natürlich Ros und meine Laufmädels! Ihr Mädels rockt einfach! Und Jo, die mich dazu brachte, wieder Klavier zu spielen. Und Alice bei Posh Totty, die mir half, den Keira-Erzählstrang zu entwickeln.

Dank geht an meine Lieben auf Mallorca, Toni, Pebbles, Beccy, Ien und auch an Annie, die mir das vierblättrige Kleeblatt auslieh. Dank ebenfalls an die Mums von St Paul's – Mette, Orshi, Madoka und besonders Suzanna (die keineswegs so aufdringlich ist wie Grace). Dank geht auch an die wunderbaren Männer in meinem Leben, die mich stets zum Lächeln bringen: Paddy, Fortithsby-Smythe, Kev, Giles, Rupert sowie Pete, der mir all die CD-Kompilationen machte – und Chris, der es schaffte, dass ich in voller Freddy-Mercury-Montur sang, als meine Haare gerade wieder gewachsen waren.

Ich möchte der wunderbaren Belegschaft am Montefiore-Krankenhaus danken, die mich wieder unverschämt gesund gemacht hat – vor allem meinem Onkologen David Bloomfield. Dank auch an Charles, Maria, Sarah, Michelle, Lynette und Clare sowie an Jo, meine Akupunkteurin, und an Peter Deadman, der Qigong in mein Leben brachte.

Ich danke meiner Familie – meiner großartigen Schwester Catherine, die die ganze Zeit während meiner Behandlung und der Entstehung des Buchs einfach legendär war; Dank an Dad und Dianne, Aunty Liz und

Aunty Merryl und an meine fabelhaften Cousins und Cousinen. Ich danke meinen geliebten Töchtern Tallulah, Roxie und Minty – eure Liebe und euer Lächeln hat mich aufrechtgehalten.

Aber mein größtes, tiefstes, aufrichtigstes Dankeschön gilt der Liebe meines Lebens, Emlyn. Als du dich auf dieses »In-guten-wie-in-schlechten-Tagen«-Ding eingelassen hast, hast du garantiert nicht erwartet, dass es so dramatisch werden würde! Wie sich aber herausgestellt hat, bist du der beste Ehemann der Welt. Und ich bin ein sehr glückliches Mädchen.

Zuletzt danke ich der Dame, die mir die Schmetterlingskette schenkte und mir damit einen unerwarteten Freundschaftsdienst erwies, der schließlich zu diesem Buch führte. Wo immer Sie sind, ich grüße Sie.